수술,
마지막
선택

수술, 마지막 선택

ⓒ 강구정, 2007, 2021, 대한민국

2021년 9월 15일 2판 1쇄 펴냄
2007년 5월 5일 1판 1쇄 펴냄

지은이 강구정

펴낸이 권기호

펴낸곳 공존

출판 등록 2006년 11월 27일(제313-2006-249호)

주소 (04157)서울시 마포구 마포대로 63-8 삼창빌딩 1403호

전화 02-702-7025, 팩스 02-702-7035

이메일 info@gongjon.com, 홈페이지 www.gongjon.com

ISBN 979-11-963014-6-0 03510

외과의사가 직접 들려주는
수술의 상식과 진실

수술, 마지막 선택

강구정

꿈꿀

당신의 몸이고 당신의 생명이니

마지막 선택은 당신의 몫이다. 조지 크릴 주니어

(클리블랜드 클리닉 외과 교수)

환자와 의사와 질병의 드라마에는

고통과 기쁨이 있고

희망과 절망이 있으며

용기와 비겁함이 있다. 제롬 그루프먼

(하버드 의과대학 교수)

수술을 앞둔 환자는 누구나 마취와 수술이라는 미지의 과정에 두려움을 느낀다. 큰 수술을 받을 때는 자신이 죽을지도 모른다는 불안에 휩싸이며, 가족들 걱정까지 하게 된다. 그래서 처음부터 수술이 최선의 치료법이라는 걸 잘 알면서도 최후의 선택으로 생각하는 경우가 많다. 이런 환자가 번민과 갈등을 떨쳐내고 평안하게 수술받도록 하려면 외과의사가 환자를 이해시키려고 성실하게 노력해야한다.

그러나 진료 시간이 빠듯하기 때문에 외과의사는 환자들이 충분히 이해할 수 있도록 설명하거나 상담하지 못한다. 외과의사로서 저자는 이런 현실을 안타깝게 생각하여, 평소에 진료실에서 못 다한 부분들을 메우려는 충정으로 이 책을 내놓았다.

의료인이 아닌 사람들도 이해할 수 있도록 난해한 의료 문제를 쉬운 어휘로 풀었고, 질병에 관련된 일화, 진단과 치료의 변천사, 진솔한 경험담을 적절하게 곁들여 흥미까지 더했다. 덕분에 독자들은 평소 궁금하던 점들도 많이 알 수 있을 뿐 아니라, 수술을 좀 더 폭넓고 손쉽게 이해할 수 있을 것이다.

나는 이 책에 실린 방대한 의료 정보와, 전문 영역을 초월한 저자의 해박한 지식에 경탄을 금할 수 없다. 책 전체에는 완벽을 추구하는 학자의 의욕이 충만하다. 또한 저자는 수술 경험들을 가감 없이 솔직하게 소개하여 독자가 수술의 실체를 올바르게 들여다볼 수 있도록 하였다. 그 속에서 우리는 외과의사의 참모습도 읽어낼 수 있다. 인간이기에 실수도 하지만, 환자의 생명을 위해 끝없이 희생하고 고뇌하는 모습이 바로 그것이다.

오늘날에는 의학 지식과 기술이 실시간으로 교류해 전 세계의 의료 수준이 거의 평준화했다. 그래서 질병을 진단하고 치료하는 의술의 수준은 전문의들 간에 큰 차이가 없다. 중요한 것은 환자에 대한 연민과 애정이 가득한 의사를 만나는 일이다. 환자에게 항상 친절하게 설명하고, 마취가 시작될 때 환자의 손을 따뜻하게 잡아주고, 환자의 작은 아픔도 놓치지 않고, 필요할 때에는 언제나 환자 곁을 지키며 기도하는 의사가 진정한 명의이다.

우리나라에서 외과는 오래전부터 3D 직종으로 분류되어 의학도들이 기피해왔다. 그런데도 외과를 택하여 천직으로 여기며 환자에 대한 사명감과 열정으로 최선을 다하는 저자의 모습은 많은 메시지를 전하고 있다. 독자의 다양한 반응이 있겠지만, 의학도나 의료인에게도 크게 도움이 될 훌륭한 저술이라 생각하여 꼭 읽어보기를 권한다.

영남대학교 의과대학 명예교수 겸 전(前) 대한외과학회장

권굉보

가벼운 병이든 중병이든 예고 없이 찾아온 질병과 맞닥뜨리면 누구나 당황하게 된다. 그래서 환자는 담당의사가 자신이 앓고 있는 병에 대해 더 많이 설명해주기를 바란다. 하지만 막상 의사 앞에서는 입사 면접을 보는 사람처럼 긴장하여 준비해둔 질문을 잊어버린다. 의사도 진료 시간이 촉박하여 환자와 충분히 의사소통해가며 설명해주기가 어렵다.

요즘 대학병원에서는 환자를 대부분 예약 진료한다. 한나절에만 적게는 수십 명, 많게는 백여 명이 예약을 신청하고 병원은 그 예약을 받는다. 그러다 보니 진료 시간을 대부분 제대로 지키지 못한다. 진료 시작은 정시에 하더라도 뒤로 갈수록 늦어진다. 환자와 충분히 소통하려면 예약 환자 수를 현재의 3분의 1로 줄여야 할 것 같다. 그리고 나는 환자가 자기 병을 자세히 이해할 수 있게 도와주는 설명서가 있으면 좋겠다고 생각해왔다.

하지만 의사가 환자에게 설명할 수 없는 부분도 있다. 의사도 인간이기에 전혀 의식하지 못한 상태에서 실수를 할 수도 있고, 현대의학으로 설명할 수 없는 현상도 많다. 대표적인 것이 수술 후 예상밖의 합병증이나 말기암 환자의 임종에 관한 것이다. 나는 말기암 환자를 회진하고 돌아나올 때마다 고통스러운 얼굴로 바라보는 환자에게 들려줄 만한 말을 찾느라 오랫동안 고민해왔다. 아직까지 적절한 답을 찾지 못했지만 예일 대학교 임상외과 교수인 셔윈 널랜드(Sherwin B. Nuland)의 『사람은 어떻게 죽음을 맞이하는가』와 심장병 전문의이자 노벨 평화상 수상자인 버나드 라운(Bernard Lown)의 『잃어버린 치유의 본질에 대하여』에서 많은 지침을 얻었다. 그들은 임종을 앞둔 모든 환자가 '품위 있는 죽음'을 맞을 수 있도록 의사가 도와야 한다고 했다.

그렇게 나는 외과의사로서 환자를 위한 설명서를 찾다가 몇 년 전에 읽은 스탠퍼드 의과대학 흉부외과 전문의 존 루이스(John Floyd Lewis)의 『그래서 당신의 주치의가 수술을 권했다』[1]에서 많은 자극을 받고 힌트를 얻었다. 하지만 이 책은 출간된 지 수십 년이나 지났고 소개하고 있는 질병도 우리나라 사람에게 맞지 않았다. 그래서 우리나라의 질병과 병원, 환자의 심리와 특성에 맞는 안내서가 필요하다고 생각했고, 직접 또는 간접 경험을 모아 직접 글을 써보기로 했다.

하지만 아무리 간단한 의료 상식이나 전문 의학 지식도 의사가 쓰면 일반인에게 어렵게 느껴진다. 의학이나 생물학을 깊이 공부하지 않은 사람들은 인체의 생리나 병리 현상을 잘 모를뿐더러 전문 용어 몇 마디에도 갑갑증이 생길 수 있기 때문이다. 비(非)의학 계열의 대학을 졸업한 사람들 중에도 뱃속에 생긴 충수염을 내과의사가 아니라 외과의사가 수술하는 것에 대해 의아해하는 이들이 있다.

이것은 서구의 의학과 의료가 도입되는 과정에서 일본식 번역이 여과 없이 사용된 탓도 있다. 내과(內科)와 외과(外科)는 서로 대비되는 말이기는 하지만 안과 밖을 의미하지는 않는다. 내과는 약(藥, medicine)으로 치료하는 과이고, 외과는 수술(手術, surgery)로 치료하는 과이다. 어원으로 볼 때 내과의사(physician)는 '처방 지식과 기술(physic)'이 있는 사람(ian)이고, 반면에 외과의사(surgeon)는 손(kheir)으로 일하는(ergon) 수술(kheirourgos)이 직업인 사람이다. 나는 수술을 손(手)으로 하는 예술(術)이라고도 생각한다. 그것도 그냥 예술이 아니라 경외의 대상인 인간의 생명을 다루는 행위예술이다.

나는 이 책을 쓰면서 의료인의 일반적 상식이 일반인에게는 어려울 수 있음을 염두에 두고 되도록 쉽고 재미있게 설명하려고 노력했다. 물론 내 전공이 아닌 분야에 대해서는 의학 논문을 인용하고 전문의에게 자문과 조언을 구했다. 이를테면 뇌혈관 질환, 심장 질환, 폐암, 여성 생식기 질환, 골격계 질환 등에 관한 내용은 여러 전문가의 검토와 수정을 거쳤다. 하지만 그래도 부족한 부분이 많을 것 같아 미리 독자의 양해를 구한다.

아울러 나는 의료인만이 알 수 있는 의료계의 속사정은 물론이고 의료인의 고뇌와 감동까지도 있는 그대로 전달하려고 노력했다. 보는 관점에 따라 엉뚱하게 해석될 만한 부분도 간혹 있겠지만 오해가 없기를 바란다. 어떤 부분은 나의 자랑처럼 보일 수도 있고 어떤 부분은 나의 초라한 모습일 수도 있다. 퇴고하면서 마지막에 이런 부분들을 걸러내려다가 남겨둔 것은 의사를 있는 그대로 이해해주길 바라는 마음에서였다. 또한 의학 교과서가 아니라 의학·건강 대중 논픽션인 이 책이 의술을 '과학적 의술'과 '철학적 의술'이 합쳐진 '치유의 예술'로 이해하는 데 도움이 되기를 바란다. 무엇보다 환자가 질병 앞에서 긍정적인 태도를 갖는 데 도움이 되었으면 한다. 이런 의도가 독자에게 충분히 전달되지 못한다면 그것은 순전히 나의 지식과 글 쓰기의 한계 때문이다.

히포크라테스 이전부터 의사들은 지식과 경험을 바탕으로 위기에 처한 생명을 구하거나 심신의 불편을 덜어주기 위한 치료법을 개발해왔다. 특히 과학 기술이 발달하면서 수술은 수없이 분화, 전문화해 종류를 헤아리기조차 어렵다. 그렇다면 그중 어떤 수술법을 선택해야 하는가? 선택한 수술의 원리는 무엇인가? 혹시 그 수술에 내가 모르는 위험 요소는 없는가? 먼저 수술받은 환자는 어떻게 되었는가? 어떻게 하면 불필요한 수술을 피할 수 있는가? 대안이나 예방법은 없는가? 수술하는 외과의사는 어떤 사람이고 수술을 어떻게 생각하는가? 궁극적으로 수술이 필요한가, 필요하다면 어떻게 받아들여야 하는가?

이 책은 이러한 질문들에 답하려고 한다. 독자는 관심 있는 특정 수술만 찾아서 읽을 수도 있고 처음부터 순서대로 읽어나갈 수도 있다. 이 책에 실린 수술들은 비교적 시술 빈도가 높기 때문에 누구든 눈여겨볼 만한 수술을 찾을 수 있을 것이다. 수술을 해야 하는 질병도 함께 소개했으므로 좀 더 쉽게 이해할 수 있으리라 기대한다. 나는 독자들이 이 책을 통해 수술에 대한 나름의 안목을 갖추어 수술의 객체가 아닌 주체로 거듭나기를 바란다.

지금까지 의학을 공부해오는 동안 살아 있는 지식을 가장 많이 제공해준 이는 환자들이었다. 나는 대개 그들에게 위로와 기쁨이 되었지만 때로는 쓰라린 고통을 안기기도 했다. 기쁨과 슬픔을 함께 나눈 환자와 가족에게 진심으로 감사드린다. 수술 사례에 등장하는 이들의 이름은 사생활 보호를 위해 대부분 익명으로 처리하였다. 다만 익명으로 처리하기 어렵거나 굳이 이름을 숨길 필요가 없는 이들은 존경과 감사의 마음을 표현하기 위해 실명을 사용하였다. 간혹 당사자가 자신의 사례임을 눈치 채고 마음이 불편할 수도 있겠지만 너그럽게 이해해주리라 믿는다.

이 책이 나오기까지 많은 애정을 가지고 적극적으로 도와주신 분들께 감사드린다. 먼저 항상 바람직한 외과의사의 모습을 보여주고 「추천의 글」을 써주신 영남대학교 의과대학 권굉보 명예교수님, 간절제 수술과 간 이식 수술의 새로운 지평을 열어주고 바쁜 가운데에도 기꺼이 추천의 글을 써주신 울산대학교 의과대학 서울아산병원 외과 이승규 교수님, 간 이식 수술을 정착시킬 수 있게 적극 도와주신 성균관대학교 의과대학 외과 조재원 교수님을 비롯하여, 저자가 전공하지 않은 부분에 대해 기꺼이 도와준 동료·선후배 교수들께도 진심으로 감사드린다.

끝으로 가정에 봉사해야 할 많은 시간에 이 책을 쓸 수 있도록 성원하고 배려해준 아내와 아이들에게 고마움과 사랑을 전한다. 열정을 가지고 좋은 책으로 엮어준 공존 편집부에도 감사드린다.

외과의사와 수술의 질

외과의사는 기술이나 경험, 인격 등은 다양하지만 대개 수술을 좋아한다. 스탠퍼드 의과대학의 흉부외과 전문의인 존 루이스는 저서 『그래서 당신의 주치의가 수술을 권했다』에서 외과의사에 관해 다음과 같이 말했다.

민중시인 월트 휘트먼(Walt Whitman)은 1850년경 신생 독립국 미국에 걸맞은 새로운 문학의 가능성을 확립하였다. 그가 "연설은 연설가를 위한 것이며 연기는 배우를 위한 것이지 청중을 위한 것이 아니다."라고 했을 때 아무도 반대 의견을 내놓지 않았다. 어느 유명한 미국 의사는 술을 마시면서 농담처럼 "수술은 환자를 위한 것이 아니라 외과의사를 위한 것이다."라고 했다. 그는 월트 휘트먼의 영향을 받았는지 모른다.

과연 수술은 외과의사를 위한 것인가? 외과의사는 단지 개인적
만족을 위해 수술하는가? 중세 서양에서 이발사를 겸한 기술자이던
외과의사가 존경받는 고수입 전문직으로 등극했다가 이제 그 위상
이 흔들리는 이유는 무엇인가? 사실은 위상이 흔들리는 것이 아니
라, 고귀한 생명을 다루기에 성자처럼 여겨지던 그들이 환자와 어깨
를 나란히 하기 위해 키를 재고 있는 중이다. 의사도 전문직 종사자
이기 전에 인간이다. 공부 잘하던 고등학생이 의대에 들어가 6년간
힘들게 공부하고 나서 순식간에 어떤 고귀한 인간으로 돌변할 수는
없다. 어쩌면 '자리가 사람을 만든다'고 할 수도 있다.

환자가 제대로 진료를 받으려면 자신이 앓고 있는 병뿐 아니라
의사에 관해서도 알아야 한다. 모든 의사가 모든 병과 치료법을 아는
것도 아니고, 환자의 병을 완벽하게 치료해줄 수도 없다. 또한 같은
분야의 의사라 할지라도 저마다 능력과 인격이 다르다. '의술'이 뛰
어난 의사가 되는 데에도 과정이 있고, '의술'이 '인술'로 성숙하는
데에도 시간과 노력이 필요하다. 외과의사가 되는 단계에 해당하는
인턴, 레지던트, 전문의에 관한 오래된 이야기가 있다.

인턴, 레지던트, 전문의가 함께 오리 사냥을 하러 갔다. 큼직한 새
한 마리가 나타나자 인턴은 "오리처럼 생겼고 오리처럼 날기 때문에
나는 저것이 오리라고 생각한다."라고 말한 후 총을 쏘았으나 오리를

잡는 데 실패했다. 두 번째 새가 나타나자 이번에는 레지던트가 나서서 "오리처럼 생겼고 오리처럼 날지만 저것이 검은 독수리인지 두루미인지 구별해야 한다. 왜냐하면 위험한 동물이기 때문이다."라고 말하며 총을 쏘려는데 새가 이미 사라져버렸다. 세 번째 새가 나타나자 전문의는 곧장 총을 들어 발사했다. 바로 앞에 떨어진 새를 보며 그는 "생각했던 대로 오리군."이라고 하며 흐뭇하게 웃었다.

실제 외과의사는 대체로 '세심'하며 늘 말과 행동에 조심한다. 그들은 언제든지 곤란한 상황에 직면할 수 있다. 수술이 필요할 때 어떤 방법이 가장 나은 결과를 가져올지 판단하기 어렵기 때문이다. 예기치 못한 결과가 나타날 경우, 그것은 아마 그들이 아예 모르거나 잘 몰라서가 아니라 그렇게 될 줄 몰랐다는 말이 옳을 것이다. 모든 수술에는 잠재적 위험이 도사리고 있다. 그럼에도 위험을 안고 수술을 하는 이유는 결과가 위험을 능가할 것이라고 예상하기 때문이다.

그런데 의학자와 외과의사의 부단한 노력에도 불구하고 수술은 질적 통제가 잘 되지 않았다. 병원협회는 병원 간의 유기적 구조에만 관여할 뿐, 정말 중요한 의료비나 수술 후 합병증, 사망률 같은 결과에는 신경을 덜 쓴다. 병원협회에서는 각 병원이 스스로 수술 집담회를 열거나 병원 기록을 잘 관리할 것이라 믿는 편이다. 근래에는 보건복지부 산하의 의료보험급여 심사평가원이 의료의 질을 향상하고 흔한 질병에 대한 잘못된 관행을 바로잡기 위하여 각 병원별 진료 성적을 매년 발표해왔다. 병원과 의사 들이 긴장하고 있다.

신약은 자원자나 적응 대상 집단에서 수차례 임상시험을 거친 후 식품의약품안전처의 인증을 받아야 일반 의약품으로 시판될 수 있다. 그러나 새로운 수술법은 임상시험을 거치지 않는다. 예를 들어 심장의 관상동맥[2] 우회로 수술(Coronary Artery Bypass Graft, CABG)은 어떤 기관의 통제를 받지 않고 실험에서나 임상에서나 오래전부터 시술해왔다. 수술법의 개발을 통제하는 식품의약품안전처 같은 기구는 없다. 그렇기 때문에 외과의사는 약 처방뿐 아니라 수술의 선택과 시술에도 더욱더 책임감을 가져야 한다.

만약 기존의 수술법이나 새로운 수술법을 평가하려면 오랜 시간과 막대한 비용, 많은 지원자가 필요할 것이다. 또 수술은 의약품처럼 임상시험을 실시하기 어렵고 수술자마다 수술법과 숙련도가 달라 기계적 평가가 쉽지 않다. 미국과 유럽에서는 다기관 무작위 전향적 임상 연구를 통한 일부 수술법의 검정이 1960년대부터 있었다. 대표적인 것은 유방암 수술에 관한 비교 연구이다. 우리나라에서는 위암 치료를 위한 복강경 수술과 개복 수술의 차이에 대한 전향적 무작위 임상 연구가 2005년부터 10년 계획으로 진행되었으며 그 결과가 여러 제목으로 발표되었고, 다른 장기 수술로 그 범위를 넓혀가고 있다.

수술은 불완전한 기술

수술은 옛날부터 외상, 선천성 해부학적 이상, 퇴행성 질환 등의 물리적 치료를 위한 최고의 방법으로 자리 잡아왔다. 외과의사는 구멍을 막고 폐쇄를 완화하고 돌출과 이탈을 교정하고 종양을 잘라내고 신체 일부를 성형한다. 대부분의 암 치료에서 종양 제거 수술은 여전히 최선의 방법이다. 최근에 활기를 띠고 있는 간, 신장, 심장 등의 주요 장기 이식은 혁신적인 수술 성과라 할 수 있다.

하지만 수술을 선택하는 것은 쉬운 일이 아니다. "의심스러우면 떼어내는 것이 좋겠습니다."라고 외과의사가 자신이나 동료, 환자에게 확신 있게 이야기할 수도 있지만 그렇지 않을 수도 있다. 외과의사는 환자에게 질병에 대한 충분한 정보를 전달하고 수술 여부를 환자 본인이나 보호자가 결정하도록 하는 경우도 많다. 그래서 대개는 일단 약물 치료를 시도해보고 호전되지 않으면 수술 가능성을 타진한 뒤 수술이 가능한 경우에만 투약을 중단하고 메스를 든다. 아무리 간단한 수술일지라도 치명적인 결과가 발생하는 경우가 드물지 않기 때문에, 특히 중증 질환인 경우에는 의사나 환자 모두 더욱 신중해진다.

『세포의 일생』[3]의 저자이자 슬론케터링 암센터의 원장을 지낸 루이스 토머스(Lewis Thomas)는 이러한 수술을 '불완전 기술'이라고 하였다. 그는 의학 기술을 3가지 수준으로 나누었다.

첫 번째는 잘 알려지지 않았거나 회복을 기대하기 어려운 질병에 대한 비기술(非技術, non-technology)이다. '비기술'은 돌봄(caring) 또는 지지요법(supportive treatment)으로도 불리며 비용 부담이 크다. 예로는 난치성 암이나 말기암 환자에 대한 지지요법을 들 수 있다. 두 번째는 불완전 기술(half-way technology)이다. 불완전 기술은 내과적으로 치료할 수 없고 의학적 근치(根治)가 불가능한 질병에 대응해 생명을 연장하는 수준의 고식적(姑息的) 기술이다. 암 절제 수술이나 장기 이식 수술이 대표적인 예이다. 불완전 기술은 비용 부담이 가장 크다. 세 번째는 첨단 기술(high technology)이다. 이것은 질병의 메커니즘을 완전하게 이해하여 완치를 기대할 수 있는 기술 수준이다. 예를 들면 바이러스성 질병을 예방하는 백신이나 세균성 질병을 치료하는 항생제가 있다. 첨단 기술은 비용 부담이 매우 작다.

그런데 최근의 장기 이식 수술, 암 절제 수술 등은 비록 불완전 기술이기는 하나 첨단 과학기술이 총동원된 '의술의 종합예술'이라 할 수 있다. 만성 간부전증이나 신부전증, 심부전으로 목숨이 위태로운 환자가 뇌사자나 살아 있는 사람한테 간이나 신장을 이식받아 건강한 삶을 회복하는 예가 크게 늘어 이제는 일반화되었다.

수술은 마지막 선택

사고나 응급 상황에서 수술은 분명히 필요하다. 선천적이든 후천적이든 해부학적 결함이 발생하여 시간이 경과해도 좋아지지 않거나 나빠진다면 수술로 교정하는 것이 옳다. 피가 새는 동맥은 결찰해야 하고 가슴에 난 구멍은 막아야 한다. 악성 종양이 있다면 제거해야 하고 탈장이 생겼으면 복벽을 강화하는 수술을 해야 한다. 분비샘에서 호르몬을 너무 많이 생산해낸다면 약물 치료를 할 수도 있겠지만 분비샘의 일부를 제거해야 할 수도 있다. 아래는 수술이 필요한 예이다.

case 네 살 난 여자 아이가 머리는 차갑고 귀에 통증이 있어서 어머니가 소아과에 데려갔다. 의사는 어린 환자의 가슴 청진에서 심장 잡음이 들렸지만 진단을 정확히 내리지 못했다. 의사는 일단 귀의 감염을 치료한 후 환자를 심장 전문의에게 보냈다. 심장 전문의는 전형적인 동맥관 개존증(Patent Ductus Arteriosus, PDA)이라고 했다. 의사는 환자 어머니에게 "태어나기 전에 두 심방 사이의 격막이 닫혀야 정상인데 아직도 닫히지 않았습니다. 이 상태로 두면 심장에 무리가 가서 정상적으로 성장할 수 없습니다. 수술로 치료해야 할 것 같습니다."라고 설명하였다. 다행히 이 병은 많이 위험하지 않은 수술로 완치할 수 있는 병이었다.

모든 아기는 폐동맥과 대동맥 사이의 동맥관이 열린 채 태어나지만 출생 후 72시간 내에 닫혀야 정상이다. 만약 닫히지 않으면 대동맥을 통해서 몸에 산소와 영양분을 공급하는 혈액 중 일부가 동맥관을 지나 폐로 들어간다. 동맥관이 크게 열려 있으면 빨리 피로해지고 성장이 더디며 폐렴에 쉽게 걸리고 숨이 가쁠 수 있다. 수술할 경우 심장을 열지 않고 동맥관 개존(開存) 부위를 묶어주면 된다. 환자는 수술로 치료가 되었고 심장박동도 정상으로 돌아왔다. 아픈 동안 발육이 더디던 환자는 수술 후에 그동안 자라지 못한 것까지 자라 건강한 어린이가 되었다.

질병과 환자에 대한 의사의 진단과 치료는 대부분 옳다고 본다. 의사가 수술을 권한다면 환자는 의사가 자신을 위해 최선의 결정을

했을 것이라 믿어야 한다. 때로는 그것이 잘못된 판단일 수도 있지만
말이다.

case　눈이 많이 오던 어느 겨울날, 이벤트 대행사에 근무하는
젊은 청년이 트럭을 몰고 가다가 미끄러져서 마주 오는 차량과 충
돌해 복부에 심한 손상을 입었다. 응급실로 실려온 그의 복부에
컴퓨터 단층 촬영(CT)을 실시한 결과 심한 간 파열이 확인되었다.
환자의 배 안에 출혈도 제법 많아 나는 수혈을 하면서 어떻게 처
치할 것인지를 영상의학과 교수와 협의했다. 우리는 일단 간동맥
을 촬영하여 출혈이 있으면 막기로 결정했다. 그런데 간동맥 촬영
과 간동맥색전술(혈관을 막은 색전을 제거하는 시술)을 담당하는 영상
의학과 전문의가 부재중이었다.

　환자는 인근의 다른 대학병원으로 이송되었다. 그곳 당직 외
과의사는 CT 영상을 보고 나서 간동맥색전술은 부적절하며 수술
을 해야 한다고 말했다. 간 절제 수술이 필요하다고 한 것이다. 그
런데 간 수술을 할 수 있는 의사가 학회 때문에 출장 중이었다. 환
자는 처음 병원으로 돌아왔다. 간을 심하게 다친 환자가 대학병원
응급실을 전전해야 하는 상황을 환자와 보호자는 어떻게 받아들
일까?

　더 이상 환자를 방황하게 해서는 안 된다고 판단한 나는 수술
전에 간동맥색전술을 시도해보기로 하고 친구 영상의학과 과장에
게 도움을 요청했다. "나는 이 환자를 수술하는 것에 반대하네. 간

동맥색전술을 잘하는 후배 영상의학과 전문의를 불러올 수 없겠는가?"

영상의학과 과장은 부탁을 받아들였다. 그는 다른 대학병원에 근무하는 혈관 촬영 중재시술[4] 전문의인 후배 K 선생에게 개인적으로 출장 시술을 부탁하였다. 후배는 선배의 요청에 기꺼이 응했다. 차로 5분이면 올 거리를 눈 때문에 30분이나 걸어서 왔다.

이런 시술을 매일 해서 숙련된 K 선생은 간동맥색전술을 간단히 해냈다. 간의 중간 부위가 파열되어 간동맥 출혈이 있었으므로 일단 코일로 막고 환자를 중환자실로 옮겼다. 이틀간 수혈도 다섯 팩이나 했다. 환자는 차차 증세가 나아져 일주일쯤 지나자 식사도 할 수 있게 되었다. 약 2주 후에 CT를 찍어보니 간은 많이 아물어 있었다. 자칫하면 환자는 개복 수술로 간이 반쯤 잘려나가고 배에 커다란 흉터를 가진 채 평생 살아야 했을지도 모른다. 다행히 환자는 입원한 지 한 달 만에 퇴원하였다.

미국의 유명한 심장외과 전문의인 존 커클린(John Webster Kirklin)은 다음과 같이 경고했다. "수술은 항상 이차적인 최선이다. 만약 수술 말고 다른 어떤 것을 할 수 있다면, 그것이 더 좋을지도 모른다. 더 이상 취할 방도가 없을 때 수술해야 하는 것이다." 즉 수술은 마지막 선택이어야 한다. 의사와 환자는 수술을 맨 나중의 치료법으로 여기고 그전에 가능한 다른 치료법을 충분히 검토해 보아야 한다. 특히 환자나 보호자는 수술의 주체로서 자기 질병과 수술에 대해 어느 정도 알고 결정할 수 있는 능력을 갖추어야 한다.

의사에게는 작은 수술이든 큰 수술이든 수술로 인한 환자의 손상과 합병증을 최소화하는 것이 최선이다. 수술하여 치료할 수도 있는 환자를 수술하지 않고 적절히 치료할 수 있다면 그것이 최상의 치료법이다. 이것은 외상이나 양성(良性) 질환의 치료에 해당한다. 그러나 복잡한 혈관 질환이나 암 같은 중증 질환에는 재발이라는 또 다른 위험이 도사리고 있어서 이것이 적용될 수 없다. 의사는 명확히 수술해야 할 환자는 바로 수술할 수 있지만 다른 방법을 선택할 수 있을 때는 무엇이 환자에게 가장 이로울지를 늘 고민하게 된다.

case 의사인 65세 J 박사는 자주 가슴이 아프고 온몸이 나른해졌다. 증상을 들은 동료 의사는 집에 일찍 들어가서 쉬는 게 좋겠다고 했다. 만약 동료 의사가 좀 더 주의했으면 심전도 검사를 실시하여 심근경색증을 발견할 수 있었을 것이다. 그는 일단 몇 주 쉬면서 휴식한 후 일자리로 돌아왔다. 또 약을 복용하면서 날마다 좋아져 협심증 증세도 없어졌다. 문제는 그의 심리에 있었다. 관상동맥 협착이 나타난 사진을 보고는 불안하여, 수술로 치료할 수 있는 큰 병원의 심장외과 전문의를 찾아갔다.

심장 수술의 대가인 S 박사는 수술하면 삶이 연장될 수 있다거나 심근경색증 재발을 피할 수 있다고 확신하지 못했다. 수술이 꼭 필요하지 않을 수도 있다고 했다. 하지만 S 박사는 만약 수술을 받는다면 심장의 펌프 활동이 좋아져서 운동도 할 수 있을 것이라고 했다. 그러자 J 박사는 수술을 결심하였다. 그는 자기 삶의 질이 개선되리라 믿었다. 그러나 수술 뒤 그는 혈압이 떨어지고 정신도 혼미해졌다. 다행히 천천히 회복되었지만 의사 생활을 더 이상할 수 없었다. 다만 책을 읽고 회고록을 쓰는 활동 정도만 가능해졌다.

나는 전공의 시절부터 지금까지 항상 환자 앞에서 '이 수술이 꼭 필요한가?'를 스스로에게 물어왔다. 필요하지 않을 법한 수술을 받은 후에 합병증 때문에 귀한 생명을 잃는 것을 옆에서 보기도 했고 나 자신도 직접 그런 행위의 중심에 선 적이 있기 때문이다. 꼭 필요한 수술과 달리 필요하지 않을 법한 수술은 생리적으로나 해부학적으로 적절히 설명되지 않는 경우가 대부분이다. 그렇다고 무작정 "나를 믿으세요. 외과의사인 나의 손이 알아서 잘할 것입니다."라고 말할 외과의사는 없다.

초음파나 CT, MRI 같은 의학 영상 검사에서 적응 소견이 나타나지 않거나 해부학적 원인을 알 수 없을 때에는 환자든 의사든 수술에 너무 큰 기대를 걸지 말아야 한다. 수술에 대한 지나친 기대 때문에 합병증으로 올 수 있는 고통이 종종 간과되기도 한다. 특히 노화로 인한 기능 부전이나 비가역적 운동 기능 상실이 있을 경우 수술 후 재활이 불가능할 수도 있다. 또한 검사로 뚜렷한 원인을 알 수 없는 요통 따위를 무작정 수술로 치료하려고 해서는 안 된다. 때로는 자궁근종 같은 혹에 대해 의사가 자기 느낌을 말하거나 그 혹이 언젠가 암으로 진행될 가능성이 있다고 말할지도 모른다. 담낭(쓸개)에 돌이 있는데도 어떤 환자나 의사는 거기에 돌이 있을 리가 없다고 생각할 수도 있다. 담석증은 꼭 수술해야만 하는가? 편도선이 자주 부어올라 아이가 목이 아프면 편도선을 꼭 떼어내야 하는가? 이런 의문들에 대한 해답은 각 장에서 다룰 것이다.

시대가 변하면 많이 하는 수술도 달라진다. 과거에 흔하던 십이지장 궤양이나 장티푸스에 의한 장 천공은 지금은 거의 찾아보기가 힘들다. 다양한 십이지장 궤양 치료약이 개발되어 수술보다 나은 효과를 가져왔고, 위생상태가 개선되어 장티푸스는 거의 사라졌다. 흔히 세균이나 독의 저장소로 여기는 대장에 대한 수술도 암 수술 외에는 많이 줄었다. 변비는 장운동이 활발하지 않아 음식물 찌꺼기가 느리게 지나가는 현상으로, 독소가 축적되고 조직으로 침투하는 경우까지 갈 수 있다. 만약 관장과 미네랄 오일로 변비를 치료하지 못했다면 대장 절제 수술이 더 빈번하게 실시되었을 것이다.

지역이나 병원에 따라 다른 지역이나 병원보다 더 많이 실시하는 수술들이 있다. 그것은 해당 지역에만 많이 발생하는 질병 때문일 수도 있고 해당 병원의 의사가 어떤 질병에 대한 전문가이기 때문일 수도 있다. 하지만 어느 외과의사나 비슷하게 할 수 있는 충수 절제 수술이나 자궁 절제 수술이 많이 실시되는 것은 의학적으로 납득하기 어렵다. 반대로 수술해야 할 상황에서 우물쭈물하거나 이곳저곳에 자문을 구하다가 시기를 놓쳐 위험에 빠지는 경우도 허다하다.

질병에 관한 지식과 수술의 장단점을 충분히 알고 나서 수술받을 것인가, 아니면 의사의 판단에만 의존해 수술받을 것인가에 대한 결정은 환자나 보호자에게 달려 있다. 전문의도 자신의 전문 지식을 환자와 보호자에게 납득이 가도록 설명해주어야 한다. 환자와 보호자는 수술을 선택하기 전에 정보를 많이 얻도록 노력해야 한다. 경우에 따라서는 제3자(다른 의사)의 의견을 들어보는 것도 고려해야 한다. 물론 서로 상반된 의견이 나올 경우 환자가 더 큰 갈등을 겪을 수도 있다.

요컨대 수술을 할지 말지는 환자가 의사의 도움을 받아 스스로 결정해야 한다. 유방 절제 수술을 받은 후에 유방 성형 수술도 받을지는 환자가 결정할 일이다. 그런 의미에서 이 책이 환자가 수술을 앞두고 가질 수 있는 작은 의문이라도 풀어주고 환자가 수술의 주체로 거듭나는 데 일조하기를 기대해 본다.

환자가 궁금해하는
수술의 상식

1장

허리 통증, 어떤 경우에 수술이 필요한가?

case   35세인 N 씨는 고등학교 때 축구를 했고 운동에 나름대로 취미와 재능이 있었다. 그런데 지난 가을 어느 날 그는 주렁주렁 열린 감을 따려고 감나무에 올라갔다가 미끄러져 땅바닥에 떨어지고 말았다. 처음에는 발목이 부러졌다고 생각했지만 일어서려니 허리에 극심한 통증이 느껴졌다. 이틀이 지나서야 겨우 욕실 출입을 할 수 있었다.

그의 아내는 그를 차에 태워 병원에 왔다. 휠체어에 옮겨 앉힌 후 정형외과 전문의 K 박사의 진찰실로 데려갔다. K 박사는 그에게 허리를 구부려보라고 했지만 그는 어느 방향으로도 구부릴 수가 없었다. 그는 의사의 진찰 때문에 더 아프기는 했지만 흥미로운 점을 발견했다. 기침을 하면 허리 통증이 더 심해지면서 오른쪽 다리로 통증이 뻗쳤다.

자기공명영상(MRI) 사진에서 척추 사이의 추간판(intervertebral disc, 추간연골 또는 추간원판, 디스크)이 밖으로 밀려나온 게 확인됐다. 추간판은 척추 사이에서 쿠션 역할을 하는 섬유성 연골로서 탄력과 팽창성이 매우 뛰어나다. N 씨는 나무에서 떨어질 때 받은 충격 때문에 추간판이 약간 밖으로 비어져 나왔는데, 그 추간판이 다리로 가는 신경을 압박하여 통증이 생긴 것이다. 그는 병원에 입원하여 대부분의 시간을 누워서 보냈다. 두꺼운 합판이 깔린 평평하고 딱딱한 침대에 등을 고정한 채 누워 있어야 했다. 또 물리치료를 받고 등뼈 주변 근육을 강화하는 운동을 했다. 그랬더니 정상에 가깝게 회복되었다.

병원에서 2주를 보낸 뒤, 집에 돌아와서도 5주간 쉬면서 찜질, 마사지, 걷기 같은 물리 치료를 받으러 병원을 다녀야 했다. 다치고 두 달쯤 지나서 직장으로 돌아갔지만 여전히 오래 앉아 있지 못했다. 집에서는 텔레비전 앞에서 편안히 쉬었다. 그는 K 박사에게 "낫는 데 이렇게 오래 걸릴 바에야 차라리 수술하는 것이 낫지 않습니까?"라고 물었다. 그런데 K 박사의 답변은 단호했다. "적어도 지금은 불필요합니다." 그는 의아해하며 "그럼, 언제쯤 해야 합니까?"라고 다시 물었다. K 박사는 간단하게 답했다. "기다려봐야 알 수 있습니다."

디스크는 노인 질환이 아니다

직립보행을 하는 인간에게 많이 발생하는 요통(허리 통증)의 원인과 증상은 매우 복잡하고 다양하여 진단이 어렵고 치료 방법도 여러가지이다. 요통은 척추의 뼈, 신경, 근육, 인대, 추간판에 퇴행성·염증성·선천성·혈관성·대상성[1] 질환이 있을 때 생기기도 하고, 척추수술 후 실패 증후군 같은 심리적 원인으로도 생길 수 있다. 운동하거나 물건을 들어 올릴 때 갑자기 허리가 아픈 것은 근막 강직 때문이다. 날씨에 따라 통증이 심해지는 것은 류머티즘일 가능성이 높다. 배나 골반 장기의 이상으로 오는 요통은 진단하기 어렵기 때문에 근본적인 병을 놓치고 요통으로만 오진하는 경우도 적지 않다. 또한 원인을 알 수 없는 경우도 있고 환자의 심리 상태에 따라 나빠질 수도 있으며 직업상 끊임없이 재발할 수도 있다. 한편 요통 가운데 60퍼센트 이상은 심한 노동과 관련이 있다. 무거운 물건을 들거나 밀거나당기는 작업, 장시간 앉아서 하는 일, 낙상 등으로 척추에 이상이 올수 있다.

척추는 인체의 중심을 이루는 축으로서 집에 비유하자면 대들보를 받치는 기둥이다. 척추는 경추 7개, 흉추 12개, 요추 5개, 천추 5개, 미추 4개로 되어 있으며, 각각의 척추는 경추 1~2번 사이와 천추, 미추를 제외하고는 추간판으로 연결되어 있다. 또한 척추는 옆에서 보면 부드러운 'S자' 모양인데, 이것은 뇌로 전달되는 충격을 완화하고 대기압과 체중을 분산하는 데 매우 중요한 구조이다. 건강을 지키는 데에는 몸매를 S자로 만드는 것보다 척추를 S자로 유지하는 것이 훨씬 더 중요하다. 만약 앞에서 볼 때 척추가 S자 모양이면 척추 측만증에 해당하므로 교정해야 한다.

추간판은 가운데에 수분이 80퍼센트인 젤리 같은 수핵이 있고 이 수핵을 섬유륜이 둥글게 감싸고 있다. 추간판은 척추가 서로 부딪치거나 옆으로 밀리지 않도록 하고 스프링처럼 충격을 완화해준다. 나이가 들면 수핵의 수분이 줄어 탄력이 떨어지며, 나쁜 자세나 사고 등으로 디스크가 비어져 나오면 주변의 신경을 자극하여 통증을 일으킬 수 있다. 이것이 흔히 '디스크'라고 일컫는 추간판 탈출증이다. 척추 중에서 운동 때 부담이 가장 큰 부위는 요추 4~5번 추간이다. 그래서 요추 4~5번 추간에서 추간판 탈출증이 가장 빈번하게 발생한다.

추간판 질환은 급성, 만성, 재발성 요통의 흔한 원인 중 하나이다. 대개 추간판 탈출증으로 인한 요통이 노인에게 가장 많이 나타난다고 생각하지만 그렇지 않다. 오히려 이십대부터 사십대까지 가장 많이 발생한다. 특히 청·장년 남성에게 많이 발생한다. 전형적인 유형은 삼십대와 사십대 남성이 허리에 심한 충격을 받아 갑자기 허리에서 허벅지로 뻗어나가는 격렬한 통증을 보이는 경우이다. 추간판 탈출증은 대개 무거운 물건을 들거나 허리에 진동을 받는 직업에서 발생률이 높으며 과도한 육체 활동을 하는 여성, 노인, 청소년에게도 발생할 수 있다. 추간판 탈출증 수술을 받는 환자의 평균 나이는 42세이며 15세 이전이나 60세 이후는 드물다. 중년 이상이 앓는 요통은 주로 퇴행성 디스크 질환이며 요통과 구분되는 좌골신경통이 많다. 추간판 탈출증에 의한 요통은 앉아 있거나 허리를 앞으로 구부릴 때 생기지만, 좌골신경통은 걸어다니거나 허리를 뒤로 젖힐 때 생긴다.

수술은 최후의 수단

추간판 탈출증 외에는 요통의 원인이 대부분 정확하게 진단되지 않는다. 요통 환자의 10~20퍼센트만이 해부학적 진단이 가능하다. 해부학적 진단을 위해 척수 안에 조영제를 주입해서 엑스레이를 찍던 과거의 위험한 검사 방법은 CT와 MRI가 보급되면서 사라졌다. 고해상도 CT 사진을 보면 입체 구조로 쉽게 진단할 수 있고, MRI로는 추간판 탈출증이 언제쯤 발생했는지도 알아낼 수 있다.

요통은 보통 저절로 좋아질 수 있는 병이지만 매년 엄청난 비용이 투입되어왔다. 지난 반세기 동안 외과의사들은 요통의 원인을 제거하기 위해 '디스크 수술'을 엄청나게 많이 실시했다. 앞에서 예로 든 환자처럼 분명하게 추간판이 비어져 나와 다리로 뻗치는 통증이 있으면 수술해야 한다. 하지만 요통은 대부분 다양한 원인이 복합적으로 작용하여 생기기 때문에 수술 여부는 신중히 결정해야 한다. 수술하지 않고 회복하는 데에는 무엇보다 시간과 인내심이 필요하다. 대개 6주 이상 물리 치료를 받으면 호전된다.

디스크 수술 방법에는 척추를 이식하는 골유합, 돌출된 추간판을 절제하는 수술, 그리고 둘의 조합이 있다. 이 수술들은 정형외과 전문의와 신경외과 전문의가 오랫동안 경쟁해온 영역이라 수술 방법에도 차이가 있다. 정형외과 전문의는 척추의 일부를 떼어내거나 붙이는 방법을 써왔고, 신경외과 전문의는 돌출된 추간판을 절제하는 방법을 주로 이용해왔다.

디스크 수술이 도입되기 전에는 수많은 환자가 수술 없이 회복되었음이 분명하다. 1934년 추간판 탈출증이 요통의 원인임을 밝히면서 근본적 치료를 위한 척추후궁 절제 수술(또는 추궁판 절제 수술, laminectomy)과 추간판 절제 수술(microdiscectomy)을 고안하여 발표한 외과의사는 윌리엄 믹스터(William J. Mixter)와 조지프 바(Joseph S. Barr)이다. 척추후궁 절제 수술은 탈출한 추간판이 신경을 누르는 것을 막기 위해 척추의 일부를 잘라내는 수술이고 추간판 절제 수술은 탈출한 추간판을 절제하는 수술이다.

그 후 외과의사들이 수술로 인한 상처를 줄이는 수술법을 개발하며 수술적응증(반드시 수술해야 하는 경우)을 확립해왔다. 1968년에 터키 출신의 미세신경수술 분야 선구자인 신경외과의사 가지 마흐무트(Gazi Yasargil Mahmut)가 최소 침습성 미세 현미경 추간판 절제 수술에 최초로 성공한 이후 1970년대부터는 디스크 수술이 본격적으로 실시되었다. 1990년대에 들어서는 내시경과 레이저를 이용하는 수술이 개발되어 수술 상처를 더 줄이면서 간단하게 수술할 수 있게 되었다.

case 43세인 B 씨는 두 번째로 찾아온 요통으로 고통스러워했다. 6년 전쯤에도 그는 처음 앓는 요통 때문에 몇 주간 누워 있어야 했다. 이번에는 의사가 척추 인대가 찢어진 것 같다고 했지만 확실하지 않았다. 그는 책상을 들 때 통증을 느꼈다. 역시 왼쪽에 통증이 왔으며 전보다 더욱 심했다. 걸을 때는 통증이 허리에서 다리와 무릎까지 아래쪽 전체로 뻗쳤다. MRI 검사에서 디스크가 파손되어 탈출한 것이 보였다. 거의 2주간 입원했지만 통증이 줄지 않자 신경외과에서 수술을 권했다. 그는 하는 수 없이 수술에 동의했다. 미세 현미경 추간판 절제 수술을 받고 나서 그는 빠른 속도로 회복했다. 다리나 무릎으로 뻗치는 통증도 사라졌다. 수술 후 한 달이 지나자 그는 다시 직장에 출근할 수 있었고 석 달 후에는 거의 다 나았다. 그는 앞으로 허리에 무리가 가지 않도록 주의하면 재발할 일이 없을 것이다.

효과가 있을까, 없을까?

다른 수술과 마찬가지로 감염이나 출혈이 있을 수 있고 간혹 신경이 손상될 수도 있지만 디스크 수술은 합병증이나 사망률이 매우 낮은 편이다. 그래서 디스크 수술을 받은 환자 중 85퍼센트는 만족한다. 물론 앞에 이야기한 것처럼 수술 후에 '다리로 뻗치는 통증'은 많이 줄지만 요통이 크게 개선되지는 않는다. 만약 통증이 지속되다가 재발했다면 돌출한 추간판이 제대로 절제되지 않았거나 다른 추간판이 파열해 비어져 나왔는지 의심해 보아야 한다. 또한 신경이 분지된 부위가 손상되거나 유착, 염증 등이 생겼을 수 있다. 아니면 처음부터 진단하지 못한 다른 원인이 있을지도 모른다. 간혹 '나일론' 환자가 보험금이나 산업재해보상 등을 노리고 수술받은 경우에는 증상이 잘 호전되지 않을 수도 있다. 그래서 보상 문제가 뒤에 도사리고 있으면 의사들이 수술을 꺼리는 경향이 있다.

노르웨이 울레볼 대학병원의 신경과 전문의인 헨리크 베버

(Henrik Weber)는 임상이나 방사선학 면에서 추간판 탈출증 소견이 있거나 수술 적응이 애매한 환자들을 세 그룹으로 나누어 요통에 관한 임상시험을 했다. 한 그룹은 수술 적응증인 환자들, 다른 한 그룹은 수술 적응증이 아닌 보존적 치료가 필요한 환자들, 또 다른 그룹은 수술 적응증에 포함하기 애매한 환자들이다. 베버는 환자들을 14일간 입원시켜 물리 치료를 한 후에도 추간판 탈출증을 보이는 환자들 280명을 다시 두 그룹으로 나누어 수술과 보존적 치료를 무작위로 실시했다. 1년 후에는 수술받은 환자들이 수술받지 않은 환자들보다 요통이 더 준 듯했으나 4년 후, 10년 후에는 두 대조군 간에 별 차이가 없었다.[2]

요즘에는 수술 대신 키모파파인(chymopapain)이라는 효소를 디스크에 주입하는 시술도 이용하고 있다. 파파야나무의 라텍스에서 추출한 키모파파인을 추간판에 주입하면 수핵이 화학적으로 용해되어 쪼그라들기 때문에 척추 밖으로 튀어나온 추간판이 안으로 들어가게 된다. 정형외과나 신경외과 전문의들 사이에서도 이 새로운 치료법의 진정한 효과에 대해 많은 논쟁이 있었다. 하지만 그동안 많은 환자와 의사는 대체로 만족했다. 그러나 이 치료법도 무작위 전향적 임상시험에서 위약(僞藥, placebo) 효과가 있음이 밝혀졌다. 최근에는 신경외과적 합병증, 알레르기 반응, 지속적인 근육 경직 같은 부작용 때문에 이 치료법에 대한 열기가 많이 식었다.

요컨대 단 한 가지의 치료법이 아닌 다양한 치료법이 있다는 사실은 어느 치료법도 완벽하지 않음을 뜻한다.

치료와 예방을 위한 또 다른 제안

충격 때문에 생긴 추간판 탈출증은 수술로 통증을 빨리 완화할 수 있다. 하지만 과체중, 잘못된 자세처럼 만성적으로 허리에 부담을 주는 원인이 있을 경우에는 체중 조절, 자세 교정, 적절한 운동을 먼저 해야 한다. 복부 비만으로 배가 항아리처럼 불룩해지면 척추가 정상 위치에서 벗어난다. 결국 배 쪽으로 휘어 하중을 많이 받게 되므로 다치기 쉬운 상태가 된다. 또한 무거운 물건을 들 때는 허리에 무리가 가지 않도록 하는 요령이 필요하다. 가급적 허리를 세운 채 몸을 물건에 가깝게 붙인 상태에서 들어야 하며, 물건이 바닥에 있을 때에는 허리를 굽히지 말고 무릎을 굽혀서 상체를 물건과 가깝게 한 다음 허리를 편 상태로 드는 것이 좋다. 즉 지렛대의 원리를 이용하는 것이다.

추간판 탈출증 때문에 생기는 요통은 대부분 수술이 아닌 보존적 치료로 고칠 수 있다.[3] 보존적 치료로는 물리 치료 말고도 침대에서 안정을 취하는 것, 진통제 복용, 열습포나 냉습포, 꾸준히 적절하게 운동하는 것, 보조기구 착용 등이 있다. 가장 중요한 것은 시간을 두고 통증이 천천히 완화하기를 기다리는 것이다. 어떤 손상이든 치료되는 중이라면 참을성 있게 기다려야 한다. 그렇다고 무조건 휴식을 취한다고 허리가 건강해질까? 그렇지는 않다. 적당히 허리 운동을 하여 척추 부위의 근력을 강화해야 한다. 담당의사가 디스크 수술을 해야 할지, 보존적 치료를 해야 할지, 휴식을 취하게 해야 할지 확실히 결정하지 못할 경우에는 환자 스스로 결정하는 것도 나쁘지 않다.

물리 치료의 가장 기본은 온열 치료이다. 온열 치료에서는 국소 작용뿐 아니라 전신 효과도 나타난다. 온열 치료는 열역학적 효과뿐 아니라 생리적 효과도 있다. 열역학적 효과에는 혈관 확장으로 인한 혈류 증가, 영양소와 항체의 유입 증가, 대사산물과 노폐물의 제거 등이 있고, 생리적 효과에는 신경계와 근육계의 통증 완화 및 치료 효과, 관절과 결체 조직의 유연성 증가, 세포막의 투과성 변화 등이 있다. 그리고 온열 치료는 온습포를 이용하는 표재열 치료와 초음파를 이용하는 심부열 치료로 나뉜다.

요즘은 어떤지 모르지만 과거에는 허리를 삐면 민간에서 접골사에게 치료받기도 했다. 접골사들은 그들의 물리 치료나 마사지가 쉽고도 유용할뿐더러 신속한 회복을, 적어도 자연적인 회복을 돕는다고 말한다. 전통 의학을 공부한 의사들은 물리 치료와 마사지에 대해 긍정적인 생각을 가지고 있다. 최근에는 서양 의학을 공부한 재활의학과 전문의들도 접골사처럼 시술하는 것을 본 적이 있다. 그들은 척추 신경이 눌린 상태를 일종의 '허리 탈골'로 본다. 그래서 팔이나 다리의 탈골을 바로잡기 위해 당기고 꺾고 미는 것처럼, 아픈 허리를 누르고 당기고 비튼다. 그러나 디스크를 부분 탈골(아탈구)로 보는 이론에는 불합리한 요소가 있다.

침, 전기 신경 자극법, 부항 등의 한방 시술은 서양 의학을 전공한 의사들이 해부·생리학적으로 설명하기가 어렵다. 하지만 요통, 관절통을 앓는 많은 환자들이 끊임없이 한의원을 찾고 있는 것을 보면 분명히 치료 효과가 있다고 볼 수 있다. 민간 또는 전통 의학과 더불어 대체요법이 정말 논리적이고 명확한 치유력을 가지고 있는지 아니면 인체의 자연 치유력이나 위약 효과 덕분에 효과가 있어 보이는지를 증명하려면 아직 시간이 더 필요하다.

요통, 관절통 같은 흔한 통증 질환은 휴식을 취하며 찜질이나 마사지로 풀어주고, 자극적인 음식을 피하고, 낮은 베개를 베고, 허리에 납작한 쿠션을 받쳐서 눕고, 통증이 심할 때 이따금 약한 진통제를 복용하는 보존적 치료를 먼저 해야 한다. 이러한 방법으로 증상이 전혀 호전되지 않거나 분명하게 외과적 처치가 필요할 때만 수술을 택하는 것이 장기적으로 훨씬 득이 된다.

2장

인공 관절, 얼마나 안전하고 오래가는가?

case 작은 트럭을 운전하고 가던 45세의 J 씨는 국도에서 교통 사고를 당하여 오른쪽 대퇴골 경부와 골반에 다발성 골절상을 입었다. 부러진 뼈들을 수술하여 회복되는 데 6개월이라는 긴 시간이 걸렸다. 사고 직후에는 심한 부상 때문에 정상적으로 회복할 거라 크게 기대하지 않았으나 다행히도 조금씩 절룩거리며 걸을 수 있었다. 그런데 시간이 흐를수록 골반 골절상을 입은 쪽의 고관절(엉덩관절)을 쓰기가 불편하여 걷는 게 쉽지 않았다.

사고 후 3년이 지나자 대퇴골두에 무혈관성 괴사가 일어나 통증이 심하고 관절 간격이 좁아졌다. 인공 관절 치환 수술을 받지 않으면 걸을 수 없다고 했다. 고관절 치환 수술을 받고 3개월이 지나자 정상 보행을 할 수 있었다. 그러나 해가 갈수록 골반에 박아 놓은 인공 관절이 체중 때문에 뼈 속으로 차츰 밀려 들어가 다리

1부. 환자가 궁금해하는 수술의 상식

가 짧아졌다. 걸음도 다시 절룩거렸다. 수술 당시에는 인공 관절 치환 수술이 초기 단계여서 접착제의 접착력이 약했을 수 있다. 결국 J 씨는 인공 관절 치환 수술을 다시 받았고 주말에 가끔씩 산행을 즐길 정도로 회복했다.

비만이거나 젊은 환자는 주의!

우리는 누가 누구를 닮았다고 할 때 주로 얼굴을 이야기한다. 그런데 가만히 살펴보면 부자간에는 걸음걸이나 달리는 모습도 닮았다. 왜 그럴까? 무릎 관절과 달리 고관절은 360도 회전 운동을 할 수 있고, 뼈와 근육의 형태와 위치에 따라 다양한 걸음걸이가 나타난다. 그런데 부자간에는 고관절이 닮아 걷는 모습마저 닮은 것이다.

우리가 걷거나 뛸 때 하중을 많이 받는 대표적인 관절이 고관절과 무릎 관절이다. 고관절은 절구에 절굿공이가 놓인 모양과 비슷하여 자유롭게 회전 운동을 할 수 있다. 무릎 관절은 한 방향으로만 꺾여서 굽히거나 펴는 동작밖에 못한다. 고관절 이상은 주로 사고나 염증에서 비롯하는 무혈관성 괴사 때문인 반면, 무릎 관절 이상은 관절 연골의 마모나 관절염 때문인 경우가 많다.

고관절 치환 수술은 염증이나 사고로 손상된 고관절의 대퇴골두와 비구를 도려낸 다음, 절굿공이처럼 생긴 금속으로 대퇴골두를 대신하고 절구처럼 생긴 플라스틱으로 비구를 대신하여 인공 고관절을 접합하는 수술이다. 심각한 합병증 때문에 대단히 어렵기도 하고 때로는 재수술도 한다. 하지만 대부분은 수술 후에 바로 좋은 효과를 경험한다. 그래도 합병증에 주의해야 한다. 원래의 관절은 신체 변화에 적응하며 약간씩 변하지만 인공 관절은 그러지 못한다. 인공 관절은 시간이 지날수록 조금씩 느슨해지기도 하고, 접합된 금속과 플라스틱 때문에 조직 거부 반응이 일어나 불안정해지기도 한다.

대부분의 인공 장기나 치환물 시술은 나이 든 사람에게 해당한다. 의사가 인공 관절 치환 수술을 받아야 한다고 진단을 내려도 정말 불가피한 경우가 아니면 환자는 쉽게 받아들이지 않는다. 누구든 자신의 타고난 관절을 최대한 사용하며 버티다가 한계에 이르러 수술을 받으려 한다. 특히 젊은 환자는 좀 더 참고 기다렸다가 나이가 들면 수술받으려 한다. 컴퓨터 같은 전자 제품을 구매할 때 살지 말지 망설이는 사이에 성능이 더 뛰어난 제품이 더 싸게 출시되듯, 머지않아 더 좋은 인공 관절을 더 저렴하게 시술 받을 수 있을 거라 기대하는 면도 있다.

인공 관절 치환 수술은 환자의 건강 상태로 보아 잘 낫지 않는 골절에 응급으로 시술하기도 하지만 일반적으로는 관절염, 대퇴골두의 무혈관성 괴사,[4] 인조 물질 삽입 후의 합병증 등을 치료하는 데 이용한다. 우리나라에서는 대퇴골두의 무혈관성 괴사가 전체 인공 관절 치환 수술의 60퍼센트를 차지한다. 이어서 골절과 탈구가 11퍼센트, 류머티즘 관절염이 7퍼센트, 골관절염이 7퍼센트 등이다. 그렇다고 이 경우에 모두 곧바로 수술하는 것은 아니다. 대개 오랜 기간 관찰하다가 관절이 불안정하고 통증이 심해 수술하지 않으면 안 될 시점에 수술하게 된다.

수술을 결정할 때에는 병의 상태, 나이, 몸무게, 활동 정도 등을 감안하여 실패도 반드시 고려해야 한다. 수술이 고통을 덜고 기능을 빨리 회복해줄 수는 있지만 장기적으로 일어날 문제점에 관해서도 충분히 논의해야 한다. 젊은 환자나 비만인 환자는 금기 대상이다. 비만인 경우 체중 감량을 하고 나서 수술해야 한다. 앞에서도 언급했듯이 생체의 뼈와 관절은 생명 현상의 일부로서 계속 재생되고 변화한다. 하지만 생명 없이 고정된 인공 관절은 자체에 수리나 재생 기능이 없다. 운동화처럼 사용 시간이 늘수록 닳고 낡는다.

case 장시간 서서 수술하는 외과의사 N 씨는 60세에 관절염이 찾아왔다. 처음에는 한쪽 고관절에, 나중에는 다른 쪽 고관절에도 염증이 생겼다. 그는 걷기가 어려워졌다. 그저 서 있기만 해도 고통이 엄습했다. 아스피린을 복용하고 전기 휠체어를 타고 다녔다. 서 있을 때는 지팡이에 의지했다.

그는 1974년 샌프란시스코 의학학술대회에서 현대 고관절 치환 수술의 선구자인 영국의 존 찬리(John Charnley)를 만나 자신의 불편한 관절에 관해 얘기할 기회가 있었다. 그가 언제 수술해야 할지를 묻자 존 찬리는 "더 이상 걸을 수 없을 만큼 심할 때"라고 대답했다. "대개 덜 진행한 경우보다는 진행한 병일수록 수술 결과가 더 좋습니다. 기다리십시오. 만약 그때 영국에 오신다면 제가 수술해드리지요."라고 했다. 그는 또 이렇게 덧붙였다. "관절염이 있으면 스테로이드나 마약에 중독되기 쉽습니다. 술과 마약은 피하십시오."

그는 찬리를 만나고 나서 2년 후 미국의 큰 정형외과 병원에서 고관절 치환 수술을 받았다. 수술에서 깨어나자 관절에서 통증이 사라졌다. 다른 쪽 고관절도 3개월 후 같은 치환 수술을 받았다. 마찬가지로 통증이 사라지고 사소한 합병증도 생기지 않았다. 그는 관상동맥 심장 질환과 고혈압이 있었지만 두 번의 고관절 치환 수술을 거뜬히 견뎌냈다.

10년이 지난 후 그는 말했다. "내 관절은 새것이 아닙니다. 내 다리는 수술 초기처럼 완전하지 않습니다. 나는 관절이 닳고 상할까 봐 먼 거리는 걷지 않습니다. 등산은 절대 하지 않고 젊은 시절에 좋아한 골프도 할 수 없습니다. 나는 협심증과 당뇨병, 말초혈관 질환도 앓고 있습니다. 그래도 나는 차를 타고 어디든 갈 수 있습니다. 나는 고관절을 갈아준 정형외과 선생님의 은혜를 잊을 수 없습니다."라고 했다.[5]

곧 새로운 인공 관절이 나온다!

20세기에 의료 공학은 과학 기술이 발달하고 의료 산업 종사자들이 끊임없이 노력한 덕분에 눈부시게 발전했다. 고관절 치환 수술을 실현하기 위해 매진한 연구자들의 성과는 예상보다 훨씬 뛰어나다. 현대적인 인공 고관절이 개발된 것은 1950년대 후반이다. 영국의 외과의사이자 공학자인 존 찬리는 고관절 수술에 새로운 소재, 뛰어난 윤활 방식, 효율적인 디자인, 상온에서 굳는 아크릴 시멘트를 도입하고 멸균 수술실을 조성했다. 정형외과 전문의들은 그가 개발한 새로운 수술 환경을 빠르게 받아들이면서 수술 방법을 배워나갔다.

근래에 인공 장기의 연구와 개발에 가속이 붙고 있다. 인공 신장을 필두로 인공 렌즈, 인공 혈관, 인공 심장 박동기, 인공 심장 판막이 나왔고 지금은 인공 간도 개발하는 중이다. 인공 장기 중에서 만들기가 가장 어려운 것은 췌장이나 간처럼 대사 활동을 하는 장기이다. 인공 심장도 개발이 쉽지는 않지만 단순히 혈액 펌프 기능을 한다고 볼 때 간보다는 쉽다. 물론 신체 상태에 따라 심장 박동수가 자동으로 조절되어야 하는 등의 문제는 쉽게 해결되지 않을 것이다. 그런데 여기서 다루는 인공 관절은 대사 기능과 관계가 없다. 단순히 기계적인 운동만 대신하는 것이기 때문에 다른 장기보다 개발하기 쉬울 수 있다.

인공 관절은 많이 쓰면 기계처럼 닳게 된다. 영구적인 인공 관절을 개발하기 위하여 생물공학자들은 폴리메틸 메타크릴레이트(Polymethyl Methacrylate, PMMA)와 폴리에틸렌(Polyethylene, PE) 같은 중합체를 사용했다. 최근에는 코발트 합금, 스테인리스 스틸 합금, 티타늄 합금 들이 등장했다. 이 합금들은 과거의 금속보다 인체 조직에 거부 반응을 덜 일으키고 내구성도 뛰어나다.

이러한 합금 소재를 개발하는 일도 중요하지만 이에 못지않게 인공 치환물을 조직에 접합시키는 접착제도 함께 개발해야 한다. 이른바 뼈 접합 시멘트가 인공 치환물을 뼈에 고정하는 성능은 뛰어나지만 시간이 지나면 접착력이 약해진다. 따라서 연구자들은 더 생체 친화적인 비(非)시멘트성 접착제 개발에 열을 올리고 있다. 이들은 접착제를 사용하지 않더라도 생체 조직이 인공 치환물을 몸의 일부로 받아들여 원래와 같은 구조로 회복해줄 수 있도록 하는 것을 최종 목표로 하고 있다. 한편 새로운 소재가 점점 더 빨리 개발되면서 안정성 예측이 어려울 수 있다. 인공 관절 치환 부위에 발생하는 관절염의 예방과 치료 방법도 함께 연구해야 한다.

case   47세 남성 Y 씨는 다섯 살 때 원인을 알 수 없는 고관절염을 앓았다. 항생제 같은 약물로 치료받아도 염증이 사라지지 않아 일곱 살에 염증 조직을 다 긁어내는 수술을 받았다. 수술을 한 정형외과 전문의는 Y 씨에게 40년쯤 지나면 관절에 이상이 올지 모른다고 말했다. 그런데 놀랍게도 의사의 말대로 39년이 지날 무렵 관절이 조금씩 아파왔다. 그리고 1년쯤 지나자 너무 아파 걷기가 힘들었다.

그는 고관절 치환 수술을 전문으로 하는 정형외과 전문의를 찾아갔다. 그런데 의사는 관절이 아파서 도저히 못 걸을 정도가 되면 수술하자고 하면서 수술을 자꾸만 미루었다. 1년 후 고관절 치환 수술을 받을 때가 되었다. 그는 고관절 치환 같은 큰 수술은 서울의 유수한 병원으로 가서 받으라는 주변 사람들의 권유를 뿌리치고 그냥 다니던 병원에서 수술을 받았다.

그는 큰 수술이라 두렵고 떨렸을 뿐 아니라 관절이 너무 아팠다. 수술실로 향하는 침대가 덜컹거려도 통증을 느낄 정도였다.

1부. 환자가 궁금해하는 수술의 상식

하지만 수술을 받고 나서 바로 두려움과 통증에서 해방되었다. 수술 부위의 통증도 거의 사라졌다. 자신의 판단대로 서울로 가지 않고 가까운 병원에서 수술한 것에 만족했다. 그는 더 이상 절룩거리지 않고 통증도 앓지 않았다. 그렇지만 인공 관절의 수명이 10년 정도라서 무리하게 걷지도 않고, 등산도 피하고 있다.

기계적 한계와 합병증에 주의하라

미국 메이오 클리닉의 정형외과 전문의 리처드 콘(Richard A. Conn)은 "내과·외과적 진단을 정확하게 한다면 노인이나 허약한 환자에게도 관절 성형술은 확실히 안전한 수술이다. 사망률은 1~3퍼센트이다."라고 했다. 그렇지만 사람이 하는 일이라 완벽할 수 없다. 인공 관절 치환 수술의 대표적인 부작용으로 대퇴부 골절, 신경 또는 혈관 손상, 출혈 등이 있다. 수술 직후 생길 수 있는 합병증으로는 감염, 출혈, 탈골, 골절, 다리 길이 불균형 등이 있다. 어떤 환자는 큰 수술 후에 흔히 생기는 합병증인 요로 감염, 정맥염, 심장마비, 경색, 폐렴 등을 겪을 수도 있다.[6]

활동적인 환자의 경우에는 금속의 노후로 인공 대퇴골이 골절되기도 하는데, 이런 경우가 흔하지는 않다. 하지만 수술이 필요하다. 연구에 따르면 수술 후 인공 대퇴골 골절이 일어나는 데 평균 3년, 대퇴골-대퇴골두 접합부가 느슨해지는 데 평균 3년, 대퇴골두가 고관절에서 느슨해지는 데 평균 4.5년이 걸린다고 한다.[7] 또 다른 연구에 따르면 고관절 및 무릎 관절 치환 수술 실패 중 80퍼센트는 기계적인 문제 때문이고 20퍼센트는 감염 때문이었다.

　인공 치환물을 체내에 삽입하는 수술은 항상 감염 위험이 높다. 물론 살아 있는 조직은 세균의 침입에 대항하는 방어 능력이 어느 정도 있다. 수술실 공기 속의 세균이 수술 절개 부위에 떨어지더라도 백혈구 같은 면역 세포가 이들과 맞서 싸운다. 하지만 외과의사는 이 가벼운 감염에도 특별히 신경을 써야 한다. 행여나 예상 밖의 감염이 일어나 항생제로 치료하지 못하면 인공 치환물을 제거해야 할 수도 있기 때문이다.

　실제로 환자 중 1퍼센트는 감염 때문에 심각한 합병증을 겪는다. 그럴 경우 전체 치환물을 제거해야 하고, 환자의 다리 상태가 아주 나쁠 경우에는 인공 관절 치환이 불가능할 수도 있다. 감염으로 인한 합병증 중 45퍼센트는 수술 후 2개월에서 2년 사이에 나타나고, 15퍼센트는 수술 후 2년에서 5년 사이에 나타날 수 있다. 이 중에서 나중에 발생하는 감염은 과거에 앓은 적이 없는 감염일 수도 있고, 과거에 앓은 요로감염 같은 감염이 관절로 옮아간 것일 수도 있다.[8]

　인공 관절 치환 수술의 실패율은 10퍼센트 이상이다. 여러 가지 실패 유형 중에서 가장 흔한 것은 치환물의 느슨해짐이다. 이 느슨함을 모든 환자가 불편하게 여기지는 않지만, 수술받은 환자에 대한 어느 추적 검사에서는 엑스레이상의 기계적 느슨함이 30퍼센트쯤 확인되었다. 수술 후 7년에서 10년이 지난 환자들 중에서 빨리 걷고 몸무게가 많이 나가는 젊은 환자들에게 느슨해짐과 교정 필요성이 흔하게 나타났다. 특히 느슨해짐으로 인해 다리 길이가 안 맞아 불안정

　　　　　　　　　　　　　1부. 환자가 궁금해하는 수술의 상식

해지면 수술을 다시 해야 한다.

또 수술한 지 몇 년이 지나면 치환물이 느슨해지면서 관절 부위에 뼈가 자라오를 수도 있다. 이 같은 현상들은 인체의 자연스러운 이물 반응이다. 정상 조직은 금속이나 플라스틱 같은 이물질을 거부하는 면역 특성을 띤다. 인공 관절을 사용하게 되면 미세한 가루로 부서지는 접착제 역시 이물 반응을 일으킨다. 몸은 이러한 이물질을 어떤 방법으로든 처리한다. 그러다 보니 코발트 합금 치환물의 경우 코발트와 크롬이 혈액과 각종 기관에서 발견되기도 한다. 치환물에 대한 이물 반응 중 대표적인 것은 염증이다. 이물 반응으로 염증이 나타나면 섬유성 조직이 생겨 딱딱해지는 섬유화가 진행될 수 있는데, 이것은 느슨해진 인공 고관절에서 두드러지게 나타난다.

이처럼 느슨해짐, 골절, 감염, 섬유화 등은 인공 관절을 망칠 수 있다. 그럼에도 인공 관절 치환 수술은 충분히 가치가 있다. 수술 전에 몇몇 의학적 문제가 있던 환자들도 인공 고관절 덕분에 2~4년 후면 정상 걸음을 80퍼센트 회복한다. 통증도 대부분 사라진다. 새로운 금속 치환물은 관절염 때문에 제 기능을 상실한 관절을 부활시킨다. 수술받은 환자 중 90퍼센트 이상은 결과가 좋다. 사회학자들도 이 수술은 삶의 질을 고려할 때 소요되는 사회적 비용에 비해 효율적일 수 있다고 말한다. 그러나 실제로는 수혜자 중 상당수가 근로자가 아니라 나이가 많거나 여유로운 계층이다. 그렇기 때문에 경제적인 면에서 반드시 효율적이라고만 할 수는 없다.[9]

case 퇴임한 교육 공무원 K 씨는 테니스를 즐긴다. 그는 테니스 경기를 할 때 고관절 통증이 있어서 오랫동안 진통소염제를 복용했다. 그런데 그 약이 소화기 궤양을 악화해 출혈도 약간 일으켰다. 급기야 그는 정형외과 전문의를 찾았다. 의사는 K 씨가 고관절 치환 수술을 받아야 한다고 진단했다. K 씨는 "수술이 급합니까? 좀 더 참았다가 해도 됩니까?"라고 물었다. 그러자 의사는 "예, 그러서도 됩니다. 계속 테니스를 치시다가 통증이 심해져서 더 이상 안 되겠다고 생각하시면 그때 수술하십시오."라고 대답했다.

K 씨의 고관절은 퇴행성 관절염을 앓고 있었다. 그는 테니스가 삶의 낙이었다. 계속 테니스를 치고 싶었다. 마침내 그는 테니스 코트에서 더 이상 움직일 수 없게 되었다. 그는 정형외과 전문의에게 오른쪽 고관절 치환 수술을 받았다. K 씨는 수술 후 첫 두 달 동안은 많이 걸을 수 없었다. 그러나 석 달째부터 다시 코트에서 라켓을 들고 뛰어다닐 수 있었다. 그 후 그는 운동량을 두 배로 늘렸다. 수술 4년 반 뒤에 그는 말했다. "나는 일주일에 5일은 테니스를 칩니다. 3세트를 치고 나면 약간 힘들긴 하지만 운동을 전보다 훨씬 더 많이 합니다. 수술 전에 10년 정도 겪은 통증도 많이 사라졌습니다. 이런 다행스러운 변화가 너무나 기쁩니다. 물론 빨리 걸을 수는 없습니다만 경기할 때는 미친 듯이 뛸 수 있습니다."

수술 후 2~3주 이상 보행 보조기를 사용하면서 물리 치료를 계속 받으면 환자들은 대개 약 3개월 안에 혼자서 걷는다. 보행이나 운전 같은 일상생활에는 제한이 없다. 그래도 쪼그리고 앉을 때 고관절을 너무 무리하게 굽혀서는 안 된다. 고관절에 무리가 갈 수 있는 조깅, 테니스 같은 활동도 피하는 것이 좋다. 하지만 이것도 개인마다 다르다. K 씨는 테니스에 잘 적응했다.

수술만이 해결책인가

관절염을 예방하고 늦추고 낫게 할 수 있는 특별한 약제는 아직 없다. 예를 들어 아스피린은 고통을 줄이고 염증 진행을 최소화할 수 있다. 그러나 이것은 대증요법일 뿐 질병 자체를 치료하지는 못한다. 과거에 크게 기대하며 시행한 전신 스테로이드 치료법은 득보다 부작용이 더 많았다. 관절 안에 스테로이드를 주입하는 것은 일시적으로 통증은 해소할지 모르지만 관절이 더 빨리 허물어지는 결과를 낳는다.

관절염을 앓는 환자들은 약 없이도 치료받을 수 있다. 적절히 휴식하고 체중을 조절하면서 지팡이, 목다리, 보행기 같은 보조물이나 물리 치료 등을 이용하면 통증을 줄이고 관절 운동을 회복하고 근육 강도를 높일 수 있다. 보존적 물리 치료는 고관절 치환 수술보다는 효과가 적다. 보존적 물리 치료만 할 경우 계속 보행기나 휠체어에 의존하게 될 수도 있다.

어떤 관점에서 볼 때 고관절 치환 수술(전치환술[10])은 여전히 실험적이다. 외과의사와 공학자는 지금 사용하는 물질들이 최상이라고 하지만 세월이 지나서 돌아보면 문제투성이 물질일지도 모른다. 그런 면에서 이 수술도 과도기 의술이라 할 수 있다. 컴퓨터 같은 전자 제품을 구입해 본 사람은 누구나 잘 알 것이다. 살 때는 최상급 기종이고 비싸지만 1년만 지나도 성능이 떨어지는 중고가 된다. 그렇다고 사지 않고 기다리는 것이 최선일까? 지나고 보면 걸어온 길은 힘들어 보이고 가지 않은 길은 아름답게 보일지라도 이정표 앞에서 최선이라고 생각하는 길을 선택하고 후회하지 않는 것이 최선의 삶이 아닐까.

3장

저린 다리, 신경 탓인가 혈관 탓인가?

case 32세인 K 씨는 시골에서 농사일을 했다. 초등학교 고학년 때부터 담배를 피웠고 중학교를 졸업한 후 아버지가 부치는 논밭에서 일을 거들며 농촌에 살게 되었다. 그런데 이십대 후반부터 왼쪽 발끝이 시리고 아프더니 급기야 발끝이 썩어 들어가기 시작했다. 의료보험제도가 없던 때라 K 씨에겐 병원 문턱이 너무 높았다. 아려오는 발가락을 붙잡고 뜬눈으로 밤을 지새우며 날이 밝으면 꼭 병원에 가리라 다짐했다. 하지만 아침이면 다시 좀 가라앉아 그냥 버티곤 했다.

가을걷이를 끝낸 11월 초에 그는 드디어 대학병원을 찾았다. 입원하여 다리로 가는 동맥을 촬영해보니 대동맥에서 무릎 위까지의 혈관은 굵기가 정상이었다. 그러나 무릎 아래에서는 코르크마개를 뽑는 스크루처럼 꼬불꼬불 가늘어지다가, 발 가까이에서는 아주 가느다랗게 말라버린 듯했다. 버거씨병(Buerger's disease)이었다. 교감신경이 흥분하면 혈관이 수축하고, 부교감신경이 흥분하거나 교감신경이 차단되면 혈관이 확장해 혈액 순환이 개선된다. 당시에는 혈관외과가 발달하지 않아 혈관을 대체하거나 새로 이어주는 수술 대신 이 원리를 바탕으로 교감신경 절제 수술을 받았다. 왼쪽 옆구리에 있는 요추 옆 교감신경을 잘라냈다. 그랬더니 매일 저녁 시리고 차갑던 발가락이 수술받은 날 저녁부터 따뜻하게 온기가 돌았다. 그런데 며칠이 지나자 다시 서서히 아파왔다. 발끝은 피가 잘 통하지 않아 몇 달 뒤에는 까맣게 말라갔다. 1년쯤 지났을 때 K 씨는 발끝을 잘라달라고 간청했다. 그로부터 3주 후, 하는 수 없이 엄지발가락 두 마디를 잘랐다. 걸음은 좀 불편했지만 K 씨는 밤잠 못 자면서 고통에 몸서리치는 것보다 낫다고 생각했다.

차가운 논에 맨발로 들어가 써레질하고 모내기하던 시절에는 버거씨병이 드물지 않았다. 대개 발이 차가운 물속에 장시간 노출된 데다 흡연의 영향까지 겹치기 때문이다. 1950년대 후반 한국에 선교사로 온 미국인 외과의사 빅터 매쿠직(Victor A. McKusick)과 해리스(W. S. Harris) 박사 팀은 전주예수병원 환자 28명을 중심으로 버거씨병의 특징을 자세히 연구하여 그 결과를 세계 학회에 보고했다.[11]

보고서에 따르면, 35세 이하의 남자에게 발생하고 흡연자가 대부분이며 팔과 다리 모두에 발병하는 경우가 많다. 또 정맥염을 동반하고, 동맥 촬영을 해보면 가는 말초동맥에 혈전증이 나타나는 것이 특징이다. 그런데 우리나라에서 1970년대까지 흔하던 이 병이 이제는 거의 사라졌다. 그 자리를 동맥경화증과 당뇨병성 혈관 폐색이 차지하고 있다.

case   68세 L 씨는 중년부터 당뇨병을 앓아왔다. 담당 의사는 인슐린 주사를 맞으라고 했지만, 내복약만 복용하고 인슐린 주사는 무시하며 살았다. 그러던 어느 날 500미터 정도 걸어가는데 발끝이 아파 걸을 수 없었다. 발끝이 약간 부으면서 발톱에 염증이 생겼다. L 씨는 집에서 염증을 치료하며 근근이 버텼다. 발가락 끝이 약간씩 썩어 들어가기 시작했다. 많이 아프지는 않았지만 열도 약간 났다. 병원을 찾아 도플러 초음파[12] 검사와 동맥 촬영을 해보니, 당뇨병성 동맥경화증에 의한 말초동맥 폐색증이었다. 무릎에서 혈관이 사라졌다가 아래쪽에서 다시 굵어졌다.

증상이 심한 한쪽 다리에 동맥 재건 수술을 하자 발끝이 되살아났다. 끊어진 혈관에 인공 혈관으로 새로운 길을 내는 수술이었다. 3년 후 다른 쪽 다리도 발가락 끝이 상하여 허벅지에서 무릎 아래까지 인공 혈관을 놓았다. 다시 2년 후에는 심장 관상동맥 폐색으로 심근경색증이 생겼다. 그래서 관상동맥 폐색 부위를 뚫어 스텐트(stent)를 삽입하자 L 씨의 다리는 걸을 수 있을 정도까지 회복했다. 그러나 그 후 1년이 되지 않아 다시 심근경색증이 일어나 갑자기 세상을 떠났다.

다리 아픈 이유도 가지가지

다리가 아픈 환자는 근·골격계에 이상이 있는 것으로 흔히 생각하여 정형외과나 신경외과를 찾는다. 혈관 질환에 관심도 적고 진단 방법도 별로 없던 시절에는 그냥 관절 약이나 신경통 약만 처방받아 먹으며 지근지근 참고 살았다. 하지만 혈관 질환에 대한 관심이 높아지고 진단과 치료 기술이 발전하면서 만성 말초동맥 폐색증에 의한 파행증(跛行症)인 경우가 많다는 것을 알게 되었다. 파행증은 다리의 통증 때문에 보행이 힘든 상태를 말한다. 파행증을 뜻하는 영어 단어 'claudication'은 '다리를 절다'라는 의미의 라틴어 *claudicare*에서 유래했다.

그런데 만성 말초동맥 폐색증으로 나타나는 파행증과, 척추 협착증이나 추간판 탈출증(디스크)처럼 신경이 눌려 발생하는 파행증은 구별하기가 쉽지 않다. 게다가 이 질환들은 노인에게 함께 발생하는 경우가 흔하므로 주된 원인이 무엇인지는 전문가에게 진단을 받아봐야 한다. 그런데 신경외과 의원이나 정형외과 의원 대부분에는 혈관 이상을 진단하는 장비가 없다. 또 오래전에 의학 교육을 받은 연로한 의사들은 말초혈관 질환에 대한 임상 경험이 많지 않다. 요즘 대학병원의 혈관외과 전문의들은 회진할 때 도플러 초음파 기구를 청진기처럼 휴대하고 다닌다. 손으로 감지할 수 없는 말초동맥의 맥박 이상을 쉽게 감지하기 위해서다.

만성 말초동맥 폐색증으로 혈관이 좁아지거나 막힌 부위 아래로는 혈류가 감소한다. 다리를 움직이지 않을 때는 근육에 산소나 영양소가 많이 필요하지 않아 이상 증상이 없다. 하지만 걷거나 뛸 때, 즉 다리 근육이 운동을 많이 할 때는 혈류 공급이 수요를 충족하지 못한다. 더구나 정상 동맥은 운동할 때 확장해 더 많은 혈액을 공급하는데, 병든 혈관은 제대로 확장하지 않아 혈류가 확연히 부족해진다. 가만히 쉴 때는 통증이 없지만 폐색의 정도에 따라 일정한 거리를 걷고 나면 증상이 나타나는 것이 말초동맥 폐색증에 따른 파행증의 특징이다.

버거씨병으로 인한 파행증은 말초동맥 폐색증과 마찬가지다. 다만 혈관 경화증 없이 흡연하는 삼십대에게 많이 생기고 낮보다 밤에 통증이 심한 것이 특징이다. 요즘은 버거씨병 환자를 만나기가 쉽지 않다. 농촌 인구가 줄었을뿐더러 차가운 물에 맨발로 들어가서 하는 모내기나 논일을 이앙기나 경운기 같은 장비가 대신하기 때문이다.

말초동맥 폐색증에서 오는 파행증은 걸음을 멈추고 2~3분만 쉬면 감쪽같이 없어진다. 따라서 다시 그만큼 걸을 수 있다. 날씨, 자세, 몸 상태와는 크게 상관없고 늘 비슷한 거리를 걸으면 통증이 유발된다. 통증 부위는 주로 장딴지지만 폐색 부위에 따라 다를 수도 있다. 폐색 정도가 심할수록 조금만 걸어도 증상이 나타난다. 오르막을 오르면 보행 가능 거리가 더 짧아지고 내리막에서는 다시 길어진다.

반면 척추 협착증이나 추간판 탈출증에서 오는 신경성 파행증은 걷지 않아도 아픈 경우가 많고, 자세에 따라 신경이 눌리기도 하여 증상이 변한다. 말초동맥 폐색증에서 오는 파행증은 자세와 상관이 없다. 또 신경성 파행증은 몸의 상태에 따라 통증이 나타나는 보행

거리도 다양하다. 오히려 걸으면 증상이 약해지기도 한다.

만성 말초동맥 폐색증이 생기면 파행증 외에 다른 증상도 나타날 수 있다. 장기간의 혈류 감소와 영양 부족으로 근육이 위축하고 발에 난 털이 빠지며, 피부가 약해지고 번들거린다. 발톱도 쉽게 부러지고 두꺼워진다. 그러다 폐색이 심해지면 산소나 영양이 부족하게 공급돼 작은 상처도 낫지 않고 저절로 발가락이 헐거나 썩는다. 심하면 가만히 있어도 통증이 나타난다.

파행증은 무서운 질병?

말초동맥 폐색증 수술에서는 환자 본인의 다리나 팔의 정맥을 이식하여 막힌 부위 아래위를 연결한다. 이식할 만한 정맥이 없는 경우 인공 혈관을 사용한다. 혈관 이식 수술 외에 풍선 혈관 성형술(baloon angioplasty)을 이용하기도 한다. 이것은 가는 카테터를 혈관 안에 넣어 끝에 달린 풍선으로 좁아진 부분을 넓혀주는 중재시술이다. 필요에 따라 스텐트를 넣기도 한다. 이것은 가는 혈관보다 굵은 혈관, 병을 앓은 기간이 긴 경우보다는 짧은 경우, 완전히 막힌 혈관보다 좁아진 혈관에 더 효과적이다. 그러나 환자의 연령이나 동반된 질환 때문에 수술하기 힘든 경우에는 스텐트 삽입술을 확대적용하기도 한다.

그렇지만 동맥경화증은 수술이나 중재시술을 하든 하지 않든 계속 진행된다. 이것을 막거나 진행 속도를 늦추려면 원인 조절과 운동을 해야 하고 아스피린 같은 항혈소판제도 계속 복용해야 한다.

말초동맥 폐색증에서 오는 파행증에 관심을 가져야 하는 중요한 이유는 동맥경화증이 일부 혈관에만 일어나는 것이 아니라 다른 어느 혈관에서도 일어날 수 있기 때문이다. 심장으로 가는 관상동맥이 굳으면 협심증이나 심근경색증이 올 수 있고, 머리로 가는 경동맥이 굳으면 뇌졸중이 올 수 있다. 그러므로 파행증이 나타나면 다리로 가는 동맥뿐 아니라 심장이나 경동맥도 조사해야 한다.

파행증은 단순히 다리가 아픈 병이 아니다. 파행증 환자를 오래 관찰해보면 다리를 절단하게 되는 경우가 10년에 15퍼센트 정도나 된다. 즉 파행증이 정상 생활에 심하게 장애를 주거나 건강을 위협하는 경우에는 꼭 수술해야 한다. 따라서 휴식 중에도 통증이 있는지, 발에 궤양 또는 괴사가 있는지에 주의해야 한다.

암이라면 다들 무서워하는데, 말초동맥 폐색증으로 인한 파행증 환자의 5년 생존율도 암과 비슷하다. 대장암보다 높지만 유방암보다는 낮다. 그래도 다행스러운 것은 어느 정도 진행된 암은 어떤 치료를 해도 대부분 재발하는 반면, 동맥폐색증은 치료에 따라 경과가 매우 좋을 수 있다는 사실이다. 전문적인 치료를 꼭 적극적으로 받아야 한다. 관절통이나 신경통이라고만 생각하던 병이 말초동맥 폐색증일 수 있음을 유념해야 한다.

말초동맥 건강을 위한 4가지 제안

말초동맥 폐색증의 주된 원인은 동맥경화증이다. 특히 삼십대, 사십대 흡연자의 경우에 버거씨병, 동맥색전증 등이 잘 나타난다. 동맥경화증은 알려진 바와 같이 흡연, 고지혈증, 고혈압, 당뇨 등이 주요 원인이다. 따라서 동맥경화증과 그로 인한 파행증의 치료는 위험 요인을 없애는 데서 출발한다.

첫째, 담배를 끊어야 한다. 금연은 흡연량을 조금씩 줄이거나, 약물의 도움을 받지 않고 단번에 끊는 것이 효과적이다. 흡연은 만병의 근원이다. 둘째, 육류 섭취를 줄여야 한다. 고지혈증이 있는 환자는 동물성 지방을 피하고 등 푸른 생선을 섭취하면서 적절한 약물 치료를 받아야 한다. 한국인의 육류 소비량이 최근 20년 동안 3배 이상 증가했다. 그리하여 대장암과 유방암의 발병률이 3배 이상 증가했고 동맥경화증을 비롯한 혈관 질환도 급격히 늘고 있다. 질병의 양상이 서구형으로 바뀌고 있다.

셋째, 처방전대로 약을 복용해야 한다. 우리나라 환자들은 내복약 복용을 꺼리는 경향이 있다. 복용을 무조건 피하지 말고 처방전에 따라 복용하는 것이 중요하다. 동맥경화증 환자의 적절한 콜레스테롤 수치는 건강한 사람과 다르므로 정상 범위에 든다고 해서 약을 거르거나 끊어서는 안 된다. 특히 당뇨병이나 고혈압은 동맥경화증을 촉진하므로 혈당과 혈압을 적극 조절해야 한다. 물론 이러한 동맥경화증의 원인들을 몇 주 또는 몇 개월간 조절하지 않는다고 해서 증상이 바로 나타나지는 않지만 장기적으로는 돌이킬 수 없는 결과가 올 수 있다. 넷째, 규칙적으로 운동해야 한다. 하루 30분 이상 규칙적으로 걷는 것만으로도 파행증이 나타나는 보행 거리를 2~3배까지 늘릴 수 있다.

4장

하지정맥류, 왜 스타킹을 신어야 하는가?

case 중년 여성 C 씨는 양쪽 종아리에 지렁이가 구불구불 기어가는 것처럼 혈관이 불거져 있었다. 마흔다섯 번째 생일을 맞아 그녀는 보기 흉한 다리 꼴을 고치기로 했다. 그동안 그녀는 늘 긴 바지를 입거나 검은색 스타킹만 신어야 했다. 외모에 자신이 있었지만 치마를 입지 못하는 것은 여간 큰 스트레스가 아니었다.

마침내 그녀는 혈관 수술을 전문으로 하는 병원의 K 원장을 찾아갔다. K 원장은 환자의 오른쪽 발목뼈 위의 불거진 부위를 촉진하며 말했다. "발목 중간부의 피부가 다른 곳보다 검은데, 이런 지 얼마나 됐죠?" 환자는 푸른빛이 도는 그 부위를 만지면서 "여기가 계속 가렵고요, 잘 모르겠지만 한 2년 된 것 같아요." K 원장은 무릎 위와 아래를 고무줄로 묶은 채 누웠다가 일어서기를 반복하여 정맥 판막의 이상 유무를 알아보는 트렌델렌부르크 검사

(Trendelenburg's test)[13]를 했다. 그리고 여러 검사와 문진을 한 후 환자의 상태에 대해 설명했다.

"오른쪽 다리는 대복재정맥과 소복재정맥 모두 판막에 이상이 있고 왼쪽 다리는 대복재정맥 판막만 이상이 있습니다. 심부정맥에는 이상이 없는 듯합니다." K 원장은 손가락으로 환자의 대퇴부 안쪽부터 종아리를 거쳐 발목까지 정맥이 흐르는 길을 그렸다. "이런 경우 압박 스타킹을 신어서 보조 치료를 해볼 수도 있습니다. 그래도 안 되면 수술해야 합니다. 혈관을 굳게 만드는 경화제를 주사하기도 하지만 대부분 가는 혈관에 시도합니다. 이처럼 굵은 혈관에는 곤란합니다."

그런데 환자는 이렇게 말했다. "압박 스타킹이 튀어나온 정맥을 감추는 데는 좋겠죠. 하지만 늘 그것을 신어야 한다면 불편할 뿐 아니라 치마를 맞춰 입기도 어려워요. 그것도 스트레스가 될 것 같아요." K 원장은 환자의 마음을 알겠다는 듯이 대답했다. "대개 그래서 하지정맥류(varicose veins)를 수술합니다. 물론 수술을 좋아할 사람은 없지만요."

결국 환자는 수술을 선택했다. K 원장은 전신 마취를 한 후 불거진 정맥을 절제해냈다. 마취에서 깨어났을 때 환자는 발가락부터 엉덩이까지 두꺼운 붕대로 둘러싸여 몹시 불편했다. 하지만 간호사는 되도록 빨리 침대에서 일어나 걸어다니라고 했다. 이틀 후 붕대를 풀고 2주간 압박 스타킹을 신게 한 후에도 환자의 다리에는 가는 정맥류가 남아 있었다. K 원장은 그것을 없애기 위해 오

1부. 환자가 궁금해하는 수술의 상식

른쪽 다리에 열 대, 왼쪽 다리에 여섯 대의 주사를 놓았다. 수술 후 3주간 치료를 받자 오른쪽 종아리에 가는 정맥류 몇 개만 남고 그 흉하던 혈관들이 사라졌다. 6개월 후에는 오른쪽 발목의 변색한 부분도 거의 원래대로 회복하고 가렵지도 않게 되었다.

다리에 피가 통하지 않는다

거리에서 볼 수 있는 외과의원 간판은 30여 년 전과는 완전히 다르다. 눈에 많이 띄는 것은 항문외과, 유방 클리닉, 그 다음이 하지정맥류 클리닉이다. 그만큼 하지정맥류 환자가 많아졌거나 하지정맥류에 대한 관심이 높아졌다. 하지정맥류가 그다지 심각한 질병은 아니지만 전문 치료를 요하는 질병으로 대두했다고 볼 수 있다. 과거에는 외과가 중환자 수술에 중점을 두었지만, 요즘에는 보기 흉한 외모를 교정하거나 가벼운 질병을 치료하는 데도 상당히 비중을 두고 있다.

동맥과 달리 사지의 정맥에는 혈액의 역류를 막아주는 판막이 있다. 만약 판막이 없다면 아래쪽에서 심장으로 한 번 흐른 피가 중력 때문에 아래로 역류할 수 있다. 이것을 방지하기 위하여 5~10센티미터 간격으로 판막이 있다. 그런데 오랫동안 가만히 서 있으면 다리 근육의 펌프 기능이 작용하지 않을뿐더러 중력 때문에 정맥의 혈압이 높아져서 정맥 판막의 기능이 약해진다. 이 경우에 정맥 혈압이 가장 높아지는 부위는 바로 발목 주변의 혈관이다. 정맥의 역류 때문에 발생하는 압력인 '혈액 기둥의 정수압(hydrostatic pressure)'은 정상 성인의 경우에 100mmHg인데, 이는 동맥의 수축기 혈압과 비슷하다. 만약 정맥 역류 상태에서 근육이 수축하면 150~300mmHg까지 올라간다.[14]

우리가 걸으면 장딴지 근육이 수축과 이완을 반복한다. 그러면서 피부와 근육 사이의 표재 정맥과 근육 안쪽의 심부 정맥을 압박하여 혈액을 위로 펌프질한다. 흔히 발을 '제2의 심장'이라고 한다. 이것은 발바닥에 침을 놓거나 지압을 가하여 병을 고치는 한의학과도 관계있지만, 발로 걸을 때 다리 근육이 정맥 혈액을 심장으로 펌프질해 올리는 것을 의미한다고 볼 수도 있다.

하지정맥류는 항문에 발생하는 치질과 더불어 인간이 직립보행을 하면서 발생한 질병 중 하나이다. 특히 움직이지 않고 오래 서 있는 직업에 종사하는 사람들에게 흔하다. 길거리에서 붕어빵을 굽는 아주머니나 비좁은 옷가게에서 일하는 종업원처럼 적게 움직이고 오랫동안 서서 일하는 사람들에게 흔히 발생한다. 장시간 서서 수술하는 외과의사도 거기에 속한다. 나도 왼쪽 발목 주위에 굵은 지렁이 수준은 아니지만 낚싯바늘에 꿰는 가는 지렁이 굵기의 하지정맥류가 있어서 가끔씩 찌릿찌릿하게 아프다. 오랫동안 서 있는 직업에 종사하더라도 조금씩 자주 걷거나 자세를 바꾸기만 하면 하지정맥류를 예방할 수 있다. 나도 수술 중에 짬이 날 때마다 습관처럼 다리를 접었다 펴며 자세를 바꾼다.

하지정맥류는 대개 종아리 피부와 근육 밑에 얕게 흐르는 대복재정맥(greater saphenous vein)과 소복재정맥(lesser saphenous vein), 그리고 그 가지에서 생긴다. 대복재정맥과 소복재정맥 모두에서 발생하기도 하지만 주로 대복재정맥에서 발생한다.

일반적으로 하지정맥류는 여성의 40~60퍼센트, 남성의 15~30퍼센트가 앓고 있는데, 노인한테 더 많이 발생하며 유전적 요인도 있다. 특히 여성의 경우 임신 기간에 하지정맥류가 많이 생기거나 더 심해진다. 임신하면 자궁이 커지면서 정맥 혈압이 올라가는 것도 원인이 되지만, 호르몬의 영향이 큰 것으로 추정하고 있다. 즉 임신을 유지하는 호르몬이 혈관 벽의 민무늬근을 이완해 하지정맥류가 생길 수 있다. 또한 임산부의 하지정맥류가 발생하는 시점은 임신 말기가 아니라 임신 유지 호르몬 수치가 가장 높은 임신 초기이다. 서서 일하는 여성은 월경이나 임신 때 증상이 더 심해진다. 하지정맥류는 이러한 요인 외에 변비, 운동 부족, 심하게 조이는 의류, 높은 좌변기, 흡연, 피임약 때문에 발생할 수도 있다.[15]

하지정맥류가 생기면 다리가 무겁게 느껴진다. 또는 확장된 혈관이 신경을 압박해 바늘에 콕콕 찔리는 듯한 통증이 온다. 만약 정맥 부전이 진행되면 피부가 검게 변하면서 딱딱해지기도 한다. 정맥 혈액이 위로 잘 올라가지 못하면 간혹 정맥 속 수분이 주변 조직으로 스며 나가기도 하는데, 그럴 경우 조직 부종이 일어날 수 있다. 그리고 무엇보다 환자들이 가장 두려워하는 증상은 정맥이 불거져 종아리가 보기 흉하게 변하는 것이다.

하지정맥류는 눈으로 보기만 해도 금방 알 수 있다. 하지정맥류가 분명하면 도플러 초음파 검사나 혈관 촬영으로 근육 안쪽의 작은 관통 정맥과 심부 정맥이 막히지 않았는지 확인해야 한다. 적절히 치료하려면 역류 부위가 어디인지 정확히 찾아내야 한다. 수술하지 않고 치료하더라도 정확한 역류 부위를 놓치면 재발할 수 있다. 또 심부 정맥이 좁아지거나 막혀 있으면 정맥류 발거 수술을 했다가 낭패를 볼 수도 있다. 하지에서 혈액이 올라가는 길이 없어지기 때문에 다리가 심하게 부을 수 있다. 그리고 심부 정맥이 막혀서 표재 정맥이 늘어난 경우에는 수술을 하지 않는 것이 원칙이다.

가늘면 약으로, 굵으면 수술로

하지정맥류를 치료하는 목적은 3가지이다. 첫 번째는 불거진 혈관 때문에 보기 흉한 모습을 원래대로 회복하는 것이고, 두 번째는 불편하거나 아픈 증상을 덜어주는 것이며, 세 번째는 하지정맥류 때문에 생길 수 있는 합병증을 예방하는 것이다. 하지정맥류의 합병증에는 혈류 정체로 인한 혈전증, 높은 정맥 혈압이 지속되어 발생하는 피부 변성, 그리고 하지정맥류가 커질 경우 조그만 외상에도 일어날 수 있는 비교적 많은 출혈 등이 있다. 하지만 이러한 합병증은 발생 빈도가 그다지 높지 않다.

하지정맥류가 외관상 흉하여 신경이 많이 쓰이거나, 통증과 피로감이 심하거나, 정맥염이 있으면 반드시 치료해야 한다. 치료를 받으려는 환자는 우선 불거진 정맥을 눌러주는 스타킹을 신어볼 필요가 있다. 이 스타킹에는 예방용과 치료용, 두 가지가 있다. 예방용은 하지정맥류 예방보다 심부 정맥 혈전증 예방을 위한 것이다. 치료용은

1부. 환자가 궁금해하는 수술의 상식

심한 하지정맥류와 만성 정맥 기능 부전으로 피부 변성이 온 경우에 사용한다. 나는 가끔 예방용 스타킹을 신고 수술하기도 하는데 이때는 7시간 수술하여도 다리가 덜 피곤하다.

정맥류 수술은 역류 부위에 따라 다르다. 가장 흔한 대복재정맥 역류의 경우 사타구니부터 무릎까지 또는 발목까지 뻗어 있는 대복재정맥을 제거한다. 꾸불꾸불하게 튀어나온 하지정맥류는 3~5밀리미터 정도 절개하여 위치에 따라 길게 또는 짧게 발거해야 한다.

그런데 수술 후에 조금씩 남는 하지정맥류는 무리하게 수술하지 않고 경화제를 주입하여 혈관을 막아주는 것이 효과적이다. 경화제 주입은 특히 하지정맥류 굵기가 3밀리미터 이내인 정맥확장증, 모세혈관확장증, 망상진피확장증 등을 치료하는 데 매우 좋다. 다시 말해 하지정맥류 굵기가 가늘수록 경화제 주입이 좋고 굵을수록 수술이 좋다. 경화제를 주입하여 굵은 하지정맥류까지 치료하려는 의사도 있지만 실패율이 높다.

한편 궤양이 발생한 하지정맥류에는 수술 외에 효과적인 대안이 없다. 궤양이 발생하면 표재 정맥에만 문제가 있는 것이 아니고 심부 정맥에도 문제가 있는 경우가 대부분이기 때문이다. 정맥성 궤양은 수술을 하더라도 재발률이 높으므로 수술 후에 압박 스타킹 사용을 비롯한 보존적 요법을 쓰는 것이 좋다.

최근에는 수술 흉터를 남기지 않기 위해 고주파나 레이저로 정맥 안을 태워서 막는 치료법이 개발되어 많이 이용하고 있다. 이 치료법은 시술 후 몇 년 동안 수술과 비슷한 정도로 효과가 있고 환자의 심리적 부담을 덜어 주는 장점이 있다. 또 다른 장점은 사타구니 부위의 절개가 없어 통증이 조금 적다는 것이다. 하지만 장기적으로 재발률이 수술보다 좀 더 높고, 의료보험도 안 돼 비용이 많이 든다.

하지정맥류는 치료한 후에도 복재정맥이나 교통 정맥에 다시 역류가 일어날 수 있고, 정맥 벽의 변성이 진행되어 전혀 새로운 부위에 하지정맥류가 재발할 수도 있다. 특히 복재정맥을 제거하지 않고 결찰만 하는 경우에는 재발률이 더 높다.

아울러 하지정맥류의 일종인 모세혈관확장증(telangiectases)과 망상정맥류(reticular vein)도 주목할 필요가 있다. 이것은 지름 1~3밀리미터 굵기의 가는 혈관들이 불꽃처럼 한곳에 집중적으로 또는 그물망처럼 나타나는 증상으로, 여성의 허벅지나 종아리에 많이 발생한다. 간이 좋지 않은 경우에 얼굴이나 가슴에도 흔히 발생한다. 불편하지는 않지만 외관상 흉하여 대개 치료를 받는데, 늘어진 혈관 안으로 경화제를 주사하고 압박 스타킹을 착용하여 혈관을 수축하는 방법을 주로 사용한다.

소중한 복재정맥

우리나라에서는 혈관 질환이 급속도로 증가하고 있는데, 정맥 질환보다는 동맥 질환의 증가율이 더 높다. 그중 관상동맥 혈전증으로 허혈성 심장 질환이 발생하면 대개 약물 치료나 중재시술을 우선 실시하고, 그래도 개선되지 않으면 관상동맥 우회로 수술을 시도한다. 관상동맥 우회로 수술에서는 주로 환자의 내유동맥과 내장동맥을

1부. 환자가 궁금해하는 수술의 상식

이식하지만, 재수술인 경우에는 하지정맥류가 잘 발생하는 복재정맥을 사용할 수도 있다.

만약 하지정맥류 때문에 복재정맥을 제거하면 관상동맥 우회로 수술에 이용할 혈관을 잃게 된다. 자가 혈관은 그 어떤 고가의 인공 혈관보다 관상동맥 우회로 수술용 혈관에 좋다. 드물기는 하지만, 하지정맥류로 인해 늘어난 복재정맥의 상태를 봐서 우회로 수술에 이용하는 경우도 있다. 따라서 동맥경화증이나 허혈성 심장 질환을 앓고 있는 환자가 관상동맥 우회로 수술에서 자신의 온전한 복재정맥을 쓸 수 있는 것은 커다란 행운이다.

앞서 언급한 것처럼 하지정맥류의 진행을 막고 수술을 피할 수 있는 대체 치료법은 압박 스타킹을 신는 것이다. 무엇보다 운동은 하지정맥류의 발생을 막는 데 크게 도움이 된다. 초기 하지정맥류는 대부분 수술이 필요없다. 피부 변화나 뚜렷한 증상이 없어서 감추고 다닐 정도로 눈에 띄지 않는다. 또한 하지정맥류를 앓는 환자는 소파에 앉지 말고 마루나 방바닥에 다리를 뻗고 편안히 앉는 것이 좋다. 굳이 소파에 앉으려면 리클라이너 소파(recliner sofa), 즉 다리 받침대가 달린 소파를 이용하는 것이 좋다. 예방이 언제나 가장 좋은 치료법이다.

5장

뇌혈관, 막혔는가 터졌는가?

case 사십대 후반인 Y 교수는 학교 보직뿐 아니라 병원 격무에 시달리다 보니 운동할 시간이 별로 없었다. 전에는 가끔이라도 집 근처의 헬스 클럽에 다녔는데, 이사하고 나서는 그마저 여의치 않아 운동을 거의 하지 못했다.

해가 바뀌자 병원 인근 학교에 체육관이 건립되면서 병원 내 배드민턴 동호회가 조직되었다. Y 교수도 배드민턴 동호회에 가입하여 배드민턴을 배웠다. 배드민턴은 비교적 단시간에 운동을 많이 할 수 있는 격렬한 스포츠다. 매주 수요일 저녁에 두 시간 정도 회원들과 배드민턴을 즐기던 그는 어느 여름날 시합 도중에 그만 현기증이 나 체육관 마룻바닥에 쓰러졌다.

병원이 가까웠으므로 이내 응급실로 실려가서 MRI 검사를 받았다. 뇌신경 손상은 없었으나 후대뇌동맥의 한 부분이 잘록하게 좁아져 있었다. 응급실 신경과 당직 의사는 뇌혈관 질환을 전문으로 보는 교수에게 보고하여 곧바로 Y 교수를 입원시키고 안정을 취하게 했다.

신경과 전문의, 신경외과 전문의, 중재시술 영상의학과 전문의가 모여 회의를 했다. 어떤 치료 방법을 선택할 것인가? 지속적으로 약물 치료를 할 것인가, 아니면 혈관 안으로 카테터를 넣어 잘록한 부위를 넓힐 것인가? 심장의 관상동맥과 달리 뇌혈관의 바깥 조직은 두부처럼 연약해서 뇌혈관이 터지기 쉽다. 뇌혈관이 터지면 매우 곤란한 상황에 빠질 수 있으므로 그들은 안전한 방법을 선택했다. 혈전 용해제를 투여한 후, 혈전 형성을 막는 항혈소판제(혈전 방지제)를 지속적으로 투여하기로 했다. 만약 뇌혈관이 더 좁아지면 그때 가서 혈관을 확장하는 시술을 하기로 했다. Y 교수는 매일 아스피린을 한 알씩 복용하면서 정상 생활로 돌아왔다.

case 어느 날 오후 외래 진료를 시작하려는데 친구로부터 전화가 왔다. 친구의 아버지가 화장실에서 갑자기 쓰러져 이 병원으로 실려 갔다고 했다. 나는 하던 일을 제쳐두고 응급실로 내려갔다. 사이렌 소리가 멈추고 구급차에서 응급실로 환자를 옮기고 있었다.

간이침대 위에 누운 친구의 아버지는 의식을 잃은 채 숨을 몰아쉬고 있었다. 동공을 살펴보니 약간 커져 있고 불빛에 대한 반사(대광반사)가 있었다. 급히 CT 검사를 해보니 뇌출혈이 상당히 넓은 부위에서 확인되었다. 신경외과 2년차인 당직 전공의에게 물어

보니 뇌에 부종이 있고 이미 뇌가 많이 손상되었다고 했다. 어떻게 해야겠느냐고 묻자 이 정도면 수술해도 거의 회복할 수 없다고 했다.

신경외과 전임의와 과장에게도 보고가 되었다. 조금 후 만난 전임의의 의견도 2년차 전공의와 같았다. 수술을 하나 안 하나 결과가 같을 것이고 회복을 기대할 수 없다고 했다. 그러나 뇌혈관 질환, 특히 뇌동맥류 수술의 대가로 알려진 신경외과 과장은 수술에 큰 기대를 걸기는 어렵지만 그래도 수술하면 회복할 가능성이 조금은 있다고 말해 수술하기로 결정했다. 그날 밤 수술이 진행되었고 터진 뇌동맥류에 대한 처치도 잘되었다. 그러나 친구의 아버지는 수술 후 중환자실에서 회복할 기미 없이 누워 있다가 사흘 만에 숨을 거두었다.

뇌졸중, 가장 무서운 사망 원인

중풍(中風) 혹은 풍(風)이라고 하는 뇌졸중(腦卒中, stroke)[16]은 미국을 비롯한 여러 나라의 역학 조사에서 두세 번째 사망 원인에 올라 있다. 우리나라 통계청의 자료에 따르면, 뇌졸중은 암에 이어 두 번째 사망 원인이다. 단일 질환으로서는 우리나라에서 가장 높은 비중을 차지하는 사망 원인이다.[17] 뇌졸중은 크게 두 종류로 나뉜다.

첫 번째 뇌졸중은 앞의 첫 번째 예처럼 혈관이 좁아져 뇌 조직에 혈액이 부족하게 공급돼서 일어나는 허혈성 뇌졸중이다. 뇌 조직에 혈액이 부족하면 산소가 모자라 뇌세포의 기능이 떨어진다. 현기증이 일어나고, 심하면 뇌세포가 죽는다. 혈관 협착은 경동맥(목을 거쳐 머리에 혈액을 공급하는 동맥)에도 일어날 수 있다. 경동맥이 협착하면 좁은 혈관을 잘라내고 혈관을 넓혀주는 경동맥 내막 절제 수술을 한다. 얼마 전 CNN의 토크쇼 사회자 래리 킹(Larry King)도 이 수술을 받고 무사히 회복했다.

허혈성 뇌졸중은 1967년 컬럼비아 의과대학의 신경외과의사 제임스 로런스 풀(James Lawrence Pool)이 최초로 성공한 뇌혈관 문합 수술[18] 덕분에 발생률이 현저히 감소해왔다. 뇌혈관 문합 수술은 두개안과 밖의 혈관을 연결해 뇌로 가는 혈액량을 증가함으로써 뇌졸중을 예방하고 뇌경색 증상도 개선하는 수술이다. 지금도 뇌혈관 문합 수술과 경동맥 내막 절제 수술은 경우에 따라 적절히 이용되고 있다. 최근에는 심혈관 질환 치료용 풍선 카테터와 스텐트가 개발되어 외과적 수술 대신 중재시술을 할 수 있게 되었다. 스텐트는 좁아지거나 막힌 혈관, 담관, 위장관 등을 수술 없이 치료하기 위해 삽입하는 탄력 있는 원통형 금속 망이다. 중재시술인 경동맥 풍선 확장술(ballon dilation)은 1980년대에 시작되었으나 색전증으로 인한 뇌졸중과 급성 혈관 폐색 같은 합병증 때문에 중단되었다.

1990년대 초부터는 풍선 혈관 성형술(ballon angioplasty)을 실시하여 경동맥 재협착, 급성 폐색, 색전증으로 인한 뇌졸중을 예방했다. 이 시술은 초기에는 위험한 합병증 때문에 널리 보급되기 어려웠으나 점차 좋은 스텐트가 개발되고 시술자의 기술도 좋아져 지금은 많은 의료 기관에서 실시하고 있다. 뇌혈관에 수술이나 중재시술을 받은 후에는 심장 혈관 수술을 받았을 때처럼 아스피린 같은 항혈소판제를 장기간 복용해야 한다.

두 번째 뇌졸중은 앞의 두 번째 예처럼 약한 혈관 벽이 터져 뇌세포가 손상되는 출혈성 뇌졸중이다. 이때는 뇌 조직 내부에 혈종(血腫)이 생겨 주위의 뇌 조직을 압박하기 때문에 심한 두통과 구토 증상이 나타난다. 가슴이나 배 안에는 흘러나온 피가 고일 공간이 있지만 두개골 내에는 흘러나온 피가 고일 여유 공간이 없다. 따라서 뇌 조직을 압박하게 된다.

성인 중 약 2퍼센트는 두개골 내에 뇌동맥류가 있다. 뇌동맥류는 뇌동맥 일부에 결손이 생겨 돌출한 구조이다. 뇌동맥류가 파열해 급성 지주막하 출혈(뇌출혈)이 발생하면 뇌신경 마비와 종괴(腫塊) 형성 같은 증상이 나타날 수 있다. 과거에는 뇌동맥류가 파열하기 전에 특수 클립으로 잡아매는 예방적 치료를 했다. 이 수술을 하려면 두개골에 구멍을 내서 뇌 실질 속에 있는 꽈리 모양의 혈관을 찾아 들어가야 했다. 당연히 뇌 조직이 손상을 입게 되고 클립 사용 부주의로 혈관이 터질 수도 있었다.

일반적으로 뇌동맥류 파열로 뇌출혈이 생겨서 응급실에 실려 오면 이미 출혈이 멎은 상태이다. 대부분 더 이상의 출혈은 없다. 이 상태에서 실시하는 수술은 손상된 뇌신경 조직의 회복이 아니라 재출혈의 방지가 주 목적이다. 클립을 이용하는 수술은 전신마취를 해야 하고 뇌동맥류의 발생 부위와 환자의 상태에 따라 수술이 어려울 수 있어 요즘에는 대체 치료법이 부상하고 있다. 즉 두개골을 여는 수술을 하지 않아도 되고 위험이 적으면서 치료 효과가 좋은 중재시술이 비약적으로 발전하고 있다. 중재시술에서는 머리 속 깊은 곳의 뇌혈관까지 접근할 수 있는 미세한 카테터를 이용한다. 이것 덕분에 뇌혈관을 촬영, 치료할 수 있게 되었다. 뇌혈관 중재시술의 기본 원리는 분리형 코일을 꽈리 모양의 뇌혈관에 삽입하여 뇌동맥류로 들어가는 혈류를 차단하는 것이다.

머리 속을 훤히 들여다본다

뇌졸중은 1980년대 이후 거의 CT를 통해 진단해왔다. 하지만 CT로는 뇌혈관 구조를 잘 알 수가 없었다. 위험하더라도 경동맥에 주삿바늘을 넣어 뇌혈관 촬영을 해야만 혈관 구조를 정확하게 파악할 수 있었다. 1980년대 초 의과대학 시절에 나도 실습 나가서 뇌동맥 촬영을 여러 번 견학했다. 경동맥에 굵은 주삿바늘을 찔러 카테터를 꽂을 때 동맥 혈압 때문에 피가 튀던 섬뜩한 장면은 지금도 눈에 선하다. 신경외과 전공의는 그 촬영을 거의 날마다 했다.

하지만 이런 살벌한 풍경은 오래지 않아 사라졌다. 1990년대에 MRI 기기의 보급으로 뇌혈관 질환 진단에 일대 변혁이 일어났다. MRI는 뇌출혈이나 뇌경색을 진단할 수 있을뿐더러 뇌동맥에 조영제를 주입하지 않아도 혈관 구조를 상세히 파악할 수 있다. 혈관을 확장하는 기술도 바뀌었다. 가는 스텐트를 경동맥에 넣었는데, 이제는 가는 카테터를 대퇴동맥에 넣는다.

MRI는 뇌동맥류를 조기 진단하는 데에 매우 중요한 역할을 한다. 일반 건강 검진에서는 뇌동맥류를 발견하기 어렵지만, MRI 촬영을 하면 뇌동맥류를 파열 전에 미리 발견할 수 있다. 다만 비용이 만만치 않은 것이 큰 흠이다. 최근에는 관류 강조 영상을 얻을 수 있는 '관류 CT'도 등장하여 뇌혈관 질환의 조기 진단에 중요한 역할을 하고 있다.[19]

가래로 막을 것을 호미로 막는 지혜

놀랍게도 요즘은 건강에 관심이 많은 농촌 할머니들도 이러한 조기 진단을 알고 검진을 준비한다. 일부 농촌 할머니들은 뇌동맥류를 포함한 뇌혈관 질환 검진을 받기 위해 계를 조직하기도 한다. 반면에 병원 직원들에게는 건강 검진으로 뇌 MRI 촬영을 한다는 이야기가 익숙하지 않다. 특히 의사들은 대개 자신의 건강에 가장 소홀하다 보니 이 이야기가 더욱 생소하다. 등잔 밑이 어두운 법이다.

그러고 보면 건강 관리 면에서는 계를 조직하여 비싼 진료비를 상부상조하는 농촌 할머니들이 훨씬 현명하다. 우리나라에서는 뇌혈관 질환이 단일 질환으로는 사망 원인 1위이니, 장차 뇌 MRI 촬영은 위 내시경만큼이나 일반적으로 시행되어야 할 검사 중 하나다. 그러려면 먼저 검사 비용을 낮추어야 한다.

조기 진단에는 운동도 중요한 역할을 한다. 누구나 알듯이 적절히 운동을 하면 혈류가 개선되고 근육이 강해지며 뼈도 튼튼해진다. 첫 번째 사례의 Y 교수처럼 뇌혈관이 좁아진 경우에 심한 운동을 하면 심장이나 다리로 가는 혈액이 늘어나므로 뇌로 가는 혈액

1부. 환자가 궁금해하는 수술의 상식

이 부족해진다. 그래서 Y 교수는 산소 부족으로 신경 증상이 나타나 병원을 찾은 것이다. Y 교수는 운동 덕분에 허혈성 뇌졸중을 미리 발견할 수 있었다.

6장

심장 혈관, 좁아졌는가 막혔는가?

case   인근 대학의 S 교수는 교내 체육대회에서 피구 경기를 했다. 코트 안에서 공을 요리조리 피하며 열심히 뛰어다녔다. 그런데 경기 도중 가슴이 찢어지는 듯한 통증을 느꼈다. 너무 아파서 더 이상 공을 피할 수 없었다. 일부러 공에 맞은 후 밖으로 나와 앉아 쉬었다. 조금 쉬고 나니 통증이 가셨다. 다음 날 병원에 가봐야겠다고 생각하고는 내게 전화를 했다. 그는 평소에도 등산을 하면 가슴이 한 번씩 아팠다고 했다. 나는 그에게 지체하지 말고 순환기 내과에서 진료를 받도록 주선했다.

심장내과 K 교수는 먼저 트레드밀(러닝머신) 검사를 실시했다. 트레드밀 위에서 뛰면서 심전도 검사를 받으면 심장의 상태를 파형을 통해 잘 알 수 있다. S 교수의 트레드밀 검사에서 심근경색증 소견이 나왔다. 혈액 검사에서도 심근경색증을 의미하는 효소와 단백질의 수치가 높게 나왔다. 급성 심근경색증이 거의 틀림없었다.

K 교수는 적절한 치료를 하기 전에 우선 악화하지 않도록 혈관 확장제(니트로글리세린)와 항혈소판제를 처방하고 곧바로 S 교수에게 입원을 권했다. 학교뿐 아니라 여러 분야에서 활발히 활동해온 S 교수는 당황한 기색이 역력했다. 어쩔 수 없이 그는 강의와 모든 일정을 취소하고 입원 수속을 밟았다.

입원 후, 심장 근육으로 혈액이 잘 공급되는지 알아보는 핵의학 동위원소 검사(SPECT)를 받았다. 이 검사 결과에서도 좌심실 쪽으로 공급되는 혈액이 현저히 감소해 있었다. 다음 날은 심장 관상동맥 촬영을 했다. 관상동맥 중에는 좌심실의 관상동맥이 가장 중요하다. 좌심실은 펌프처럼 혈액을 대동맥으로 분출하여 전신에 혈액을 순환시키는 역할을 한다. 좌심실로 향하는 관상동맥은 두 가닥으로 갈라지는데 S 교수는 그 길목이 심하게 좁아져 있었다.

K 교수는 가는 관을 혈관 속에 넣어 풍선처럼 부풀리는 심장 카테터법(cardiac catheterization, 심도자)을 시도했으나 여의치 않아 혈관을 확장하는 스텐트를 삽입하기로 했다. 기존의 금속 스텐트는 시간이 지나면 혈액이 응고하고 이물질이 끼어 혈관이 다시 좁아지는 문제가 있었다. 그래서 10년이 지나도 혈관 협착이 생기지 않는 최신 고급 스텐트를 사용하기로 했다. 몇 년 전만 해도 고급 스텐트는 의료보험이 적용되지 않아 스텐트 값이 병원비의 절반 이상을 차지하기도 했다. S 교수는 다행히 예전처럼 비싼 비용을

지불하지 않고도 고급 스텐트 시술을 받은 후 3일 만에 퇴원했다.

S 교수는 학교에서나 교회에서 의롭고 비판을 서슴지 않는 사람으로 알려져왔다. 그런데 그는 수술 후에 많이 달라졌다. 감정 표현을 자제하고 근처 야산에 등산을 다니며 지방을 적게 섭취하려고 노력한다. 이제 그는 스트레스가 교감신경을 흥분시켜 동맥경화와 고혈압을 일으킬 수 있다는 사실을 명심하면서 하루하루를 열심히 살아가고 있다.

심근경색증인가 협심증인가

허혈성 심장 질환은 심장 근육에 혈액을 공급하는 관(冠) 모양의 혈관인 관상동맥이 좁아지거나 막혀서 심장 근육에 산소가 결핍되었을 때 발생하는 병이다. 관상동맥이 좁아져 심장 근육에 혈액이 부족하게 공급되면 협심증이 나타나고, 혈전 때문에 관상동맥이 완전히 막혀 심장 근육의 일부 또는 전체가 괴사하면 심근경색증이 나타난다. 앞의 예처럼 심근경색증의 절반 정도는 특별한 요인 없이 휴식이나 수면 중에 발생하며 과격한 운동, 감정적 스트레스, 생활의 변화 또는 외과적 질환이 요인이 될 수도 있다.[20] 심근경색증은 하루 중 언제든 발생할 수 있지만 아침에 일어난 후 몇 시간 안에 잘 발생한다. 이것은 아침에 교감신경이 항진되어 혈전이 생길 가능성이 높기 때문이다.

심근경색증의 대표적인 증상은 심한 가슴 통증이다. 환자들 대부분은 자신이 일생 동안 경험한 그 어떤 통증보다도 심하다고 이야기

1부. 환자가 궁금해하는 수술의 상식

한다. 가슴이 찢어질 듯 아프다고들 하는데, 이 통증의 특징은 가슴 깊은 곳에서 엄습해오는 강한 압박감, 쥐어짜거나 조이는 느낌이다. 찔린 듯하거나 갈라지는 느낌이 드는 경우도 간혹 있다. 심근경색증의 통증 양상은 협심증과 비슷하지만 강도가 훨씬 높고 30분 이상 지속된다.

주된 통증 부위는 흉골(가슴뼈) 아래쪽이며 간혹 흉골 좌우나 등, 배, 턱, 목으로 뻗치는 통증이 나타나기도 한다. 또 명치 부위에 통증이 오기 때문에 소화기 질환으로 오인되기도 한다. 뿐만 아니라 메스꺼움과 발한을 동반하므로 담석증과 감별해야 한다. 통증은 안정 상태에서도 나타날 수 있는데, 운동할 때 발생하는 가슴 통증은 협심증과 달리 운동을 멈추거나 약을 먹어도 지속된다.

당뇨병 환자와 노인은 무증상 심근경색증이 발생할 가능성이 높다. 하지만 노인에게는 갑작스러운 호흡 곤란과 혈압 저하, 폐부종, 의식 소실, 분별력 약화, 심한 무력감, 부정맥, 말초색전증 등이 나타날 수도 있다. 이런 환자는 극도로 불안해하고 안절부절못하며, 통증을 호소하면서 종종 가슴 가운데 흉골 부위를 주먹으로 두드린다. 또한 교감신경 항진과 좌심실 수축 기능 감소로 식은땀을 많이 흘리고 안색이 창백해지며, 팔다리가 차고 축축하다. 심박출량도 감소하고 맥박도 빨라지며 대체로 혈압이 상승한다. 심근경색증 발생 후 이틀이 지나면 신체 조직이 괴사해 체온이 상승한다. 이러한 증세로 종합병원 응급실이나 외래 진료실에 오는 환자는 심전도 검사, 혈액 검사, 심초음파 검사, 핵의학 검사 등으로 어렵지 않게 심근경색증 여부를 확인할 수 있다.

한국인의 사망 원인 3위

불행하게도 사십대 중반에 의과대학 동기 둘이 잠을 자다가 한 달 간격으로 유명을 달리했다. 건장한 내과의사 S는 텔레비전을 보다가 잠이 들었는데 그대로 영면하고 말았다. 다른 한 친구도 비슷했다. 임상병리학 교수 J는 평소 담배를 즐겨 피웠고 운동을 별로 하지 않았다. 가끔 술을 즐기기도 했다. 그의 연구실에 들를 때마다 역한 담배 냄새 때문에 오래 머물 수 없었다. 이따금 그는 흡연 중에 가슴이 저려서 심장 검사를 받아볼 생각을 했다. 하지만 산더미처럼 밀려오는 일 때문에 차일피일 미루다가 어느 날 밤 조용히 세상을 떠났다.

case 사십대 초반의 마취통증의학과 개원의인 L 원장은 여느 해 가을처럼 시(市) 의사회 체육대회에 참가했다. 그는 오전에 축구와 배구 등 각 병원·구별 시합을 하는 동안 종종 숨을 고르며 가슴을 쓸었다. 행사 막바지에 줄다리기에도 참가한 그는 불리한 자기 팀의 상황을 의식하며 있는 힘껏 줄을 당겼다. 그런데 가슴이 너무 아팠다. 줄다리기 후 바로 동료들에게 너무 힘들어 잠시 쉬겠다고 하고선 벤치에 누웠다. 30여 분이 지나고 체육대회가 끝날 무렵 한 동료가 그를 깨우러 갔다.

동료는 깜짝 놀랐다. L 원장의 입술이 새파랗게 변해 있었다.

1부. 환자가 궁금해하는 수술의 상식

동료가 그를 흔들어 깨웠으나 그는 눈을 뜨지 않았다. 곧 인공호흡과 심장 마사지를 받으며 구급차에 실려 대학병원 응급실로 옮겨졌다. 하지만 심장은 이미 멎었고 시간도 많이 지났다. 심장이 멎은 후 5분이 지나면 정상으로 돌아오기 어렵다. 심장내과, 흉부외과를 포함한 모든 과의 전문의들이 다 모인 운동장의 한구석 벤치에 누워 쓸쓸히 생을 마감한 그에게 의술이란 무엇인가. 절친한 동료 의사들에게 고급 의술, 아니 기본적인 응급처치 한번 제대로 받아보지 못하고 그는 아까운 나이에 세상을 떠났다. 그의 부인은 한창 가정과 삶의 즐거움을 꽃피울 시기에 떠난 남편의 주검 앞에서 실신하고 말았다.

이처럼 성인의 경우에 가장 빈번한 급사 원인은 심장 질환, 그중에서도 관상동맥이 막혀 일어나는 심근경색증이다. 심근경색증을 유발하는 관상동맥 혈전증의 첫 번째 원인은 흡연이고, 두 번째 원인은 지방 과다 섭취로 인한 고(高)콜레스테롤 혈증이다. 고콜레스테롤 혈증은 마음먹기에 따라 어느 정도 피할 수 있을 것 같지만, 금연만큼이나 말처럼 쉽지 않은 듯하다. 세 번째 원인으로 당뇨를 들 수 있고 기타 원인으로는 관상동맥 질환의 가족력, 운동 부족, 폐경 등이 있다. 이 위험 요인들이 복합적이고 지속적일수록 심근경색증 발생 위험은 높아진다.

2004년 통계청의 보고에 따르면 암과 뇌혈관 질환에 이어 허혈성 심장 질환이 우리나라 국민의 사망 원인 3위를 차지했다. 건강보험심사평가원에서 발표한 자료에 따르면 2003년에 허혈성 심장 질환으로 진료를 받은 환자는 약 50만 명으로 2001년에 비해 15퍼센트 늘었는데(2017년 145만 8000명), 그중 심근경색증으로 진단받은 환자는 6만여 명으로 17퍼센트 증가했다.

그리고 급성 심근경색증으로 종합병원 응급실에 도착하는 데 걸린 시간은 무려 평균 3시간이었다.[21] 급성 심근경색증 환자가 생겼을 때 일반인이 병원 밖에서 취할 수 있는 조치는 아무것도 없다. 의사라도 병원이 아니면 손을 쓸 수가 없다. 병원으로 이송하는 데 걸린 시간도 문제지만 응급실에 늘 환자가 너무 많은 것 자체가 더 큰 문제다. 우리나라 응급실에서는 분초를 다투는 응급 환자가 일반 환자와 뒤섞여 있다. 그래서 응급 조치를 신속히 받지 못해 사망하는 경우가 드물지 않다.

우선 약물로 녹여본다

관상동맥이 좁아지면 어떤 방법으로든 빨리 넓혀야 한다. 하지만 심장 진료에 사용되는 의료 기기는 매우 비쌀뿐더러 약물도 대부분 장기 복용으로 처방된다. 이웃 나라 일본처럼 우리나라도 이제 고령화 사회로 본격 진입하면서 심장 질환 환자가 늘어났고, 그리하여 의료비 지출도 가파른 상승세를 타고 있다. 다국적 기업들은 심장 질환용 의료 기기를 먼저 개발하려고 치열한 경쟁을 벌이고 있다.

관상동맥 협착증의 수술 원리는 간단하다. 관상동맥은 심장과 대동맥이 만나는 부위에서 갈라진다. 관상동맥이 굳어서 혈관 벽이 두

1부. 환자가 궁금해하는 수술의 상식

꺼워지고 혈액 통로가 좁아지면 심장 근육에 혈액을 원활하게 공급하지 못한다. 그러면 당연히 좁아진 혈관을 넓히거나 새로운 혈관으로 교체해야 한다.

그렇지만 관상동맥 협착증도 다른 질병처럼 약물 치료를 먼저 해본다. 혈관 성형 수술을 하든 자가 정맥을 이용한 관상동맥 우회로 수술을 하든 수술 후까지 꾸준히 해야 하는 것이 약물 치료다. 급성으로 막힌 경우 혈관 확장제와 더불어 혈전 용해제(헤파린, 유로키나제 등)를 우선 투여해야 한다.

장기적으로는 항혈소판제를 복용해야 하는데 대표적인 약물은 소량의 아스피린이다. 아스피린은 진통해열제로 사용할 때 500~600밀리그램을 복용해야 하지만 항혈소판제로 사용할 때는 100밀리그램가량 복용하면 된다. 급성 심근경색증 환자에게는 초기에 아스피린만 투여해도 35일 사망률을 23퍼센트나 줄일 수 있다. 중재시술을 위해 스텐트를 삽입한 후에는 혈전 형성을 막기 위해 반드시 아스피린을 장기간 복용해야 한다.

> **case** 뛰어난 외과의사인 은사의 어머니가 몸에 남은 마지막 에너지까지 사용하고 96세에 세상을 떠났다. 조문을 갔을 때 그분은 어머니가 오래 사실 수 있었던 비밀을 털어놓았다. 그분은 《타임》에서 아스피린이 혈전 방지와 항암에 효능이 있다는 특집 기사를 읽은 후 의학 잡지들을 검색하여 많은 관련 기사를 읽었다. 그리고 나서 매일 적은 양(100밀리그램)의 아스피린을 지속적

으로 복용하면 오래 사는 데 좋은 효과가 있으리라 믿게 되었다. 효성이 지극한 그분은 어머니가 예순이 넘은 후부터 매일 출근 전에 아스피린을 한 알씩 드렸다. 그분은 과장해서 말하면 어머니가 돌아가시기 전까지 아스피린을 한 트럭은 복용했다고 했다.

막힌 관을 뚫거나 교체하거나

약물 치료가 별 효과가 없을 경우 경피적 관상동맥 중재시술을 하는데, 근래에 시술 건수가 빠르게 늘고 있다. 경피적 관상동맥 중재시술은 사타구니 근처의 대퇴동맥에 긴 카테터를 삽입하고 조영제를 투입하여 좁아진 곳을 확인하면서 카테터 끝에 달린 풍선을 부풀려 좁아진 곳을 넓히는 시술이다. 이것은 1976년 스위스 취리히 대학교 영상의학과 전문의 안드레아스 그룬치히(Andreas Roland Gruntzig)가 처음 시술했다.

이 시술은 전 세계에 빠르게 전파되어 관련 의료 기기와 기술의 향상을 가져왔고, 가슴을 열어야 하는 개흉 심장 수술을 대체했다. 과거에는 금속 스텐트가 오래되면 혈전이 달라붙는 단점이 있었지만 이제는 면역 억제제로 표면 처리를 하여 혈전이 거의 생기지 않는 뛰어난 제품이 개발되었다.[22]

만약 약이나 중재시술로도 치료하기 어렵거나 합병증이 생기면 관상동맥 우회로 수술을 해야 한다. 정밀하게 진단하고 혈관 수술을 정교하게 해야 하는 관상동맥 우회로 수술은 첨단 의료 기기와 고도로 훈련된 의료진이 어우러진 현대 의술의 최고봉이라 할 수 있다.

　　　　　　　　　　　　　1부. 환자가 궁금해하는 수술의 상식

이 수술은 관상동맥 질환을 근본적으로 치료하기 위한 것으로서, 자가 정맥을 이식하여 대동맥과 손상된 관상동맥의 원위부에 연결한다. 그러면 혈액이 기존의 관상동맥을 지나지 않고 새로 연결된 우회로로 흐르게 된다.

최근에 스텐트를 이용하는 중재시술로 대체되는 경우도 있지만 이 수술을 해야 하는 몇 가지 병증이 있다. 우선 내과 치료가 효과 없거나 불가능할 때 외과 수술을 시행한다. 다음으로 심실중격 파열, 유두근 파열에 의한 판막 폐쇄 부전증, 심실 파열 및 심실 확장 같은 심근경색증 합병증이 생겨도 응급으로 수술해야 한다.

관상동맥 우회로 수술에서 이식용 혈관으로는 굵기가 비슷한 내유동맥(internal mammary artery)을 가장 많이 사용한다. 그 외에 상완동맥과 위장동맥 등도 사용된다. 정맥 중에서 가장 많이 사용되어온 혈관은 다리의 표재성 정맥인 복재정맥이다. 복재정맥은 관상동맥과 굵기가 비슷하고 떼어내도 다리의 혈류에 지장을 주지 않으므로 쉽게 이식할 수 있다. 인공 혈관은 수명이 한계가 있어 심장외과 전문의들이 사용을 꺼린다.

이 수술을 하려면 수술 중에 심장과 폐의 기능을 정지시켜야 하므로 인공심폐기를 이용하여 혈액을 체외 순환시킨다. 다리에서 미리 떼어낸 복재정맥을 막힌 관상동맥과 치환하는 수술은 되도록 빨리 정확하고 정밀하게 해야 한다. 연결 부위가 좁아지거나 이식한 혈관 안에 혈전이 생겨 혈류를 방해해서는 안 되기 때문이다.

요즘에는 심장이 박동하는 상태에서 수술하기도 한다. 이럴 경우 심장이 정지된 상태보다 수술하기는 어렵지만 수술 후 사망률과 합병증이 줄고 환자가 빨리 회복한다. 그래서 이 수술은 점점 늘고 있다. 관상동맥 우회로 수술의 사망률은 병원마다 차이가 있으나 응급이 아닌 경우 대개 1.5~3퍼센트이고 응급 수술인 경우에는 두세 배 수준이다.[23]

심근경색증 치료를 받은 후에는 재발 방지를 위해 담배를 끊고 체중을 줄이며 가급적 채식을 해야 한다. 고혈압이 있는 사람은 혈압 강하제와 고지혈증 치료제를 지속적으로 복용해야 하고, 당뇨병이 있다면 그것을 다스리는 데 신경 써야 한다.

1부. 환자가 궁금해하는 수술의 상식

7장

치질, 최선의 치료법은 무엇인가?

case 전방의 이동외과병원에서 근무할 때의 일이다. 보병대대장 K 중령은 4박 5일간 동계야전훈련을 하면서 텐트 안에서 숙식을 하느라 차가운 환경에 장시간 노출될 수밖에 없었다. 게다가 훈련 마지막 날 병사 중 한 명이 매복 훈련을 하다가 언덕에서 떨어져 갈비뼈가 부러지는 중상을 입는 사고까지 발생해 책임자로서 스트레스가 여간 크지 않았다.

  K 중령은 평소에 피곤하거나 잠이 부족하면 치질이 재발하곤 했는데, 이번에는 피까지 조금씩 나와 속옷을 적셨다. 통증도 전보다 훨씬 심했다. 그래서 훈련을 마치고 병사들을 부대로 복귀시킨 후 의무실을 찾았다. 나는 어기적어기적 걸어 들어와 바지를 내린 K 중령의 항문을 살펴보았다. 4도 치핵이었다. 항문 안의 점막이 밖으로 뒤집어져 나오고 부종도 있었다. 손으로 치핵을 밀어넣어

도 들어가지 않았다. 부분부분 혈전도 보였다.

이런 수준이면 정상적으로 걸을 수 없고 똑바로 서기도 힘들다. 걷더라도 치핵이 눌리지 않도록 무릎을 굽히고 엉덩이를 뒤로 내민 채 어기적거리게 된다. 나는 바로 수술하자고 했다. K 중령은 대위인 군의관이 수술할 수 있겠냐는 듯한 표정을 짓더니 내 설명을 듣고 나서 수술하더라도 다음 날 하자고 했다. 내게 수술받아도 될지 나름대로 가늠해보겠다는 뜻이었다.

하지만 강원도 오지에 그럴듯한 민간 병원도 없었고 부하 수백 명을 거느린 지휘관이 수술받기 위해 며칠간 부대를 떠나 대도시의 통합병원으로 떠나는 것도 부담스러운 일이었다. 그날 저녁 사단 의무참모가 내게 전화를 했다. K 중령이 내일 내게 수술받기로 했으니 잘하라고 했다.

이십대 초반의 병사에게 외과 수술이 필요한 주요 질환 세 가지는 급성 충수염, 치핵, 탈장이다. 나는 매주 병사들의 치질 수술을 해왔을뿐더러 4도 치핵은 오히려 수술이 쉽기 때문에 큰 부담이 없었다. 척추 마취 후 많이 튀어나온 세 곳을 절제하고 나니 원주형으로 튀어나왔던 항문이 제 모습을 되찾았다. K 중령은 하루 동안 입원하고 나서 부대로 복귀했다. 그리고 일주일 후 의무실에 환한 얼굴로 찾아왔다. "강 대위, 수고했어요. 얼마나 아팠는지 말야! 수술하고 나니 이렇게 안 아프고 깨끗하네. 고마워요. 부대에서 가을에 조롱박과 채소를 수확할 때 한번 초대하지요." 나는 "야전훈련에서 고생하셨겠습니다. 앞으로는 무리하지 마시고 몸

관리 잘하십시오. 재발할 수도 있으니까요."라고 당부했다.

왜 학문외과인가?

언제부터인가 거리에는 '학문외과'라는 간판이 걸리기 시작했다. 그뿐 아니다. 대항외과, 창문외과, 대창외과 등등 뭔가 연상은 되지만 구체적으로 드러내지는 않은 간판들도 등장하여 행인들의 고개를 갸웃거리게 하고 있다. 이 간판들은 모두 항문외과(肛門外科)를 의미한다. 그렇다면 다들 왜 대놓고 '항문외과'라고 하지 않고 비슷하게만 표현할까? '항문'의 비속한 뉘앙스가 병원과 의사의 품위를 떨어뜨리거나 환자에게 거부감을 주기 때문일까? 이유는 간단하다. 의료윤리 규정상 전문과목 외의 전문 진료 영역을 표시할 수 없기 때문이다. 그렇다면 왜 전문 진료 영역을 표시하지 못하게 할까? 그것은 만약 전문 진료 영역 표시를 허용하면 개원가에서 자기 병원 홍보에 열을 올려 의료 질서와 윤리가 무너질 수 있기 때문이다. 또 한편으로는 기성 개원의들이 자신들이 진료할 수 없는 전문 진료 영역을 젊은 개원의들이 내세우는 것을 못마땅하게 여기는 면도 없지 않은 듯하다.

우리나라에서 500인 이상 대규모 사업장을 대상으로 의료보험이 처음 실시된 1977년을 기점으로 외과의사의 형편이 완전히 달라졌다. 의료보험 실시 전에는 다른 과들과 비교가 되지 않을 정도로 좋던 외과의사의 수입이 급격히 줄어든 것이다. 그러다 전국민 의료보험이 시행된 1989년 7월 이후에는 외과의사가 3D 업종으로 추락

하고 말았다. 외과는 위험하고 힘들고 험한 꼴을 많이 보지만 보상은 턱없이 적은 분야가 되었다. 우리나라의 의료보험 제도가 점수제여서, 가벼운 질환일지라도 진료 건수가 많은 분야가 유리하기 때문이다. 당연히 내과나 피부과, 안과, 이비인후과 등의 수입이 좋을 수밖에 없다. 우리나라의 보험 재정은 위험을 안고 중환자의 생명을 구하는 데 드는 외과적 비용보다 감기를 비롯한 가벼운 증상에 대한 진료비와 처방전대로 약만 지어줘도 지불되는 약국 조제비의 비중이 압도적으로 높은 지출 구조를 보이고 있다.

외과의사는 교통사고 환자나 암 같은 중증 질환 환자를 전문으로 치료하는 종합병원에서 수련을 받고 나면 자립할 방도나 갈 곳이 마땅치 않다. 설령 그런 자리에서 일한다 하더라도 상대적으로 대접을 받지 못한다. 이런 환경에서 항문외과는 궁지에 몰린 외과의사에게 하나의 돌파구가 되었다. 항문 질환은 유병률이 대단히 높지만 생명을 위협하는 경우는 거의 없다. 대부분 남에게, 심지어 가족에게조차 말 못할 크고 작은 불편을 유발할 뿐이다. 항문 질환 환자들은 누구나 비용은 둘째 치고 조용히 빨리 낫기를 바란다. 아울러 재발하지 않기를 바란다.

또한 서구화한 식생활로 인한 변비, 운동 부족, 의자에 앉아서 생활하는 시간의 증가, 스트레스, 노화 때문에 유병률과 재발률이 높아지고 있다. 2016년 건강보험 통계에 따르면 치질 수술은 백내장에 이어 우리나라 사람들이 두 번째로 많이 받는 수술이다. 그래서 바야흐로 항문외과가 의료보험 시대에 외과의사가 기대고 살아갈 수 있는 희망으로 떠올랐다. 항문 질환을 전문으로 치료하는 병원이 많아지는 것은 당연한 현상이다.

치핵, 두 발로 걷는 대가?

우리 몸에서 통증을 비롯한 감각을 가장 잘 느끼는 부위는 입술과 항문이다. 입술은 접촉에 민감하고 항문은 통증에 민감하다. 항문 괄약근은 배변 때 이완했다가 배변을 참아야 할 때나 평상시에는 수축한다. 이러한 수축과 이완 기능 중 어느 한쪽이라도 불완전하면 불편을 겪게 된다.

나는 이따끔 항문 기능의 오묘함에 감탄한다. 첫째, 항문은 2중 잠금 장치이다. 항문 괄약근은 마음대로 조절할 수 없는 내괄약근과 조절할 수 있는 외괄약근으로 되어 있다. 소화된 배설물이 직장 말단에 이르러 쌓이다가 항문관 안의 압력이 높아지면 신경이 자극을 받아 배변 욕구를 일으킨다. 그러면 곧 내괄약근이 저절로 열리지만 우리는 외괄약근으로 막으면서 화장실로 달려가 비로소 배변을 하게 된다. 내괄약근이 열린 상태에서 외괄약근이 버틸 수 있는 시간은 대략 3~5분이다. 공중 화장실에서 볼일을 볼 때 누군가 노크를 한다면 5분 안에 자리를 양보하는 것도 타인을 위한 배려라고 할 수 있다.

둘째, 항문은 변과 가스를 구분한다. 항문은 장 안에 차 있는 가스(방귀)가 변과 함께 배출되려 할 때 만약 배변 준비가 되지 않았으면 변은 가두고 가스만 배출시키는 놀라운 묘기를 보인다. 하지만 항문 질환으로 인해 기능에 이상이 올 수도 있고, 배변이 아주 급한 경우에 실수할 수도 있다.

대표적인 항문 질환으로는 치핵, 치루, 치열이 있다. 우선 일반적으로 치질 하면 떠올리는 치핵을 살펴보자. 흔히 말하는 암치질과 수치질은 전문 용어로 내치핵과 외치핵이라 한다. 그렇다면 치핵은 왜 생기는가?

사람들은 대부분 아침에 일어나 밤새 쌓인 변을 비워야 하루를 부담 없이 상쾌하게 보낼 수 있다. 상당수는 일어나자마자 조간신문이나 스마트폰을 들고 화장실에 들어가 한참을 들여다본 후에야 나온다. 배변과 신문 읽기를 오랫동안 병행하면 습관이 되어 상호작용이 일어난다. 대개 신문을 읽다 보면 용쓰지 않아도 자연스레 배변할 수 있다. 그런데 신문을 가져가지 않으면 밀어내기(배변)가 시원스럽지 않거나 실패하는 경우가 있다.

한편 신문 읽기에 열중하다 보면 배변이 끝나도 변기에 계속 앉아 있게 된다. 광고를 제외한 모든 지면의 기사 제목과 내용을 대략 훑어보고 주요 기사 몇 개를 꼼꼼히 읽다 보면 30분 정도 걸린다. 그러다 보면 뜻밖의 걱정거리가 생길 수 있다. 항문 안의 점막이 배변 압력 때문에 아래쪽으로 밀려 나와 불거지면 치핵이 생긴다. 치핵을 구성하는 항문 혈관의 벽 중 약한 곳이 터지면 피가 나기도 한다. 나이가 들면 항문 점막을 지지하는 층이 약해져서 밖으로 돌출되는 부분이 점점 커져 나중에는 잘 들어가지 않는다. 그러면 화장지로 뒤처리를 해도 개운치 않아 비데로 씻어야 깨끗해진다. 과거에는 치핵 때문에 생활이 불편해도 참고 지내는 경우가 많았지만 요즘은 항문외

1부. 환자가 궁금해하는 수술의 상식

과를 찾는 사람이 많아졌다.

치핵의 원인을 설명하기는 쉽지 않다. 직립보행을 하는 인간은 다른 동물이 거의 겪지 않는 세 가지 질환을 앓는다. 치핵, 탈장, 하지 정맥류.[24] 즉 치핵은 두 발로 서 있어서 정맥 내압이 증가하고 조직이나 혈관이 불거져 아래로 처지기 때문에 생긴다고 알려져 있다.[25] 한편 항문 쿠션(anal cushion)[26]은 정상인 상태에서 직장이 좁아져 생긴다는 주장도 있다. 유전적인 요인도 있다. 여성의 경우에는 출산 후에 치질이 생길 수도 있다. 임신 중에 태아 때문에 정맥 혈액이 심장으로 잘 올라가지 못하면 정맥이 늘어나 치핵이 생긴다. 마찬가지 원리로 심장부전이나 간경변증을 앓아도 정맥 압력이 높아져 치핵이 생길 수 있다. 또한 변비가 있으면서 스트레스를 많이 받는 사람도 치핵이 잘 생길 수 있다. 수면 부족도 흔한 요인이다.

나는 초등학교 시절에 교실이 모자라 2부제로 수업을 받은 적이 있다. 3학년 때인가. 1, 2학년이 교실에서 수업하는 오전에는 운동장 땅바닥이나 현관 시멘트 바닥에 책보자기를 깔고 앉아 수업을 받았다. 그때 선생님은 시멘트 바닥에 그냥 앉지 말고 책을 한 권 깔고 앉도록 했다. 선생님은 늘 우리에게 "잘못하면 궁디(엉덩이) 방티(큰 대야) 된다."라고 경고했다. 나중에 알았지만 그것은 치질에 걸릴까 봐 염려한 말이었다. 야외 훈련이 많은 군인들도 찬 곳에 오래 앉거나 보초 서느라 수면이 부족하면 치핵이 쉽게 생길 수 있다.

놀랍게도 50세 이상 미국인 중 절반에게 치핵이 있다고 알려져 있는데, 어떤 이는 40세 이상 성인 중 70퍼센트가 치질을 앓고 있다고 주장한다. 중국에는 "열에 아홉은 치질을 앓는다."라는 옛말도 있다. 치핵은 이렇게 흔한 질환이지만 환자가 병원에서 제대로 치료받기 시작한 것은 그리 오래되지 않았다.

치핵은 변비를 치료하면서 배변 시간을 줄이고 배변 때마다 항문을 따뜻한 물로 깨끗하게 씻은 후 10~15분간 좌욕으로 혈액 순환을 개선하기만 하면 병원 출입을 피할 수도 있다. 하지만 자주 피가 나거나 불거진 치핵이 배변 후 안으로 잘 들어가지 않으면 전문적인 검사를 받아봐야 한다. 으레 치질이 그러려니 하고 지내다가 항문이나 항문 바로 안쪽 직장에서 종양을 발견하는 경우가 종종 있기 때문이다.

수술이 최선책인가?

영국에서는 의료 전달 체계[27]가 사회주의 틀 속에서 행해진다. 의사들은 일정한 구역 내 환자들의 건강을 돌보면서 일차 치료를 하기만 하면 일정한 수입을 얻는다. 여기서는 환자 진료를 많이 하거나 수술을 적극적으로 할 이유가 없다. 이것은 환자 입장에서 나쁘기도 하고 좋기도 하다. 과잉 치료가 드물어서 안심은 되지만 때때로 환자가 수술해달라고 애원해도 의사는 구실만 있다면 수술을 피하려 한다. 이런 환경에서는 수술 대신 다른 방법을 많이 이용한다.

치핵은 배변 때 통증 없이 출혈만 있으면 1도, 배변 때 튀어나왔다가 배변 후 들어가면 2도, 배변 후에 들어가지 않아 손가락으로 밀어 넣어야 하면 3도, 평상시에도 계속 나와 있으면 4도로 구분한다.

경화제 주입법은 치핵 정맥에 경화제를 주입하여 치핵의 점막을 근육층에 고정함으로써 치핵 발생 자체를 막는 방법으로 1~2도 수준의 가벼운 치핵에 실시한다. 대장 항문 질환 치료로 유명한 런던 세인트 마크스 병원에서는 환자 중 75퍼센트를 이렇게 치료한다는 보고가 있다.[28] 합병증으로는 경화제 주입 부위의 괴사 또는 궤양 발생, 화농성 분비물, 출혈, 미열 등이 있다.

고무밴드 결찰술은 경화제 주입법과 더불어 2도 치핵에 주로 실시한다. 직장경(proctoscope)으로 직장 안을 들여다보면서 치핵을 잡아당겨 작은 고무밴드로 묶어버린다. 그렇게 하면 혈액이 흐르지 않아 치핵이 괴사해 떨어져 나간다. 그 후 상처가 아물고 나면 더 이상 점막이 튀어나오지 않는다. 1963년 이 시술을 처음 소개한 캐나다의 배런(J. Barron) 박사는 치질 환자 중 85퍼센트를 고무밴드 결찰술로 치료했다.[29]

고무밴드 결찰술의 우수성에 관한 논문을 읽은 뒤 나는 전방 이동외과병원과 후방 병원에서 군의관으로 근무하면서 고무밴드 결찰술을 계속 실시했다. 그리고 그 방법과 수술로 절제하는 방법을 비교한 결과를 논문으로 정리하여 대한대장항문학회에 발표했다.[30] 나는 그때 대장항문외과를 전문으로 하는 대학 교수와 개원의한테 질문을 많이 받았다. 혼자 시술하여 그것이 제대로 되었는지 의심쩍은 부분도 있었지만 대단히 좋은 반응을 얻었다.

물론 경화제 주입법이나 조직을 녹이는 부식제를 간혹 잘못 사용하면 항문 괄약근이 녹아 대변을 못 참게 되는 합병증이 생길 수 있다. 고무밴드 결찰술도 잘못 시술하면 피가 통하지 않는 괴사 조직으로 세균이 들어온다. 패혈증을 일으켜 목숨을 위협할 수도 있는 것이다. 또한 너무 많은 부위를 수술로 절제해내면 항문관이 좁아져 대변이 잘 통과하지 못한다. 그럴 경우 환자가 화장실에 갈 때마다 진땀을 흘릴 수 있다. 치료는 부족해도 안 되고 지나쳐도 안 된다.

외과의사들은 치료의 기본 원리는 같더라도 새로운 의료장비를 이용하여 더 나은 결과를 얻으려고 끊임없이 노력해왔다. 그래서 조직을 얼려 죽이는 냉동 치료, 적외선 응고술, 그리고 최근에는 레이저 시술까지 등장했다. 하지만 이런 방법들이 환자의 구미를 당길 수는 있어도 그 이름이 풍기는 뉘앙스만큼 좋은 결과를 주지 못하는 경우가 적지 않다.

치핵 때문에 가끔 항문 주위 정맥에 혈액이 응고해 혈전이 생기면 통증이 심하므로 마취 후에 혈전을 제거해야 한다. 때로는 혈전이 항문 밖으로 나와 속옷에 묻기도 한다. 그런데 웬만한 혈전은 따뜻한 물로 하루에 서너 번씩 좌욕만 해도 며칠 만에 풀어진다. 즉 치핵은 수술로 제거하는 것이 확실하지만 번거로움과 합병증을 남길 수 있으므로, 우선 간단한 치료법으로 불편을 해소하는 것이 환자의 현명한 선택이라 할 수 있다. 수술은 그래도 안 나을 경우에 받아야 한다.

치핵 수술을 하면 튀어나온 점막과 늘어난 정맥을 적절히 제거하여 항문의 통증과 가끔씩 일어나는 출혈을 방지할 수 있다. 하지만 수술 후유증으로 항문이 좁아지거나 괄약근 기능이 약해질 수 있다. 또한 변과 가스를 구분하는 능력도 떨어질 수 있다. 더구나 수술받을 환자가 젊다면 피부와 괄약근이 늘어지는 노년기에도 항문 기능을 잘 유지할 수 있도록 주의해야 한다. 항문 전문 병원이 처음 생긴 일본에서는 항문의 미세한 기능까지 고려하면서 수술하는 기법이 발달해 '항문 쿠션 및 점막 보존 치핵 수술' 등이 시술되고 있다.

치핵 제거 수술에서는 일반적으로 가장 큰 치핵 3개를 제거하는데, 절개 부위를 꿰맬 때 바깥쪽 3분의 1은 꿰매지 않고 그냥 벌려둔다. 수술 절개 부위가 어차피 세균이 득실거리는 환경에 노출되어 있기 때문이다. 항문을 통해 매일 배설이 되므로 수술 절개 부위도 오염되어 대장균이 득실거리게 된다. 운동장의 잔디가 계속 밟히면서도 생기 있게 자라는 원리와 비슷하다. 수술 절개 부위가 세균에 끊임없이 오염되어도 일부가 열려 있으면 감염되어 탈 날 일이 거의 없다.

대신 수술 부위가 아무는 2~3주간은 대변완화제(변비약)을 사용하여 무른 변이 나오게 해야 한다. 변이 평소 굵기대로 나오면 항문이 찢어질 듯 아프기 때문이다. 또한 상처가 아물면서 항문이 좁아질 수도 있으므로 심한 통증을 무릅쓰고라도 아물 동안 주기적으로 항문을 확장해주어야 한다. 항문이 좁아지면 치핵보다 더한 골칫거리가 생긴다. 만약 수술 때문에 항문 괄약근이 손상을 입거나 치루 수술 중에 어쩔 수 없이 괄약근이 제거될 경우 배변을 참는 것이 불가능해지는 불상사가 생길 수도 있다. 이런 문제점이 있음에도 수술받은 환자 중 90퍼센트가량은 만족한다. 0.5퍼센트만이 배변을 참지 못하고 7퍼센트 정도가 수술 후 재치료를 받았다는 보고가 있다.

앞에서 여러 가지 치료법을 설명하기는 했지만 치핵 치료에는 무엇보다 예방을 위한 습관을 기르는 것이 중요하다. 치핵 환자는 배변 후 뒷물을 하여 항문을 청결하게 유지하고 좌욕으로 치핵을 풀어주어야 한다. 변기에 앉아 있는 시간을 줄이기 위해 약한 변비약을 복용하거나 섬유질을 많이 섭취하여 장관 운동을 개선하는 것도 좋은 방법이다. 또한 물을 많이 마시고 숙면을 취하며 찬 곳에 앉지 않는 것도 중요하다.

치루, 임금도 피할 수 없다

치핵과 달리 치루는 먼저 항문 주위에 염증이 생겨서 발생한다. 항문에는 단단한 변이 부드럽게 통과하도록 돕는 점액을 분비하는 항문샘이 있는데, 신체 균형이 깨지면 변 속의 세균이 점액이 나오는 관을 거슬러 올라가 항문샘에 염증을 일으킬 수 있다. 이것이 급속하게 진행되면 견딜 수 없을 정도로 항문이 아프다. 만약 병원을 방문하여 농양을 배농하지 않으면 염증이 골반까지 빠르게 퍼질 수 있다. 때로는 곪다가 항문 주변 피부로 터져 나오기도 한다.

농양이 차 있다가 빠진 자리가 항문관으로 통하면 치루가 형성된다. 그러면 수시로 항문관 안에 염증이 생겨 밖으로 조금씩 분비되면서 속옷을 더럽히기도 한다. 치루 수술은 치핵 수술보다 훨씬 다양하고 복잡하며 어렵다. 치루가 괄약근을 관통하거나 괄약근 주변에 구멍을 내는 경우도 있다. 특히 제4형 치루는 치루가 항문 외괄약근 주변부터 직장까지 이른다. 이러한 치루는 소화기 암보다 쉽게 수술할 수 있을 것처럼 보이지만 전문가조차 어렵게 여긴다. 재발이 많고, 자칫 잘못하면 괄약근이 손상되어 환자가 배변을 참지 못해 흘리는 낭패를 당할 수 있기 때문이다.

과거에 서양에서 외과의사는 신분이 높지 않았는데, 한 외과의사는 궁중 시의까지 격상한 적이 있다. 그때 그 외과의사가 한 수술이 바로 치질 수술이다.

> **case** 1686년 프랑스 소르본 대학의 외과의사 샤를 펠리크스 (Charles François Felix)는 당시 모든 궁중 시의가 치료에 실패한 태양왕 루이 14세의 치루를 수술로 치료하여 엄청난 상금을 받았을 뿐더러 왕실 외과의사로 임명되었다. 그리고 1686년은 '치질의 해'로 선포되었다. 이후 프랑스에서는 항문 질환에 대한 많은 연구가 이루어졌다.

기원전 5세기경 히포크라테스 시대에도 치루를 수술하는 비법이 있었다. 그것은 누공을 따라 실을 넣어 서서히 당겨서 고정함으로써 누공을 항문에 연결하는 치료법으로, 요즘도 수술하기 어려운 누공 치료에 이용되고 있다.

치열, 찢어서 고친다

치열(痔裂)은 치핵, 치루보다 발생 빈도는 낮으나 대변을 볼 때 항문이 몹시 아픈 것이 특징이다. 말 그대로 항문이 찢어지기 때문이다. 치열의 주된 원인은 항문압 증가와 변비다. 변비가 있을 때 단단한 변이 항문을 통과하면서 항문 점막이 찢어진다. 일단 한 번 찢어지면 찢어진 곳과 주변 조직에 염증 반응이 나타나고 섬유화가 진행되어 항문관의 유연성과 탄력이 떨어지므로 굵기가 같은 단단한 대변이 통과할 때마다 다시 찢어진다. 이것이 반복되면 항문이 헐고 조직이 점점 더 섬유화해 탄력이 떨어지므로 배변 때마다 심한 통증을 느낀다.

그러므로 치열을 치료하려면 우선 변비를 해결하고 좁아진 항문관을 확장해야 한다. 만약 이렇게 해도 호전되지 않으면 수술을 해야 한다. 수술은 지극히 간단하다. 마취 상태에서 항문을 확장한 후 내괄약근의 일부를 수술용 칼로 살짝 찢어주면 된다. 그러면 괄약근의 조이는 힘이 약해져 대변이 쉽게 통과하므로 조직이 찢어지지 않고 섬유화한다. 단단해진 염증 조직도 부드러워진다.

항문에도 전문가가 따로 있다

예부터 한방이나 민간에서 치질을 고치는 비방으로 온갖 방법이 전해져 왔으나 섣불리 시도했다가는 큰코다칠 수 있다. 한방 요법이나 민간요법이 모두 효험이 없는 것은 아니지만 볏짚에서 진을 내어 바르거나, 수탉의 볏을 짓이겨 바르거나, 살아 있는 미꾸라지를 짓이겨 찜질을 하거나, 수은이나 휘발유를 바르거나, 연탄집게를 달구어 지지거나, 쇠똥을 태운 연기를 쐬거나, 쑥뜸을 뜨는 등의 방법은 증상을 악화할 수 있으므로 이용해서는 안 된다.

학문외과, 대항외과, 창문외과……. 이름이야 어떻든 항문 질환을 다루는 의원이나 병원에서는 과거보다 훨씬 전문적으로 진단과 치료를 하고 있다. 아프면 감추거나 미련하게 참지 말고 전문의에게 보여줘서 한시라도 빨리 고치는 편이 낫다. 화장실에 들어갈 때와 나올 때의 기분이 다르듯 전문의의 진료를 받기 전과 후는 천지 차이이다. 항문 질환이 별것 아닌 것 같지만 누구나 한 번씩 화를 당할 수 있는 치료하기 어려운 병이므로 평소에 잘 관리해야 한다.

8장

탈장, 왜 수술로만 치료할 수 있는가?

<u>**case**</u>   42세인 박 과장은 10년간 서혜부(鼠蹊部, 아랫배와 허벅다리 사이의 오목한 부분) 탈장을 앓아왔다. 그는 휴가철에 배낭여행을 떠나기도 하고 규칙적으로 조깅하고 때때로 집안일도 도우며 성실하고 부지런하게 사는 사람이었다. 그런데 그는 기침할 때 내장이 제 위치에 있도록 하기 위해 다리를 굽히거나, 손으로 사타구니를 눌러야 했다. 그가 회사에서 이런 행동을 하는 것을 아내가 알았다면 얼굴을 찡그리거나 민망해했을 것이다. 그는 이런 예방 행동을 부끄러워하거나 주눅 들지 않았다. 업무를 수행하는 데는 전혀 지장이 없었다.

하지만 탈장은 점점 심해졌고, 마침내 그는 수술하는 것이 낫겠다고 생각했다. 종합병원을 찾아 진찰을 받았다. 의사는 "탈장이 오른쪽뿐 아니라 왼쪽에도 있군요."라고 말했다. 그는 오른쪽

탈장은 예전부터 알고 있었지만 왼쪽에도 있다는 사실에 놀랐다. 의사는 "원하신다면 한 번의 수술로 양쪽 다 교정할 수 있습니다." 라고 제안했다. 그는 "좋습니다. 부디 확실하게 고쳐주십시오."

그는 양쪽 탈장 교정 수술 후 정상 생활을 재개했고, 기침할 때 더 이상 몸을 굽힐 필요가 없어서 좋았다. 그런데 수술 후 6년이 지나고 나서 그는 오른쪽 서혜부에 또 조그만 혹이 튀어나오는 것을 알았다. 멍울 같은 것이 보였다. 탈장 재발이었다. 그는 다른 병원을 찾아갔고 의사는 당시에 보편적이지 않던 '무긴장 탈장 교정술'을 적용했다. 기존 수술과는 다르게, 약한 복벽을 재건하는데 인조물을 사용하는 새로운 방법이었다. 박 과장은 비교적 간단한 이 수술을 받은 후 완전히 회복했다.

그는 이제 기침할 때 아랫배를 움켜잡지 않아도 된다. 아침마다 조깅을 하고 복근 강화 운동도 하면서 몸무게도 줄여 건강을 유지하고 있다.

탈장은 남자의 병?

탈장은 아랫배 복벽 중 약한 부위에 구멍이 생겨 배 안의 장기가 비어져 나오는 증상이다. 상식적으로 생각해도 이 구멍은 수술로 막는 수밖에 없다. 다른 질병 대부분은 수술 대신 약물 치료나 중재시술을 고려해 볼 수 있지만 탈장은 다른 방법이 없다. 단지 어떤 수술 방법을 적용할 것인가를 고민할 뿐이다.

그런데도 탈장 진단 후 수술을 권고받은 환자들은 가끔 이런 질문을 한다. "수술하지 않고 약물로 치료할 수 없습니까?" 그럴 때마다 나는 이렇게 대답한다. "신체에 생리화학적 변화가 있어서 생긴 질병은 약물로 치료되지만 해부학적 결함 때문에 생긴 질병은 수술로만 치료할 수 있습니다." 이따금 탈장 진단을 받고도 튀어나오는 부위를 수년 아니 수십 년 동안 탈장대로 압박하면서 사는 노인 환자들을 본다. 이 환자들은 탈장 부위가 점점 커져도 진찰 후에 수술은 말도 꺼내지 말라고 하면서 다시 주섬주섬 탈장대를 맨다. 수술만 받으면 거추장스런 탈장대를 던져버릴 수 있을 텐데도 말이다.

충수염, 치질, 탈장. 이 세 가지에 대한 수술이 외과 수술 중 가장 흔하다. 탈장은 신생아를 포함한다면 외과 수술 중 연간 가장 많이 실시된다. 충수 절제 수술은 그 방법이 다양하지 않고 비교적 단순하지만 치질 수술과 탈장 수술은 매우 다양할뿐더러 미묘한 차이가 있다.

소아 탈장 수술은 아주 간단하다. 피하를 절개하고 근막을 열어, 고환이 내려올 때 딸려 내려온 탈장 낭을 찾아 묶어주기만 하면 된다. 숙련된 소아외과 전문의에게는 15분이면 충분하다. 그러나 어른 탈장 수술에서는 낭을 찾아 묶은 후 탈장 구멍을 어떻게든 메워야 한다. 근래에는 작은 절개 부위로 복강경을 넣어 탈장 구멍을 인조막으로 막는 수술도 한다. 외과의사 대부분은 복강경 수술을 선호하지 않는다. 일반적인 수술법을 적용해도 수술 흉터가 속옷이나 수영복으로 가려지기 때문이기도 하다.

탈장의 발생 빈도는 1,000명당 15명 정도이다. 그중 75퍼센트는 서혜부에서 일어나고(서혜부 탈장) 6퍼센트가량은 넓적다리 시작 부위와 가까운 대퇴부에서 일어난다(대퇴 탈장). 과거에 개복 수술한 부위에서 일어나는 수술 절개창 탈장도 있고 배꼽 부위에서 일어나는 제대부 탈장도 있다. 서혜부 탈장은 남자에게 주로 일어나지만 대퇴 탈장은 여성에게 흔하다.

탈장은 왜 남자에게 많이 발생하는가? 남자에게만 있는 고환은 태아기에 몸 아래쪽 신장 바로 밑에서 생긴다. 태아가 7~8개월 정도 되면 남성 호르몬인 테스토스테론(testosterone)의 영향으로 고환은 음낭 안의 제 위치로 이동한다. 이것은 신기한 생리 현상이다. 고환은 섭씨 36.5도의 체온에서는 정충을 만들지 못한다. 고환은 정상 체온보다 1.5~2도 낮은 섭씨 35도 정도에서 제 기능을 할 수 있다. 그래서 고환은 몸 가장자리로 밀려나 복강 밖에 있게 된다. 이때 신장 앞에 있던 후복막이 고환 쪽 바깥까지 함께 밀려나면서 서혜부 관(구멍)을 따라 이동한다.

고환 안에는 정관과 고환에 혈액을 공급하는 혈관이 포함된 정삭(spermatic cord)이라는 구조물이 있는데 때로는 여기에 돌출된 복막이 들어 있을 수도 있다. 그래서 태어날 때 신생아 중 60퍼센트는 복막이 밀려 내려와 하나의 낭을 이루고 있다. 아기가 젖을 먹기 시작하면, 고환을 밖으로 밀어내는 작용을 하던 호르몬이 더 이상 분비되지 않고 신속히 그 구멍이 닫힌다. 하지만 신생아 중 20퍼센트는 그 구멍이 닫히지 않는다. 또 많이 우는 아이는 그 구멍이 닫히는 데 지장이 생겨 신생아 탈장이 발생하기 쉽다.

탈장은 왼쪽보다 오른쪽에 많이 발생한다. 그 이유도 신기하다.

태아기에 오른쪽 신장은 왼쪽보다 아래로 처져 있다. 큼지막한 간이 바로 위에 있어서 아래로 밀린 탓이다. 호르몬의 영향으로 고환이 바깥으로 밀려 나오기 시작할 때 오른쪽 고환은 왼쪽 고환보다 더 아래쪽에 있다. 즉 출발선이 더 앞에 있는 오른쪽 고환이 결국 더 먼 바깥쪽까지 밀려 나온다. 자연히 복막의 낭도 오른쪽이 더 멀리 밀려 나와 커지게 된다. 이것은 오른쪽 고환이 더 많이 내려오도록 하여 고환끼리 서로 부딪히는 것을 막기도 한다.

신생아 때 닫힌 구멍은 청소년기에 활동을 많이 하면 다시 열리기도 한다. 그리고 노인이 되어 근막이나 복벽 근육이 약해지거나 뇌졸중으로 반신불수가 되면 탈장이 생길 수 있다. 배 근육이 수축하면 구멍이 있더라도 막히지만, 수축하지 않으면 반복되는 기침 때문에 아랫배 복벽에 구멍이 생겨 탈장이 발생하는 것이다. 이것을 간접 서혜부 탈장이라고 한다. 이러한 간접 서혜부 탈장은 젊은이에게 잘 생기나 반드시 젊은이에게만 일어나는 것은 아니다.

서혜부 탈장 중에서 두 번째로 흔한 직접 서혜부 탈장은 복벽이 선천적으로 약해서 일어난다. 직접 서혜부 탈장은 간접 서혜부 탈장처럼 서혜부관을 따라 생기는 것이 아니다. 서혜부 관 후벽을 통해 밖으로 탈장된다. 이것은 수술을 통해 직접 확인하지 않으면 알아내기 어렵다.

최상의 수술법을 찾아서

어떻게 하면 간편하고 비용이 적게 들고 수술 후 재발 같은 합병

1부. 환자가 궁금해하는 수술의 상식

증이 생기지 않는 수술을 할 수 있을까? 탈장의 재발률은 최근까지도 10퍼센트나 되었다. 재발한 탈장 수술은 더 어렵고 신경 손상 등 다른 합병증이 발생할 수도 있다. 이런 고민을 해결하기 위하여 100여 년 전부터 많은 외과의사들이 고민하고 시도를 거듭해 지금의 수술 방법을 정착시켰다. 하지만 아직도 새로운 방법을 찾아 개선하려는 노력은 계속되고 있다.

기원전 340년 전부터 외과의사들은 탈장 때문에 생기는 장폐색을 해결하려고 노력했지만, 19세기가 되어서야 탈장의 구조와 폐색 기전을 이해하게 되었다. 19세기 초에 해부학자들은 아랫배의 해부 구조를 구체적으로 파악하여 근육과 각 부위를 명명하기 시작했다.[31] 하지만 당시 의사들은 더 나은 치료 방법을 확립하지는 못했다. 탈장 낭 안에 소장이 갇혀 손으로 밀어 넣었을 때 배 안으로 들어가지 않으면 다른 방법이 없었다.

가장 좋은 치료법은 감돈(嵌頓, 탈출한 장기가 원래 위치로 돌아가지 못하는 상태) 전에 수술하는 것인데, 현대 수술에서 보편화된 마취, 지혈, 무균 수술이 도입되기 전까지 외과의사들은 이 방법을 적용할 수 없었다. 해부학적으로 의미가 있는 탈장 수술은 이탈리아 파비아 출신의 외과의사 에도아르도 바시니(Edoardo Bassini)가 처음 제시했다. 이후 여러 수술 방법이 고안되었으나 바시니 수술법이 1990년대까지 약 100년간 가장 많이 시행되었다. 비록 재발률이 10퍼센트 정도 되기는 했지만 말이다.

사실 탈장 수술법만큼 다양한 이름이 붙은 수술이 있을까? 100

년 전부터 최근 20년 전까지 시행된 방법의 이름은 주로 고안한 외과의사들의 이름을 따서 붙였다. 무균 수술의 개념을 도입하여 수술용 장갑을 처음 사용하였고 외과 수련의 제도의 기초를 놓은 존스홉킨스 의대 윌리엄 홀스테드(William S. Halsted)의 이름을 딴 홀스테드법, 알렉산더 퍼거슨(Alexander Hugh Ferguson)이 고안한 퍼거슨법, 앞에서 언급한 바시니법, 체스터 맥베이(Chester B. McVay)가 아주 큰 탈장의 재발률을 획기적으로 줄인 맥베이법, 캐나다의 에드워드 슐다이스(Edward Earle Shouldice)가 고안한 슐다이스법 등 매우 다양하다. 그러나 이 전통적 방법들은 복벽을 이루는 근육이나 근막을 당겨 구멍을 메우는 수술법이다. 따라서 수술 후에 당연히 정상 근육이나 근막이 당겨 상당 기간 불편함이나 통증이 지속된다. 때로는 당김이 심해져 탈장이 재발하기도 한다.

리히텐슈타인에 가다

현대 의료 산업의 발전에 힘입어서 결손 부위를 특수 재질 프롤렌(prolene)으로 촘촘하게 엮인 인조 그물막으로 막거나 덧붙이는 수술법이 개발되었다. 수술 후 통증과 재발률을 획기적으로 낮춘 이 방법이 어빙 리히텐슈타인(Irving L. Liechtenstein)의 무긴장 탈장 수술(리히텐슈타인법)이다.[32,33] 이것은 국소마취로 수술할 수 있어서 비용도 적게 든다. 이후 같은 재질을 이용한 인조막이 여러 형태로 개발되어 수술 후 회복 시간을 줄이고 재발률도 낮추는 성과를 거두고 있다. 아울러 복강경 수술이 보편화하면서 다양한 기구와 방법이 새롭게

1부. 환자가 궁금해하는 수술의 상식

등장했다.

전문의 초기에 나는 바시니법으로 수술한 환자가 심한 통증을 호소하고 늦게 회복하는 것을 보고 무긴장 탈장 수술법을 배우기로 했다. 그래서 미국 로스앤젤레스에 있는 리히텐슈타인 탈장 연구소 (LHI)를 방문하여 수술을 견학하고 돌아왔다. 이 방법으로 약 2년간 환자 200여 명을 수술한 후 면밀히 추적 관찰하여 그 결과를 논문으로 발표했다.[34] 200여 명 중 과거에 다른 수술법으로 한 번 수술받은 후 재발하여 다시 수술받은 환자가 7퍼센트였고, 무긴장 탈장 수술 후 재발한 환자는 2퍼센트였다. 재발하여 수술받은 환자를 제외하면 재발률이 1퍼센트였다. 최근에는 고깔 모양, 장미꽃 모양, 두 겹 그물막 모양 등 다양한 형태의 그물막이 개발되어 수술이 간편해지고 재발률도 더 낮아졌다.

1990년대 초 복강경 수술이 외과 영역에 도입되어 담낭 절제 수술, 충수 절제 수술, 비장 절제 수술로 확산하면서 탈장 수술에도 응용되기 시작하였다. 탈장 수술은 피부 절개를 하더라도 수술 흉터가 속옷에 가리기 때문에 많은 외과의사들이 복강경 수술 도입에 소극적이었다. 절개 상처가 작고 빨리 회복될 수 있다는 장점이 있지만 장기 및 신경의 손상 가능성이나 재발 같은 단점을 극복할 수 없다고 판단했기 때문이다. 미국에서도 탈장 수술의 80퍼센트 이상이 무긴장 탈장 수술이고 복강경 탈장 수술은 특별한 경우에만 실시하고 있다. 최소 절개를 원하는 환자와 외과의사의 노력, 의료 기구의 발전에 힘입어 지금은 복강경 탈장 교정 수술이 더 많이 시행되고 환자 만족도도 높아졌다.

탈장 수술 합병증

case 사업가 K 씨는 어느 연회장에서 내 옆에 앉았다. 다른 한쪽에서는 꽤 유명한 외과의사가 새 병원 설립에 필요한 자금을 대출받기 위해 은행 차장인 친구와 대화를 나누고 있었다. 그때 K 씨가 상체를 굽히며 내게 속삭였다. "저 의사가 선생님 친구일지 모르지만, 저 녀석이 내 불알 하나를 가져갔소. 절대로 용서할 수 없소. 그 아픈 기억을 다시 떠올리기도 싫군!" K 씨가 더 이상 말하지 않아 나중에 그 외과의사에게 직접 들었다. 그는 K 씨의 탈장을 수술했는데 의도적으로 고환을 없앤 것은 아니었다.

K 씨는 탈장 수술 후 절대 재발하지 않기를 바랐다. 그래서 담당 외과의사는 재발을 방지하기 위해 탈장 구멍을 너무 단단하게 꿰매고 말았다. 그러다 보니 탈장 구멍을 지나 고환에 혈액을 공급하는 혈관마저 꽉 묶어 버린 것이다. 처음에는 고환이 부풀어 오르고 단단해지다가 나중에는 서서히 작은 콩보다 더 작게 줄어들었다. 수술자가 의도한 대로 탈장 수술은 잘되었으나 예기치 않게 고환이 희생된 것이다.

case 나는 어느 19세 대학생의 탈장을 수술한 적이 있다. 그런데 수술 후 6개월가량 지날 때까지 수술 상처의 심한 통증이 가시

1부. 환자가 궁금해하는 수술의 상식

지 않았다. 수백 명에게 탈장 수술을 했지만 그렇게 통증을 호소한 경우는 처음이었다. 문헌을 찾아보니 탈장 아래위로 지나가는 감각 신경을 다칠 빈도가 좀 높기는 하지만 감각이 둔한 증세가 있다가 나중에 사라지는 것이 보통이었다. 다만 이 환자처럼 심한 통증이 수년간 지속되는 경우도 간혹 있었다. 문헌에 나와 있는 방법을 모두 동원해보았다. 하지만 환자의 통증은 가시지 않았다.

나는 그 환자가 외래 진료실에 들어설 때마다 괴로웠다. 비록 내게 원망하거나 항의하지는 않았지만, 환자 아버지의 표정과 말에 원망이 서려 있음을 느꼈다. 나는 국소마취제와 스테로이드 제제를 섞어 주입하는 진통 치료를 몇 차례 반복하여 통증만 줄여주었다. 그러다가 학생은 군 입대를 한 후 더 이상 외래 진료실에 나타나지 않았다. 지금은 그 통증이 누그러졌는지, 아니면 지속되어 다른 병원에 다니는지 궁금하다.

탈장 수술 후 이와 같은 문제점들이 간혹 발생한다. 하지만 실제 탈장 수술은 비교적 간단하고 합병증도 매우 적어서 의사도 환자도 별로 고민할 필요가 없다. 수술하고 나면 그간 못하던 운동도 곧 다시 할 수 있는 비교적 가벼운 병이다. 탈장이야말로 수술로만 치료할 수 있고 수술 후 완치되었다고 느낄 수 있는 병이다.

9장

담낭을 잘라내도 소화에 지장이 없는가?

case 자동차 부품을 만드는 중소기업의 중견 임원인 H 씨는 국
내외 출장이 잦고 회사 일로 바쁜 중년 남성이다. 어느 날 그는 부
품 업체와 계약을 논의하러 출장을 갔다가 저녁으로 기름진 음식
을 먹은 후 윗배가 심하게 아팠다. 어쩔 수 없이 그는 계약 논의를
다음 날로 미루고 호텔로 들어와 배를 움켜쥐고 아픔을 달랬다.
비상용으로 가지고 다니는 진통제 한 알을 먹은 후 통증이 약간
줄어 잠이 들었다. 아침에 일어나 윗배를 만져보니 전날보다는 덜
했지만 여전히 통증이 가시지 않아 아침은 거르고 계약 건을 논의
한 후 집으로 돌아왔다.

　그는 감기 치료를 위해 가끔 가던 아파트 인근의 내과의원을
찾았다. 내시경 검사에서 위장과 십이지장은 정상으로 나왔고 초
음파 검사를 해보니 지름 2센티미터인 담석이 발견되었다. 담낭

벽이 두꺼워지고 팽창했다. 담석증으로 인한 담낭염이었다. 의원 원장은 종합병원에 가서 담낭 절제 수술을 받으라고 했다. 그는 일단 집에 돌아왔다. 아내는 안색이 좋지 않은 남편을 위해 죽을 끓여주었다. 그는 반 그릇가량 비웠다. 아내는 남편에게 당장 종합 병원 응급실에 가자고 했으나 그는 "어제보다 많이 나으니 기다렸다가 바쁜 일 끝나면 가지."라고 했다.

하룻밤 더 자고 나니 통증이 거의 사라졌다. 회사에 출근하여 또다시 바쁜 나날을 보냈다. 회사 공장 확장을 위해 회의, 결제, 출장으로 분주하게 다니다 보니 담석증은 잊고 지냈다. 한 달가량 지났을까. 지난번과 비슷하게 심한 윗배 통증이 다시 시작되었다. 그는 회사 일을 중단하고 곧바로 전화 예약을 한 후 진료실로 갔다.

그는 오른쪽 갈비뼈 아래에서 압통(누를 때 아픈 것)을 느꼈다. 응급으로 초음파 검사를 하니, 지난번처럼 팽창한 담낭 안에서 지름 2센티미터인 결석도 보였다. 담낭 벽이 두꺼운 것으로 보아 급성 담낭염일 가능성이 높았다. 그는 진찰을 받은 후 입원했다. 이튿날 복강경 담낭 절제 수술을 받았고 수술 후 하루 만에 퇴원했다. 그는 출장 다닐 때마다 복통이 생길까 봐 음식도 가리며 노이로제에 시달렸는데 드디어 완치했다. 수술 후 3년이 지난 지금까지도 통증이 없다고 한다.

쓸개가 빠지면 어떻게 되는가?

쓸개(담낭) 안에 농축된 쓸개즙(담즙)은 알칼리 성분 때문에 매우 쓰다. '쓸개 빠진 사람'이란 줏대 없고 비굴한 사람, 해야 할 말을 못하고 아첨만 하는 사람을 가리킨다. 그러나 의학적으로는 기질성(器質性, organic)[35] 담석증을 치료하기 위해 쓸개를 제거해도 환자의 정신적 기개가 꺾이지는 않는다. 오히려 쓸개가 아프면 통증에 시달려 기개가 위축될 수도 있다. 만약 문제가 있는 아픈 쓸개를 떼어낸다면, 즉 담낭 절제 수술을 받는다면 정신적으로 더 담대해질 수도 있다.

간 바로 밑에 있는 담낭은 어떤 기능을 할까? 담낭에서 분비되는 담즙은 소화와 관계가 있다. 소화 기관은 음식물이 소화 과정을 거치며 지나가는 하나의 긴 관으로서, 입에서 시작하여 식도, 위, 소장(십이지장, 공장, 회장), 대장(맹장, 결장, 직장)으로 이어지다가 항문에서 끝나는 3.5미터가량의 긴 터널이다. 담즙은 십이지장 안으로 분비된다.

음식물이 입과 식도를 거쳐 위에 들어오면 위산에 녹아 반죽으로 변한다. 위는 이 반죽을 십이지장으로 조금씩 내려 보낸다. 그러면 십이지장에 담즙과 췌장액(이자액)이 분비된다. 십이지장에서 췌장액에 의해 분해된 지방이 십이지장 벽을 자극하면 소화관 호르몬인 콜레시스토키닌(cholecystokinin, CCK)이 혈액으로 분비되고 이 호르몬의 작용으로 담낭이 자극을 받으면 담즙이 분비되는 것이다.

담즙은 분해된 지방산을 3개씩 묶어 운반하여 소장에서 흡수시키는 역할을 한다. 이렇게 흡수된 담즙은 지방산 다발에서 분리되어 소장 말단에서 흡수된 후 다시 간으로 들어가 계속 지방 흡수에 가담한다. 간에서 만들어져 담낭에 저장되어 있던 담즙과, 췌장(이자)에서 분비된 췌장액은 서로 다른 관을 통해 내려오다가 하나의 관에서

1부. 환자가 궁금해하는 수술의 상식

합쳐진다. 이 관은 십이지장 안에서 젖꼭지 모양의 작은 구멍으로 끝나고, 여기서 담즙과 췌장액이 함께 분비된다.

담낭은 간에서 만들어진 담즙을 농축하고 저장하고 분비한다. 담낭은 어떤 물질을 만들어내지는 않는다.

담석은 왜 생기는가?

우리 몸에서는 담관, 담낭, 요로, 방광, 침샘, 췌장 등 여러 곳에 돌이 생길 수 있다. 돌이 생기는 원리는 강에서 이암(泥巖)이 만들어지는 원리와 비슷하다. 상류 계곡의 바위가 부서져 물을 따라 굴러 내려오면서 강자갈이 된다. 강자갈이 구르면서 부서지면 강모래가 되고 이것은 다시 먼지같이 고운 진흙이 된다. 이 진흙이 강물을 따라 흐르다가 오랜 세월 쌓이고 엉겨 굳으면 이암이 된다. 우리 몸에서 만들어지는 돌도 미세한 입자가 분비물이 흐르는 관을 구르다가 오랫동안 쌓이고 엉겨 붙어서 생긴다. 담석(담낭·담관 결석)은 간에서 만들어진 담즙이 흐르는 담관과 담낭에서, 신장 결석은 신장에서 걸러진 소변이 흐르는 신장과 요로와 방광에서, 타석(타액관 결석)은 침샘에서 분비된 침이 흐르는 침샘관에서, 췌장 결석은 췌장에서 분비되는 소화액이 흐르는 췌관에서 각각 만들어진다.

하지만 돌이 왜 생기는지는 정확하게 알기 어렵다. 담석증도 한 가지 원인으로 설명하기 어렵다. 담석의 종류도 콜레스테롤(cholesterol) 담석, 빌리루빈(bilirubin)[36] 담석, 칼슘 담석 등 다양하다. 콜레스테롤 담석은 비만이거나 지방 섭취가 너무 많거나 혈중 콜레스테롤 농도가 높거나 경구피임약을 복용하거나 체중을 급격히 줄이거나 회장에 염증이 있거나 당뇨를 앓는 환자의 경우에 잘 만들어진다.

서양인은 콜레스테롤 담석이 많다. 이것은 동물성 지방을 즐겨 섭취하는 식습관과 관계가 있는 것 같다. 동양인은 칼슘과 빌리루빈이 섞인 결석이 많다. 색소성 담석은 담즙 저류나 담관계 세균 감염 때문에 주로 생기며 용혈성 빈혈, 만성 간질환, 담관 감염 환자의 경우에 빈도가 높다. 우리나라에서는 과거에 담석증이 흔하지 않았고 대개 빌리루빈 담석이었으나 점점 식생활이 서구화하면서 콜레스테롤 담석 환자가 빠르게 증가하고 있다. 최근 건강 검진자를 대상으로 한 조사에서 담석증 유병률은 100명당 3~5명 정도였으며 나이가 많을수록, 시골보다 도시에 살수록, 남자보다 여자가 높았다.

담석증을 앓을 경우 담관성 동통은 담석이 담관이나 담낭경부를 막아서 생긴다. 담낭에 고인 담즙이 십이지장 안으로 내려가지 못하게 막는 것이다. 이것은 안에 콩알을 넣고 크게 부풀린 고무풍선의 입구를 콩알이 막아 공기가 빠지지 않는 상태와 비슷하다. 담석이 담관을 막은 상태에서 부풀려진 담낭이 수축하면 담낭 벽이 긴장하고 담낭 벽 안의 신경절이 압박되어 통증이 생긴다.

이 통증은 주로 명치 부위 또는 오른쪽 윗배, 드물게는 왼쪽 윗배에서도 나타날 수 있다. 또한 오른쪽 어깨 쪽으로 뻗치는 통증이 생기기도 한다. 통증의 양상은 압박감, 묵직한 느낌, 국한된 팽만감, 극심한 통증 등 다양하며 보통 몇 분 또는 몇 시간 후에 최고조에 도달

1부. 환자가 궁금해하는 수술의 상식

한다. 통증 지속 시간은 1~24시간이다. 24시간 이상인 경우는 드물며 발작 중에는 통증 강도가 큰 변화 없이 지속된다.

통증이 시작되면 정도에 따라 메스껍거나 식은땀이 나기도 하며 빈맥(빠른 맥박), 고열, 저혈압, 백혈구 증가증 같은 염증 소견과 통증이 함께 나타날 수 있다. 그러나 대부분의 경우 특별한 치료 없이도 증상이 사라진다. 통증이 점차 줄어든 후에도 일부 환자의 경우에는 오른쪽 윗배에 가벼운 통증이나 작열감이 생길 수 있으나 다음 날 정상으로 회복한다.

정기 검진을 받고 오진에 주의하라

통증의 강도와 부위로는 담석증을 다른 병과 감별하기 어려운 경우가 있다. 가장 혼동하기 쉬운 질환은 위경련이다. 의사는 십이지장이나 위에 탈이 났는지 내시경 검사를 해보고 이상이 없으면 그냥 위장약을 처방하고 만다.

감별하기 어려운 또 다른 질환은 심장병이다. 못 견딜 정도로 가슴이 아파 심근경색증으로 오인하고 심장내과 진료를 받다가 우연히 초음파 검사에서 담석증 진단을 받는 경우가 드물지 않다.

담석증 진단에는 일반적으로 복부 초음파 검사가 가장 경제적이고 유용하다. 총담관 결석이나 간내 결석으로 인한 증상과 감별하기 위해 CT, 내시경적 담관 조영술, 경피적 담관 조영술, 자기공명 담관 조영술 등의 검사가 필요할 수도 있다. 다행히 요즘은 정기 건강 검진을 받는 사람들이 늘어나 담석증이 우연히 발견되는 경우가 많다.

복강경 수술을 추천한다

요즘 담석증 치료에는 다양한 방법이 이용되고 있다. 크게 내과적 치료법과 외과적 치료법으로 구분할 수 있다. 내과적 치료법으로는 증상에 대한 치료(대증요법) 외에 담석 용해 요법(경구용 담즙산 용해제 투여 또는 접촉 용해제 투여), 체외 충격파를 이용한 쇄석술 등이 있다. 외과적 치료법으로는 복강경 담낭 절제 수술, 개복 담낭 절제 수술 등이 있다.

적절한 치료법을 선택하기 위해서는 증상의 감별과 복부 초음파, CT, 내시경적 담관 조영술을 이용하여 담석의 위치, 특성, 환자의 전신 상태 등을 파악하는 것이 무엇보다 중요하다. 증상의 유무도 치료 여부를 결정하는 데 중요한 요소이다. 담석증 환자의 60~80퍼센트는 증상이 없으며, 장기 추적 관찰에서도 증상이 나타나는 빈도가 낮은 것으로 알려져 있다. 따라서 담석에 의한 합병증을 예방할 목적으로 무증상 담석 환자에게 담낭 절제 수술을 실시하는 데는 논란의 여지가 있다. 그러나 무증상 담석증 환자 중 소아, 적혈구가 잘 파괴되는 혈액 질환자, 담석의 크기와 수가 증가하는 환자, 담낭의 석회화나 용종 생성 같은 동반 증상을 보이는 환자에게는 예방적 담낭 절제 수술을 하는 것이 좋다.

대개 의사들은 담석이 지름 3센티미터 이상으로 큰 경우에는 수술하고 5밀리미터 이하로 작으면 수술하지 않아도 된다고 담석증 환자들에게 설명한다. 그러나 실제로는 큰 담석보다 지름 5밀리미터가량의 작은 담석이 담관을 막아 심한 통증과 화농을 일으킬 가능성

　　　　　　　　　　　　　1부. 환자가 궁금해하는 수술의 상식

이 훨씬 높다.

담석증 다음으로 담낭 절제 수술을 많이 실시하는 경우는 담낭 용종이다. 담낭 용종은 거의 증상이 없으며, 건강 검진에서 우연히 발견되기도 한다. 담낭 용종 중 가장 흔한 것은 지름이 5~8밀리미터이고 여러 개가 발견되는 콜레스테롤 용종이다. 이것은 혈중 콜레스테롤 수치가 높거나 비만인 사람에게 흔하다. 이 경우에는 6개월 간격으로 2~3년간 초음파 검사를 반복하여 변화를 추적해보는 것이 바람직하다. 1센티미터 이상인 것은 선종(腺腫, adenoma)[37]일 가능성이 높고, 이 중 상당수는 암세포로 되어 있거나 암으로 진행될 수 있다. 따라서 1센티미터 이상인 용종은 반드시 절제해내는 것이 좋다.

case 내과 개원의사인 J 원장은 장모가 우연히 병원을 방문했을 때 건강 검진 삼아 초음파 검사를 해보았다. 그런데 담낭 안에서 좁쌀 같은 용종이 많이 보여 혹시 암일지 모른다며 내게 수술을 의뢰했다. 나는 용종이 너무 많아 악성일지 모르므로 개복 담낭 절제 수술을 실시했다. 병리조직학 검사 결과 담낭암으로 나왔다. 용종 모양의 많은 종양이 담낭 점막 안에만 분포하고 있었던 것이다. 병기로 말하자면 1기였다. 이 경우 5년 생존율이 95퍼센트가 넘는다. 환자는 5년이 지난 후에도 암이 재발하지 않았다. 사위 잘 둔 덕을 본 셈이다.

잦은 통증, 발열, 황달이 나타나는 담석증에는 외과적 담낭 절제 수술을 하는 게 원칙이다. 배에 작은 구멍을 뚫고 복강경을 집어넣어 담석이나 담낭을 제거하는 복강경 담낭 절제 수술이 그중 가장 추천할 만한 방법이다. 이 수술의 장점은 최소의 흉터만 생기고 수술 후 다음 날이면 퇴원할 수 있다는 점이다. 산부인과 영역에 먼저 도입된 복강경 수술을 외과 영역에서 가장 먼저 활발히 시행한 것이 바로 담낭 절제 수술이다.

1980년대 중반만 해도 복강경 수술이 도입되지 않아 담낭 절제 수술은 오른쪽 갈비뼈 아래를 10센티미터 이상 절개하는 큰 수술이었다. 수술 후 창상 감염도 흔했다. 복강경 수술 시대가 열린 1990년대 이후에는 복강경 담낭 절제 수술이 충수염 수술보다 더 간단한 수술로 자리 잡았다. 그리고 이제는 담낭을 절제하지 않고 담낭 안의 돌만 꺼내는 방법도 개발되었다. 내시경을 통해 총담관의 십이지장 개구부에서 담관으로 바스켓(basket, 일종의 철망)을 집어넣어 담석을 잡아내거나 부술 수 있다. 만약 이 내시경 시술이 실패하면 카테터를 간을 거쳐 담관에 집어넣어 마찬가지로 돌을 잡아내거나 부술 수 있다.

그렇다면 담낭을 절제해도 소화에 지장이 없을까? 대부분은 아무런 영향이 없다고 볼 수 있다. 간혹 약간의 소화 장애와 윗배 불편, 설사 등의 증세를 몇 주 혹은 몇 개월간 호소하는 환자도 있지만, 빈도가 높지 않고 대개 길어도 몇 달 후면 좋아진다. 아울러 담낭 절제 수술 전후에 특별히 가리거나 먹어야 할 음식도 없다. 다만 과식하거나 동물성 지방질을 과다 섭취할 경우 소화 장애가 있을 수 있다. 돼

1부. 환자가 궁금해하는 수술의 상식

지고기, 우유, 치즈 등은 소화하기 힘들 수 있다. 그러나 이것도 개인 차가 있다. 시도해보고 거북한 음식만 피하면 된다. 미리 어떤 음식은 아예 먹지 않으려는 것은 바람직하지 않다.

요컨대 담석과 용종은 복강경 수술로 간단히 제거할 수 있다. 하지만 담석이 있더라도 평생 아무런 문제 없이 살아갈 확률이 50퍼센트 이상이다. 담낭 용종은 담낭암의 초기인 경우가 있지만 지름이 1센티미터 이하로 여러 개가 있으면 수술이 필요 없는 콜레스테롤 용종일 가능성이 99퍼센트이다. 담석과 용종을 어떤 경우에 수술로 제거해야 하는지는 판단하기가 쉽지 않다. 복강경 담낭 절제 수술은 환자의 자각 증상, 초음파와 CT 검사상의 크기와 모양을 토대로 신중히 결정해야 한다.

10장

간이식이 가능한 조건은 무엇인가?

간경변증이나 전격성 간염[38] 등으로 간부전증에 빠진 환자에게 새로운 삶을 이어가게 할 수 있는 유일한 방법은 건강한 간을 이식하는 것이다. 우리나라에서는 B형 간염 때문에 생기는 간경변증이 가장 흔하며 최근에는 알코올 중독에 의한 간경변증과 C형 간염도 증가하고 있다.

case 의과대학 동기인 J 박사는 전문의로 본격적으로 일한 지 5년이 되지 않아 심한 복수와 황달이 생겼다. 병원에서 밤낮 없이 격무에 시달린 때문인지 병이 빨리 진행된 편이었다. 지방에서 서울의 큰 병원을 오가며 당시의 최신 요법인 인터페론 치료 등을 받았으나 호전되지 않았다. 혈소판 감소로 코피도 자주 흘렸고, 식도 정맥류가 있어서 내시경 결찰술도 몇 차례 받았다. 거기에다 급성 세균성 복막염이 자주 생겨 응급실 신세를 지곤 했다. 혈중 암모니아 수치도 비정상으로 증가하는 바람에 때때로 몽롱해져 간성 혼수 직전까지 가기도 했다. 마지막 수단으로 간 이식을 기대하기는 했으나, 당시에는 간 이식 후 결과가 희망을 가질 만큼 좋지 않았다.

그러던 중 의사협회지에 소개된 어느 간 이식 논문을 읽은 후 비로소 희망을 가지게 되었다. 논문에 따르면, 외국에서는 간 이식 수술 후 사망률이 높았는데, 국내에서는 B형 간염 예방을 위해 면역 글로불린(Hepabig)을 사용함으로써 수술 후 사망률을 획기적으로 낮출 수 있게 되었다고 했다. 그는 집에 누워서 가만히 자신의 삶을 돌아보았다. 그리고 이대로 1년만이라도 버틸 수 있을까라는 두려움이 엄습했다. 어렵게 공부해서 이제 겨우 의사 노릇 제대로 하며 단란한 가정을 일궈가려던 차에 생을 마감해야 한다는 현실을 받아들일 수 없었다. 어린 자식들을 생각하면 3~4년만이라도 더 살고 싶다는 생각이 간절했다.

상태가 약간 호전된 겨울 어느 날 그는 그 논문의 필자인 이승규 교수와 간 이식에 대한 상담을 하기 위해 서울아산병원을 찾았다. 우리나라에서 뇌사자 간 이식 수술이 아직 본궤도에 오르지 않은 때였다. 아내와 함께 간 그는 친절히 설명해주고 온화한 인품을 보이는 이승규 교수를 신뢰했다. 그는 뇌사자가 있으면 간 이식을 받겠다고 등록한 후 서울역을 향해 지하철을 타고 가던 중 연락을 받았다. 장기를 기증하려는 뇌사자가 있는데 그와 혈액형이 맞다고 했다. 가톨릭 신자인 아내와 그는 뜻하지 않은 기회에 감사하며 기도를 했다.

그는 가족과 의논한 후 다시 서울아산병원으로 향했다. 그때는 뇌사자 간 이식이 1년에 서너 번밖에 없을 정도로 장기 기증자가 드물었다. 그는 이승규 교수와 다시 상담하고 장기 이식 코디네이터로부터 자세한 설명을 들었다. 수술을 받기로 최종 결정한 그는 아내와 함께 기도하며 모든 것을 하나님과 의료진에게 맡기기로 했다. 일단 10시간에 걸친 수술은 성공적이었다. 그러나 당시에 간 이식 수술은 워낙 위험했다. 환자의 수술 전 상태가 좋지 않을수록 합병증도 많이 생겨 한 치 앞을 내다볼 수 없었다. 그는 매일 배에 꽂은 호스로 1리터나 되는 체액을 배출하며 알부민 주사를 5~6병씩 맞았다. 두 달이나 중환자실에 있다가 일반 병실로 옮겨진 그는 거기서 또 한 달간 치료를 받고 나서야 서서히 회복해 퇴원할 수 있었다. 다른 환자들보다 회복이 상당히 늦어서 입원비도 1억 원 가까이 들었다.

그는 퇴원 후에도 매월 면역 억제제와 면역 글로불린 주사를 맞았다. 그리하여 차츰차츰 회복한 그는 연말에 병원 생활로 복귀했다. 간 이식 수술을 받은 지 10여 년이 지나자 신체 대부분이 정상으로 돌아왔다. 면역 억제제도 소량을 처방받아 약값 부담이 훨씬 덜했다. 수술받기 전에는 3~4년만 더 살았으면 했는데 10년이 훌쩍 지나 아이들도 둘 다 고등학생이 되었다. 그는 이제 아이들이 대학 졸업 후 결혼하는 것까지 볼 수 있겠다는 자신감까지 생겼다.

그는 이 모든 것이 뇌사자의 고마운 장기 기증, 현대 의학의 놀라운 발전, 간 이식 수술팀의 열정과 수고 그리고 늘 자신을 지켜준 가족 덕분이라고 하면서 감사하는 마음으로 산다고 했다. 또 이제 두 사람 몫의 삶을 사는 만큼 환자와 타인을 위해 봉사하는 삶을 살고 싶다고도 했다.

2005년 3월 서울아산병원에서는 "간 이식 1,000례 기념 간 이식 국제 심포지엄"을 열었다. 이것은 초기의 힘든 과정을 거쳐 10여 년 만에 이룬 엄청난 쾌거였다.

간은 참고 또 참다가 쓰러진다

간은 우리 몸에서 가장 큰 장기이다. 간은 3000억 개가 넘는 간세포로 되어 있으며 무게는 몸무게의 2퍼센트인 약 1.5킬로그램이다. 간은 대사 작용에서 가장 중요한 역할을 하는데, 다음 3가지를 핵심 기능이라 할 수 있다. 첫 번째는 합성 기능이다. 음식물이 위장관을 거치는 동안 흡수된 영양분을 다양한 형태로 바꾸거나 합성하여 저장한다. 특히 알부민이나 혈액 응고 인자 같은 단백질의 합성은 매우 중요하다.

두 번째는 배설 기능이다. 간세포 사이에서 만들어진 담즙은 담관을 따라 이동하여 십이지장 안에서 지방의 소화를 돕는다. 이 담즙 속에는 수명이 다한 적혈구의 헤모글로빈(혈색소)이 분해되어 생기는 빌리루빈(bilirubin)이 들어 있다. 빌리루빈은 황갈색 색소로, 음식물이 소화되고 남은 찌꺼기인 대변을 누런색으로 물들인다. 간 기능이 떨어지거나 담관이 막히면 빌리루빈이 담즙을 통해 배설될 수 없으므로 황달이 오거나 성징(性徵)에 이상이 올 수 있다.

세 번째는 해독 기능이다. 음식물과 함께 들어와 소화관에서 흡수된 독성 물질을 해독하고 세균을 죽인다.

이렇게 중요한 역할을 하는 간은 재생력이 뛰어난 장기라서 절반 가까이 손상되어도 별다른 증상이 나타나지 않을 수 있다. 간은 인내와 침묵의 장기이다. 만약 간 이상에 따른 증상이 나타나면 회복할 수 없는 수준으로 간이 손상된 경우가 대부분이다. 그래서 간은 건강할 때 잘 관리해야 하는 것이다.

만성 B형 또는 C형 간염을 앓고 나서 보균 상태가 지속되거나 만성 활동성 간염인 경우 환자의 10퍼센트에서 10년 후 간경변증이 나타난다. 이 상태가 더 지속되면 간암이 발생하거나 간경변증의 각종 합병증이 발생한다. 나중에 간부전증에 빠지면 내장에서 흡수한 영양 물질이 포함된 혈액이 간을 통과하지 못한다. 간으로 들어가지 못한 혈액이 정체되면 곁순환(collateral circulation) 혈관이 발달한다. 그런 혈관 중에서 식도정맥류는 간경변증 환자의 생명을 직접 위협할 수 있다. 만약 이것이 파열하면 환자는 피를 많이 토하게 된다.

또한 간부전증에 빠지면 간으로 혈액이 들어가는 간문맥의 압력이 증가하고 알부민 합성 기능이 저하해 복수가 차고 배가 불룩해진다. 독성 물질도 해독하지 못하여 혈중 암모니아 양이 증가하고 황달이 생기며, 그렇게 해서 뇌가 손상되면 간성 혼수에 빠지기도 한다.

이 수준에 이르면 간은 정상 상태로 거의 회복할 수 없다. 다만 손상된 간 기능을 보전해주는 적극적인 관리로 근근이 버틸 수 있을 뿐이다. 간경변증이 악화한 환자일수록 간 이식을 받을 기회가 올 때까지 견디기 어려울뿐더러 간 이식 수술의 성공률과 장기 생존율도 낮다. 간경변증이 오래되어 간암이 된 경우, 수술을 할 수 있을 정도면 종양을 포함한 간 부분 절제 수술을 하면 된다. 하지만 간암의 병기가 높을수록 암 재발률이 높아서 간 이식 수술이 소용없을 수 있다.

간암 환자에게 간 이식 수술을 하려면 일정 조건이 맞아야 한다. 대개 지름 5센티미터 이하인 종양 1개이거나, 3센티미터 이하인 종양 3개 이하면서 종양이 간문맥이나 간정맥을 침범하지 않은 상태(밀라노 기준)라야 한다.[39] 그래야 간 이식을 해도 간암 재발률이 낮아 장기 생존을 기대할 수 있다. 위의 조건에 맞는 간암 환자에게 간 이식 수술을 한 결과, 4년간 재발 없이 생존한 사람은 83퍼센트였으며 재발률은 8퍼센트였다. 이것은 간 절제 수술 후 5년 무병 생존율 44퍼센트, 재발률 70퍼센트와는 비교가 되지 않을 정도로 좋은 성적이다.[40] 간경변증이 진행되던 간이 건강한 간으로 교체되었기 때문이다. 만일 간암과 간경변증이 함께 나타난 경우, 간암 종양이 크지 않더라도 간경변증이 심하면 간 이식을 고려하는 것이 현 추세이다.

한편 캘리포니아 대학교 샌프란시스코(UCSF)에서는 간 이식 대상자의 범위를 넓혀 밀라노 기준에 못지않은 좋은 결과를 보고하고 있다. 샌프란시스코 기준은 지름 6.5센티미터 이하인 종양 1개 또는 지름 4.5센티미터 이하인 종양 서너 개 이하이되 지름의 합이 8센티미터 이하인 경우이다.[41] 간혹 암 덩어리가 매우 커서 절제가 곤란한 경우에도 간 이식을 하면 되지 않겠냐는 문의를 받지만 재발 가능성이 높아 권장되지 않는다. 그러나 최근 우리나라의 4개 기관에서 실시한 간암 환자 312명에 대한 간 이식 연구 보고에 따르면, 밀라노 기준에 따른 군과 샌프란시스코 기준에 따른 군의 생존율은 89.1퍼센트와 88.1퍼센트로 차이가 거의 없었다.[42] 이 연구 결과는 많은 간암 환자들에게 희망을 주고 있다.

간을 주고받는 간 큰 시대

간 이식에는 두 종류가 있다. 하나는 뇌사자 간 이식이다. 비교적 건강하던 젊은 사람이 사고나 뇌 출혈 등으로 뇌사 상태에 빠진 경우 뇌사 전 본인의 의사 또는 뇌사 후 가족의 의사에 따라 장기 기증을 한다. 장기 기증자가 나서면 각 병원의 장기 이식 사무실에 근무하는 장기 이식 코디네이터가 국립장기이식관리센터에 이 사실을 보고한다. 국립장기이식관리센터에서는 뇌사자의 간을 이식하기에 가장 적합한 환자가 대기 중인 의료 기관을 지정한다. 그러면 뇌사자를 수혜자가 있는 병원으로 옮겨 간을 이식하거나, 수혜자가 있는 병원의 외과의사가 뇌사자가 있는 병원으로 가서 간을 적출해 와 이식한다. 따라서 뇌사자로부터 간 이식을 받으려는 간부전 환자는 장기 이식을 허락받은 의료 기관의 장기 이식 사무실을 통해 간 이식 대기자로 등록하고 필요한 검사를 한 후 언제 올지 모를 간 이식 기회를 기다려야 한다.

간 이식 수혜자는 다음 몇 가지 조건에 따라 정한다. 우선 혈액형이 맞아야 한다. 기증자의 피를 수혈할 수 있어야 한다(최근에는 혈액형 불일치, 즉 기증자의 피를 수혈할 수 없는 경우에도 항원항체반응을 약물로 억제하여 이식을 할 수 있게 되었다). 다음에는 간의 크기가 맞아야 한다. 기증자의 간이 수혜자의 간보다 너무 크면 이식하기 곤란하다. 신장 이식에서 중요한 조직 적합도는 간 이식에서는 그리 중요하지 않다. 간 이식 후 거부 반응의 빈도는 신장 이식 후 거부 반응보다 훨씬 낮다. 다음에는 응급 정도에 따라 순서가 정해진다. 간 이식 수술을 받은 후 간부전증에 빠져 재이식하지 않으면 회복할 수 없는 경우나 간성 혼수 같은 심한 간부전 합병증 때문에 이식하지 않으면 얼마 살지 못하는 환자가 우선이다. 그 다음에는 간경변증 정도와 대기 기간에 따라 순서가 정해진다.

간 이식의 다른 한 종류는 생체 부분 간 이식이다. 이 간 이식은 최근 간 절제 술기(術技)와 영상 의학이 발달하고 수술 전후 처치가 좋아지면서 기증자의 위험을 최소화할 수 있게 되자, 뇌사자 장기 기증이 절대적으로 부족한 한국과 일본, 홍콩을 중심으로 발달해왔다. 처음에는 성인 기증자(부모)의 간 일부를 어린 수혜자(자녀)에게 이식하는 생체 부분 간 이식으로 시작해 근래에는 성인의 간 일부를 성인 수혜자에게 이식하는 수술이 급격히 늘어났다.

그런데 어른에서 아이로 간 이식을 할 경우 기증자 간의 3분의 1만 떼어내면 되지만 어른에서 어른으로 간 이식을 할 경우 수혜자가 절반 이상을 받아 기증자의 목숨이 위태로울 수 있다. 생체 부분 간 이식도 가족이나 '순수' 기증자가 수혜자와 함께 장기 이식 사무실을 방문하여 필요한 검사를 받고 서류를 작성한 뒤 국립장기이식관리센터의 승인을 받아야만 시행할 수 있다.

생체 부분 간 이식 수술은 간정맥, 간문맥, 간동맥, 담관 연결을 포함해 8~12시간가량 걸린다. 수술이 끝나면 환자는 외과 집중 치료실로 옮겨진다. 그리고 마취에서 깨어나 심폐 기능이 완전히 정상으로 회복될 때까지 1~3일간 인공 호흡기의 도움을 받으며 필요한 조치를 받는다. 그러고 나서 이식 병동의 집중관리실로 옮겨진다. 그리고 3~4주간 면역 억제제를 비롯한 약물 치료를 받은 후 간 기능이 정상으로 돌아오면 퇴원할 수 있다. 대개 6개월 정도 지나면 운동을 비롯한 모든 활동을 할 수 있다.

합병증이 발생하면 입원이 길어진다. 수술 직후 발생할 수 있는 출혈이 가장 큰 문제이며, 면역 억제제를 썼기 때문에 감염과 면역 거부 반응, 담관계 합병증도 발생할 수 있다. 담관계 합병증은 심각하지는 않지만 가장 흔한 합병증이다. 또 수술 후에는 면역 억제제 때문에 생기는 면역력 저하에 대비해야 한다. 즉 세균 감염에 대비해야 하며 정상인에게 드문 바이러스나 곰팡이(진균)의 감염 예방 조치도 수술 직후부터 3~6개월간 해야 한다.

B형 간염 환자가 압도적으로 많은 우리나라는 C형 간염 환자가 많은 일본이나 서구보다 다행스럽다고 할 수 있다. B형 간염 환자는 면역 억제제와 면역 글로불린을 정기적으로 투여하면 이식 후 5년

　　　　　　　　1부. 환자가 궁금해하는 수술의 상식

내 재감염률이 3~6퍼센트로 아주 낮지만, C형 간염 환자는 이식 후 5년 내 재감염과 간경변증 발생률이 20~40퍼센트 수준으로 상당히 높다.

우리나라의 간 이식

간 이식은 뛰어난 외과의사와 면역 연구가 들의 끝없는 노력과 집념 덕분에 지금 수준에 이르렀다. 그중에서 콜로라도 의과대학의 외과의사 토머스 스타즐(Thomas E. Starzl)의 공로를 잊을 수 없다. 그는 1958년부터 면역 거부 반응을 극복하기 위해 노력해오다가 1963년에 세계 최초로 간 이식에 성공했다. 하지만 면역 거부 반응을 극복하지는 못했다. 그러던 중 1979년 영국 케임브리지 의과대학의 로이 요크 칸(Roy York Calne)이 새로운 면역 억제제인 사이클로스포린 (cyclosporin)을 이식 수술에 도입하여 1980년부터 이식 수술이 널리 확산하기 시작했다.

이후 스타즐은 피츠버그 의과대학으로 자리를 옮겨 간 이식을 꽃 피웠는데, 우리나라의 초기 간 이식 외과의사들 중에는 피츠버그 의과대학에서 연수받지 않은 사람이 없을 정도였다. 이식 수술에 관한 감동적인 실패와 성공 스토리는 스타즐의 자전적 에세이 『퍼즐 인간』[43]에 자세히 기록되어 있다.

우리나라에서 첫 간 이식은 1988년 3월 서울의대 김수태 교수팀이 선천성 구리 대사 이상으로 간경변증에 빠진 13세 여아에게 실시했다(뇌사자 간 이식). 첫 생체 부분 간 이식은 1994년 12월 서울아산병원 이승규 교수팀이 선천성 담관 폐쇄증을 앓는 9개월 여아에게 실시했다.[44] 1988년 이래 2005년 말까지 간 이식은 전국에서 총 2,940건이 이루어졌다. 이 중 살아 있는 기증자로부터의 이식이 2,390건, 뇌사자로부터의 이식이 550건이다. 2006년 이후 뇌사자 장기 기증이 늘고 있어서 다행스럽기는 하나 2006년 말 현재 간을 이식받기 위해 대기하고 있는 환자가 무려 2,413명이나 된다(2017년 5,295명).

이런 상황에서 생체 간 이식에 대한 기대를 높이고 싶어도 쉽게 그럴 수 없다. 2006년 말까지 10년간 세계에서 적어도 10명이 넘는 젊고 건강한 간 기증자가 목숨을 잃었기 때문이다. 미국과 유럽에서뿐 아니라 일본에서도 기증자 2명이 사망했다. 이 숫자는 전체 간 이식 건수에 비하면 0.1~0.2퍼센트로 매우 낮지만 건강한 성인이 환자의 생명을 구하려다 자기 목숨을 잃었기 때문에 환자와 가족은 물론 의사와 사회가 받는 충격이 클 수밖에 없다.(이후 생체 간 이식은 꾸준히 늘어나 2006년 560건에서 2017년 1,032건으로 증가했다.)

그런데 서울아산병원에서 세계 최초로 두 기증자의 간 일부를 떼어내 한 환자에게 제공하는 수술, 즉 2 대 1 간 이식에 성공하여 새로운 희망을 주고 있다. 서울아산병원 연구팀은 2001년에 세계 학회지에 이 연구 결과를 보고했고[45] 2002년 도쿄에서 열린 세계간담췌장외과학회에서 25건의 결과를 발표했다. 그때 학회장에는 묘한 긴장과 흥분이 감돌았다. 참석자 중에는 "한 사람의 간도 주기 어려운데 두 사람의 간을 한 환자에게 준다니 놀랍습니다. 지금까지는 두 개체 간의 면역 거부 반응만 연구해왔는데 삼각관계에서는 면역 거부 반응이 어떻게 됩니까?"라는 질문을 하는 이도 있었다.

우리나라의 2 대 1 간 이식은 무엇보다 기증자의 건강을 보호하면서 수혜자의 정상 회복률을 높이기 위해 착안한 것인데, 다른 나라에서는 정서상 생각해내기 어려운 방법이었다. 2 대 1 간 이식은 대부분 형제, 부모 등 혈연관계에서 이루어졌다. 사실 2 대 1 간 이식은 우리나라 사람들의 강한 핏줄 의식에서 비롯했다. 자녀가 부모에게 간을 기증하는데 부모와 혈액형이 같은 두 자녀가 서로 "형님보다 젊은 제가 간을 드려야죠.", "무슨 소리! 형이 있는데 동생이 양보해야지."라고 하는 살가운 풍경이 벌어진 데다 마침 한 사람의 간으로는 부족해서 두 자녀의 간을 조금씩 떼내 부모에게 이식하게 된 것이다. 학회 발표 이후 서울아산병원의 2 대 1 간 이식을 참관하기 위해 세계 유명 의료 기관의 간 이식 전문의들이 우리나라를 방문했다.

이 간이 누구 간인고?

베이징 올림픽이 열린 2008년 전까지는 뇌사자 간 기증자가 절대적으로 모자라 많은 간 이식 대기자들이 중국으로 몰려들었다. 1년에 뇌사자 수백 명의 간이 기증되는 톈진(天津)의 병원들에는 한국인 간 이식 대기자들이 수십 명씩 입원했다. 그들은 한 달 정도 기다리면 건강한 간을 이식받을 수 있었다. 그렇게 해서 대개 간 이식을 받기는 하지만 기증자에 관해서는 아무것도 알 수가 없었다. 한편 언론 보도에 따르면 중국에서는 해마다 1만여 건의 이식용 장기가 적출되는데, 장기 기증자 중 상당수는 사형수라고 알려져 있다. 간 이식을 받고 온 사람들에 따르면 기증자에 관해서는 알 수 없었다고 한다.

C형 간염으로 간경변증을 앓다가 간성 혼수에 빠져 고생하던 40 세의 A 씨도 중국에서 간 이식을 받았다. 그런데 C형 간염에 다시 감염되어 치료하던 중 간경변증으로 악화했다. 결국 간 이식 후 6개월 만에 간성 혼수에 빠졌다. 그는 가사(假死) 상태로 다시 중국행 비행기에 실려 가 간 이식을 또 받았다. 그러고 나서 건강을 되찾은 그는 면역 억제제와 C형 간염용 인터페론 치료를 받으며 하루하루 감사하며 살고 있다. 두 번이나 죽음의 문턱에 이르렀다가 돌아온 그는 이 시대의 행운을 하나님의 은혜로 여기는 크리스천이다. 기증자에게는 참을 수 없는 존재의 가벼움이고, 수혜자에게는 존재에 대한 참을 수 없는 감사함이다.

이제 우리나라에서도 서구처럼 뇌사자 간 이식이 활성화해야 한다. 국립장기이식관리센터가 2000년에 문을 연 후 뇌사자 간 이식이 활성화하리라 기대들 했으나, 한동안 운영의 묘를 잘 살리지 못해 뇌사자 장기 이식 숫자가 줄었다. 다행히 2006년부터 증가해서 전체 간 이식에서 뇌사자 간 이식이 차지하는 비중이 30퍼센트 이상으로 늘어났다는 사실은 고무적이다.

11장

콩팥은 왜 한 개만 있어도 살 수 있는가?

case　경주에서 파견 근무를 하던 어느 날 경주문화원 맞은편 골동품점 앞을 기웃거리다가 출입문을 열고 들어갔다. 골동품을 사본 적이 없고 사려는 마음도 없었지만 잠시 여유가 있었다. 주인으로 보이는 젊은 남자가 방에서 나왔다. 그런데 얼굴이 푸석푸석하고 탁해 보였다.

나는 "혹 신장병을 앓고 계시지 않나요?"라고 물었다. 머뭇거리던 그는 "아, 혹시 강 선생님 아니세요?"라고 되물었다. "저를 아세요?" 나는 고개를 갸웃했다.

"예, 제가 신장 이식 수술받을 때 주치의셨잖습니까?" 금세 기억이 났다. "K 씨군요! 우리 병원의 열두 번째 이식 환자셨죠?" 뜻밖의 만남에 나는 무척 놀랐다. "네 맞습니다." 우리는 손을 맞잡고 반가워했다. 그는 나를 방으로 안내했다.

그의 부인과 대여섯 살 된 딸이 손님을 맞았다. 나는 전공의 2년차 때 병실에서 K 씨의 담당 의사로서 수술 준비와 수술 후 처치를 담당했다. 그런데 그는 이식받은 신장이 몇 년 전까지 이상 없다가 갑자기 탈이 나 다시 혈액 투석을 받고 있다며 혈관이 불거진 팔을 내밀었다. 혈관이 자주 막혀 투석용 혈관 동정맥루 시술도 처음에는 팔목에 받다가 팔꿈치까지 올라갔다. 팔 여기저기에 수술 흔적이 있었다.

그는 "이거 터질 때마다 밤에 응급실에 몇 번이나 가서 외과 선생님들을 괴롭혔죠."라며 너털웃음을 지었다. 그러고는 부인을 가리키며 "기억하실지 모르겠지만, 제가 이식 수술받았을 때 이 사람 간호대 학생으로 실습 나와 있었습니다. 그런데 신장 이식 수술받는 총각이 불쌍해서 자기가 책임지겠다고 우겨댔습니다. 그래서 저도 못 이기는 척 결혼했지만 이 사람 저 때문에 고생 많이 했습니다." 그래도 부인은 행복해 보였다.

"복막 투석도 해봤지만 혈액 투석이 저에게는 가장 잘 맞는 것 같아요. 정신이 맑고 다른 부작용이 없거든요. 이식 후 면역 억제제를 복용할 때는 몸이 고장 난 듯 편안하지 않았습니다. 복막 투석은 정말 맞지 않았습니다. 여섯 시간마다 꼬박꼬박 투석액을 갈아주어야 해서 제 성미에 맞지 않았을뿐더러 복막염도 자주 일어나 너무 힘들었습니다. 혈액 투석은 일주일에 두 번씩 서너 시간만 누워 있으면 되니까 그게 나았어요."라며 그는 또 웃었다. 젊은 나이인데도 신부전증을 10여 년간 앓아서인지 세상을 바라보는 눈에서 허허로움이 느껴졌다.

한편 한의사인 H 원장도 신장 이식 수술을 받았는데 그는 혈액 투석을 받았을 때보다 삶이 훨씬 더 만족스러워졌다고 했다. 신장 이식을 받으면 대부분 삶의 질이 개선되지만, 개인에 따라 다른 경우도 있다.

몸 안의 더러워진 피를 거르는 깔때기

신장(腎臟, kidney, 콩팥)은 양쪽 옆구리에 하나씩 달려 있다. '콩팥'의 어원에 대한 몇 가지 이야기가 있지만, 대개 생긴 모양이 콩과 팥을 닮은 데서 왔다고 한다. 신장은 체내 대사 과정에서 발생한 혈중 노폐물을 걸러내는 기관이다. 또 신장은 체액의 전해질(염분) 균형을 조절하는 데 가장 중요한 역할을 한다. 적혈구를 만들어내고, 호르몬도 분비하며, 칼슘 대사에 중요한 비타민 D의 활성화에도 관여한다.

누구나 살짝 베인 손가락을 입으로 빨다가 피 맛을 본 적이 있을 것이다. 피의 맛은 소금기 때문에 짭짤하다. 체내 염분 농도를 적절하게 유지하는 것은 생명 유지에 대단히 중요하다. 여름에 땀을 많이 흘려 염분 농도가 높아지면 뇌세포가 제 기능을 못한다. 심하면 기진맥진하며 경련을 일으키기도 하고, 더 심하면 혼수가 오고 급기야 사망할 수도 있다. 반대로 소금을 너무 적게 섭취하거나 물을 너무 많이 마셔서 염분 농도가 너무 낮아져도 세포 안으로 물이 스며 들어간다. 그러면 신경 세포나 근육 세포가 부어 경련이 일어난다.

신장은 여러 가지 기능이 있지만 노폐물을 배출하는 동시에 염분의 배출을 늘리거나 줄여 체내 염분 농도를 항상 일정하게 유지한다. 정상 상태에서 살아 있는 세포의 안과 밖에서는 양이온과 음이온의 농도가 항상 균형을 이룬다. 세포 바깥의 주된 양이온은 나트륨(Na^+) 이고 세포 안의 주된 양이온은 칼륨(K^+)이다. 나트륨 농도는 정상 허용 범위가 넓지만 칼륨 농도는 정상 허용 범위가 대단히 좁다. 따라서 칼륨 농도가 약간만 높거나 낮아도 세포막의 균형이 깨진다. 세포막 전기의 변화에 따라 심장은 적절한 속도와 강도로 박동한다. 그런데 칼륨 농도의 균형이 깨지면 심장 박동이 멈출 수도 있다.

조심해야 할 신장 질환

신장에 이상이 오는 병증에는 여러 가지가 있지만 그중에서 흔한 것은 사구체 신염(glomerulonephritis)과 신우 신염(pyelonephritis)이다. 사구체는 신동맥에서 갈라져 나온 모세혈관이 실타래처럼 뭉쳐진 덩어리로, 혈액에서 노폐물을 걸러낸다. 여기에 염증이 생기는 것을 사구체 신염 또는 신장염이라고 한다. 이것은 몸속에 들어온 세균, 바이러스, 약물 같은 이물질이 항체와 결합하여 면역 복합체를 이룬 후 혈액 속을 떠돌아다니다가 사구체 모세혈관에 가라앉아 붙어 보체가 활성화함으로써 일어나는 염증 질환이다.

가장 흔히 볼 수 있는 사구체 신염은 연쇄상 구균(Streptococcus) 감염의 후유증이다. 연쇄상 구균에 감염되면 편도선이 호두 알처럼 굵어지고 백태가 낄 정도로 심한 편도선염을 앓게 된다. 이 편도선염은 주로 10세 안팎의 아동, 청소년에게 많이 발생한다. 아이가 목이 아파 병원에 데려가면 의사가 목을 들여다보는데, 이것은 연쇄상 구균에 의한 편도선염인지를 감별하는 간단하고도 중요한 검사다. 만약 편도선이 딸기처럼 벌겋거나 백태가 낀 편도선염이면 신속하게 항생제(페니실린 등) 치료를 해야 한다.

신장에 오는 또 다른 주요 질환으로 신우 신염이 있다. 신장에서 걸러진 노폐물인 오줌은 15~20센티미터가량의 수뇨관을 타고 방광으로 들어갔다가 일정량이 모이면 요도를 거쳐 밖으로 배출된다. 이렇게 오줌이 흘러나오는 경로인 요로에 외부 세균이 침입하면 방광염과 신우 신염이 생길 수 있다. 요로 감염은 호흡기 감염 다음으로 흔하며, 외부의 세균이 요도를 통해 들어와 위로 올라갔을 때 발생한다. 특히 여성은 요도 끝이 항문과 가까워 남성보다 요로 감염에 걸리기 쉽다.

신우는 세뇨관을 지난 오줌이 모이는 신장의 가장 안쪽 부분인데, 여기에 염증이 생기는 질병이 바로 신우 신염이다. 대장균이 가장 흔한 원인균이며, 걸리면 옆구리가 많이 아프고 고열과 구토가 동반한다. 오줌이 뿌옇게 나오기도 하므로 소변 검사를 해보면 곧바로 알 수 있다. 오줌 속에서 백혈구나 고름이 직접 관찰된다. 이 경우에도 신속하게 항생제를 적절히 사용하면 잘 낫는다. 신우 신염이 반복되어 신우와 이어진 사구체에도 염증이 확산하면 사구체의 여과 기능이 떨어져 신부전증에 빠질 수도 있다.

case   임상 실습을 시작한 의과대학 본과 4학년 시절 어느 날,

어머니가 고열과 오른쪽 옆구리 통증을 호소하였다. 좌우를 비교하며 옆구리를 두드려보니 강의실에서 배운 지식과 짧은 실습 경험대로라면 신우신장염이었다. 소변을 받아 임상병리 검사를 의뢰하였더니 백혈구 수치가 높아 신우 신염으로 확진해도 좋을 듯했다.

당시는 의료보험이 전면 시행되기 전이어서 의료비를 적게 들이면서 치료할 수 있는 방법을 궁리하다가 내과 전공의 선배에게 도움을 청했다. 값싼 항생제 겐타마이신(gentamicin) 주사를 처방받아 집에서 아침저녁으로 주사를 놓으니 어머니의 병세가 하루가 다르게 호전되었다. 두려움도 없지 않았으나 병세 호전에 몹시 뿌듯했다. 5일 정도 지나자 신우 신염 증세가 완전히 사라지는 듯했다.

그런데 7일째에 어머니는 두통과 어지럼증 때문에 일어나 걸을 수 없었다. 아차, 싶었다. 수업 시간에 겐타마이신이 내이와 신장에 끼치는 부작용을 배운 기억이 났다. 평형감각을 유지하는 귓속 반고리관(semicircular canal, 세반고리관)에 부작용을 일으켰을지 모른다는 생각이 들자 덜컥 겁이 났다. 어머니를 모시고 가서 이비인후과 진료를 받았다. 겐타마이신 부작용이 맞았다. 담당 의사는 혈액 순환 개선제를 투여하면서 기다리는 수밖에 없다고 했다. 어머니는 그때부터 비싼 혈액 순환 개선제를 복용하기 시작했다.

신우 신염 증세는 며칠 사이에 좋아졌지만 겐타마이신 부작용은 몇 주가 지나도 쉽게 사라지지 않았다. 어머니는 3개월쯤 후에 겨우 걸을 수 있었고 6개월이 지나서야 전과 같이 회복했다. 어머니는 그것이 항생제 부작용임을 알았지만 내가 마음 상할까 봐 한 번도 언급하지 않으셨다. 나는 온 가족에게 심한 죄책감이 들었는데 어머니가 큰 후유증 없이 회복해 그나마 다행이었다.

의과대학 졸업 후 나는 의사로서 환자에게 항생제를 투여할 때마다 늘 부작용에 더 신경 쓰게 되었다. 특히 항암제를 처방할 때는 그 득과 실을 더욱 깊이 고려하게 되었다.

평생 자식들을 바르게 키우기 위해 잠시도 평안을 누리지 못한 어머니의 고통을 빨리 덜어드리고 경제적 부담도 줄이려 했다가 서투른 지식 때문에 본의 아니게 어머니를 첫 임상시험 대상자로 삼고 말았다. 아직도 어머니에게 고통을 안긴 것이 죄스럽다. 하지만 환자들에게 했을 실수를 어머니 덕분에 많이 줄일 수 있었음에 감사하고 있다.

이가 없으면 잇몸으로 살아야지

신장 기능이 망가져 회복하지 않는 상태를 신부전증이라 한다. 따라서 신부전증 환자들은 노폐물이 축적된 피를 인공적으로 걸러주어야 살 수 있다. 피를 거르는 방법에는 크게 두 가지가 있다. 혈액 투석과 복막 투석이다. 혈액 투석은 일주일에 두세 번씩, 한 번에 서너 시간씩 피를 인공 신장기에 통과시켜 여과한다. 복막 투석은 '이가 없으면 잇몸으로 산다'는 속담처럼 인체의 놀라운 적응력을 이용하는 방법이다. 배 안에는 염증이 생겼을 때 그 부위를 둘러싸서 염증을 완화하는 넓은 막인 대망(大網)이 있다. 이것은 못이나 강에서

물고기를 잡을 때 던지는 투망처럼 생겼다. 대망은 그 안에 들어온 세균을 둘러싸서 꼼짝 못하게 한다.

이 대망은 또 다른 기능도 하는데, 만약 복강에 여러 가지 전해질을 섞은 투석액을 주입하면 대망의 많은 혈관들이 신장의 사구체처럼 작용하여 혈액 속의 노폐물이 복강 안으로 나오게 된다. 이 경우에 혈액 투석처럼 노폐물이 완전히 걸러지는 것은 아니지만 어느 정도 혈액을 정화할 수 있다. 흙탕물로 더러워진 옷을 맑은 물에 흔들어 씻는 것과 같은 원리이다. 따라서 복막 투석은 시간이 오래 걸리고 투석액을 자주 갈아주어야 한다. 혈액 투석 때와 달리 환자가 병원에 가지 않고 집에서 투석액을 직접 갈아주면 되는 게 장점이다. 하지만 투석액을 주입하는 관을 통해 세균이 복강으로 침입하면 복막염이 생길 수 있다. 또한 신장처럼 전해질을 미세하게 조절하는 기능이 없어서 염분이나 체액이 너무 많이 빠지면 전해질 불균형이 올 수 있다.

신부전증 환자의 신장은 저절로 회복하지 않기 때문에 다른 사람의 신장을 이식받는 것이 최선의 치료법이다. 물론 이식받으면 조직 거부 반응이 일어나서 오랫동안 면역 억제 치료를 받아야 하는 번거로움이 따른다. 그래도 환자들은 투석보다 신장 이식에 더 많이 만족한다.

간 이식과 마찬가지로 신장 이식에도 뇌사자의 신장을 이식하는 방법과 건강한 사람의 한쪽 신장을 이식하는 방법이 있다. 두 개의 정상 신장을 가진 사람은 일상생활을 하면서 신장의 기능 중 20퍼센트가량만 사용한다. 그러므로 한쪽 신장이 없어도 남은 신장 하나가 40퍼센트를 감당하면 되니까 크게 문제 될 것이 없다.

신장을 옮겨 심는다

신장 이식 수술은 1954년 미국 보스턴에 있는 피터 벤트 브리검 병원의 외과의사 조지프 머리(Joseph E. Murray)가 처음으로 시술했다. 매사추세츠 주에서 태어나 하버드 의과대학을 졸업한 그는 2차 대전 말인 1944년에 군의관으로 근무했다. 그는 피부 이식으로 군인들의 화상을 치료하면서 일란성 쌍둥이끼리는 이식된 피부에 대한 면역 거부 반응이 없다는 것을 알게 되었다. 그 후 그는 장기 이식 또한 같을 거라 생각하고 개에게 신장 이식 실험을 했다. 이를 바탕으로 그는 1954년 일란성 쌍둥이끼리의 신장 이식 수술에 성공했다. 신장을 이식받은 환자는 7년이나 더 살았다.

이후 그는 유전적으로 연관이 없는 사람끼리 장기를 이식할 수 있도록 하기 위해 면역 거부 반응에 대한 연구를 계속했다. 급기야 1962년에 면역 억제제를 사용하여 유전적으로 연관이 없는 사람끼리의 신장 이식에 성공했다. 나중에는 죽은 사람의 신장도 이식할 수 있었다. 1980년대부터는 신장 이식이 전 세계에서 널리 시행되었으며, 조지프 머리는 장기 및 조직 이식 분야에서 발전을 이룬 공로를 인정받아 외과의사로는 드물게 노벨 생리의학상을 받았다.[46] 우리나라에서는 1969년 가톨릭 의과대학의 이용각 교수팀이 처음 신장 이식 수술에 성공했으며, 그 후 세계적 흐름과 비슷한 속도로 발전을 거듭해왔다.

간 이식에 비하여 신장 이식 수술은 면역 거부 반응의 빈도가 훨씬 높다. 그래서 신장 이식 수술 후의 면역 억제 치료를 위한 연구가 활발하게 진행되어 1979년 스위스 산도스[47] 사에서 사이클로스포린을 개발했다. 이 면역 억제제가 보급되면서 신장 이식 수술도 급격히 발전했다. 1984년에는 일본의 후지사와 약품공업이[48] 쓰쿠바 지역의 야산에 기생하는 곰팡이에서 추출한 물질로 면역 억제제인 타크롤리무스(tacrolimus)[49]를 개발했다. 그리고 1989년 피츠버그 장기이식연구소 소장인 토머스 스타즐이 이것을 면역 거부 반응으로 쓰러져가는 간 이식 환자에게 처음 사용하여 생명을 구했다.

이 약들은 면역 거부 반응을 일으키는 세포(T 세포)에만 작용하여 강력한 면역 억제 기능을 발휘하고 감염 방지 기능은 비교적 적게 억제한다. 그래서 기존 면역 억제제의 부작용인 세균 감염으로부터 벗어나는 데 중요한 역할을 할 수 있었다. 그 후로도 면역 억제제는 꾸준히 개발되고 나아져 이식 후 합병증의 빈도가 급격히 줄었다.

신장 이식 수술은 간 이식에 비하면 간단하다. 신장은 두 개가 따로 떨어져 있기 때문에 하나를 떼어내기가 어렵지 않다. 기증자에 대한 수술도 뇌사자든 정상인이든 거의 비슷하다. 기증자의 신장을 떼어내 수혜자에게 이식할 때 신장동맥 대신 장골동맥에, 신장정맥 대신 장골정맥에, 수뇨관은 그대로 방광에 각각 연결한다. 그러면 신장은 바로 제 기능을 하여 수혜자의 피를 맑게 걸러준다.

수술실에서 신장을 이식받은 환자가 병실로 돌아오면 그동안 몸속에 쌓여 배출되지 못한 많은 노폐물이 오줌으로 엄청나게 쏟아져 나온다. 하루 소변량이 정상인은 1.5~2리터지만 신장 이식을 받은 환자는 10리터나 된다. 따라서 배출되는 소변량만큼 수액을 충분히 공급받아야 한다. 이후 소변량은 서서히 줄다가 일주일 정도 지나면 정상 수준을 회복한다. 가뭄에 시들고 매연에 찌들어 다 죽어가던 도로 가의 화초를 맑은 시냇가로 옮겨 심으면 싱싱하게 살아나듯 환자는 생기를 되찾는다.

환자는 수술 후 3~4주 동안 면역 억제제, 항생제, 항진균제 치료를 받다가 이상이 없으면 퇴원할 수 있다. 퇴원 후에는 정기적으로 면역 억제제 치료와 신장 기능 검사를 받아야 한다. 건강한 신장이 오랫동안 병들었던 몸에 이식되면 이식 전의 질환이 이식된 신장에 재발할 수도 있기 때문이다. 이식된 신장에서 재발성 신장 질환의 발생률은 약 10퍼센트이며, 이로 인한 이식된 신장의 소실률은 약 5퍼센트이다.[50]

부언하건대 신부전증이 오면 혈액 투석이나 복막 투석, 신장 이식을 해야 살아갈 수 있다. 하지만 어느 방법을 선택하든 환자나 가족은 장기전에 대비해야 한다. 복지를 강조하는 정부 덕에 비용 부담은 많이 줄었지만 문제는 삶의 질이다. 환자는 하루라도 빨리 신장 이식을 받아야 더 온전하게 회복할 수 있다.

신장을 지키는 방법

앞에서 살펴보았듯이 만성 신부전증의 두 가지 중요한 원인은 사구체 신염과 신우 신염이다. 사구체 신염은 주로 급성 편도선염 때문에 발생하므로 아동, 청소년은 감기와 연쇄상 구균에 의한 편도선염에 걸리지 않도록 주의해야 한다. 그러기 위해서는 손발을 비롯해 피부를 청결히 하고 구강 위생에 신경 써야 한다. 만약 편도선염에 걸렸으면 의사의 지시에 따라 항생제 치료를 잘 받아야 한다. 사구체 신염의 조기 진단과 치료에는 신장 내과 전문의의 지시를 따르는 것이 중요하다.

신우 신염은 이차 감염인 사구체 신염과 달리 요로로 직접 감염되는 일차 감염이다. 따라서 신우 신염을 예방하려면 요로 감염을 막는 것이 중요하다. 우리 몸은 신체 저항력이 떨어지면 어느 부위에서든 쉽게 감염이 일어날 수 있다. 다시 말해 과로하거나 수면이 부족하거나 위생 상태가 불량하면 염증이 생길 수 있다. 외부의 세균이 쉽게 침입하거나 몸속에 잠복해 있던 세균이 활동을 재개하기 때문이다. 가령 피곤하면 입가나 눈가가 부르트는 것도 헤르페스(Herpes) 바이러스 감염 때문이다.

요로 감염은 특히 여성이 잘 걸리는데, 예방할 수 있는 방법이 한두 가지 있다. 대변을 본 후 휴지로 항문을 닦을 때 질 쪽에서 항문 쪽으로 닦고, 성교 후에는 소변을 보는 것이 위생에 도움이 된다. 만약 방광염에 걸렸을 경우 저용량의 항생제를 장기간 복용하여 완전히 치료해야 한다.

1부. 환자가 궁금해하는 수술의 상식

12장

충수염 진단은 얼마나 정확한가?

case 1901년 영국의 앨버트 에드워드(Albert Edward) 왕자는 어머니인 빅토리아 여왕이 세상을 떠나자 59세에 드디어 왕에 즉위했다. 1902년 6월 26일 에드워드 7세로 대관식을 치를 예정이었다. 그런데 행사를 12일 앞두고 위급한 상황이 발생했다. 에드워드가 복통을 호소한 것이다. 즉시 궁중 시의가 와서 에드워드를 진찰했다. 궁중 시의는 처음에 복통이 에드워드의 무절제한 생활 습관에서 비롯한 것이라 생각했다. 하지만 과식 후에 나타나는 흔한 복통이 아님을 알았다. 그날 밤 에드워드의 복통이 더욱 심해지자 궁중 시의는 유명한 외과의사 프레더릭 트레브스(Frederick Treves)를 궁으로 불러들였다.

트레브스는 에드워드의 오른쪽 아랫배가 부은 데다 열이 있음을 알았다. 급성 충수염이었다. 그는 수술을 권했다. 하지만 당시에는 충수 절제 수술이 보편적이지 않았고 수술을 하면 그토록 고대해온 대관식을 연기해야 했으므로 에드워드는 수술을 완강히 거부했다. 에드워드는 트레브스에게 이렇게 말했다. "짐은 대관식을 코앞에 두고 있노라." 그러자 트레브스는 이렇게 대답했다. "지금 수술을 받지 않으시면 대관식이 아니라 장례식을 치르게 될 것입니다." 에드워드는 마지못해 수술을 허락했다. 트레브스는 충수 절제는 하지 않고 마취 후에 충수에서 농을 빼내는 배농술만 실시했다. 왕은 호전되었지만 대관식은 8월 9일로 연기되었다. 꽃 장수와 연회업자는 땅을 쳤고 공무원과 대관식 방문객들도 적잖게 헛수고를 했다.

충수＝맹장, 충수염＝맹장염?

맹장은 주로 초식동물한테 발달한 기관이다. 사람의 경우에는 퇴화해 소장과 대장 사이에 짧게 남아 있다. 충수(蟲垂, appendix)는 소장에서 대장으로 이행하는 맹장에 누에 모양의 관으로 붙어 있으며 끝이 막혀 있다. 사람의 충수는 아무 쓸모 없는 기관으로 알려져 있지만 잘못되면 심각한 문제를 야기할 수도 있다. 이 작은 관으로 통하는 입구가 식물의 씨앗이나 단단하고 작은 장 내용물 덩어리로 막히면 갑자기 성을 낸다. 실제로는 주위의 림프 조직이 비정상적으로 커져서 입구를 막는 경우가 더 흔하다.

입구가 막히면 충수의 압력이 올라가면서 체액이 차고 관이 팽창하여 염증 반응이 시작된다. 만약 이 과정이 계속되면 내강의 압력이 증가하여 충수 벽의 혈액 순환에 장애를 일으켜 염증이 생긴다. 그리고 이것이 더 진행되면 장벽이 괴사(壞死, 세포나 조직의 죽음)해 천공이 일어난다. 그러면 대장 안의 정상 세균들이 복강으로 흘러들어 복막염을 일으킨다. 만약 적당한 때에 치료하지 않으면 환자가 사망할 수도 있다.

1492년에 레오나르도 다 빈치가 충수를 해부학적으로 그린 적이 있지만 충수염을 제대로 이해하고 올바르게 치료할 수 있게 된 것은 19세기에 들어서였다. 그전에는 충수염을 맹장염(typhlitis)이나 맹장주위염(peri-typhlitis)이라 불렀다. 1886년 미국의 병리학자 레지널드 피츠(Reginald Heber Fitz)는 오른쪽 아랫배에 발생해 죽음에 이를 수 있는 염증성 질환을 충수염(appendicitis)이라 명명하고 충수 절제로 치료할 수 있다고 발표했다. 피츠의 보고서 이후에 외과의사들은 이 병을 초기에 진단하고 천공 전에 수술로 제거하면 쉽게 치료할 수 있음을 알게 되었다. 그러나 당시에는 조기 진단이 쉽지 않았고 늦게 처치해 생명이 위태로운 경우가 많았다.[51]

충수 절제 수술에서 외과의사들이 오진으로 정상 충수를 잘라낼 확률은 약 20퍼센트이다. 덕분에 정말로 충수염을 앓는 환자 80퍼센트가 충수 천공이나 복막염 등의 나쁜 결과를 피할 수 있다.[52] 교과서에 나와 있듯이, 충수염의 이환율과 사망률을 줄이는 유일한 방법은 천공이나 괴사 전에 충수를 제거하는 것이다.[53] 그런데 이 원칙에 따라 수술하면 20퍼센트 정도의 정상 충수를 제거하게 되므로 이런 의문이 들지 모른다. "왜 필요 없는 수술을 하지?"

이 책에서는 필요 없는 수술들에 관해서도 이야기한다. 그러나 상황을 사려 깊게 관찰해보면 정상 충수의 제거는 필요없다기보다 피할 수 없는 것이다. 정상 충수를 잘린 사람들 대부분은 이런 원칙에 충실한 외과의사들 덕분에 위험을 줄이는 이득을 본다. 치료를 위한 공격적인 수술에 속하는 관상동맥 우회로 수술, 자궁 절제 수술, 담낭 절제 수술, 제왕절개 수술, 편도선 절제 수술 등에서도 유사한 경우가 발생한다.

충수염은 미국에서 1935년에 16,000명을 죽음으로 몰고 가 사망 원인 15위에 올랐다. 하지만 충수 절제 수술 덕분에 사망률이 1930년 10만 명당 15명에서 1997년 0.08명으로 낮아졌다.[54] 미국 인구가 엄청나게 증가한 1973년에도 충수염 사망률은 1,000건에 불과했다.[55] 이 병은 복부 진단에서 우선 의심되는 질환인 데다 수술이 충수 천공 전에 이루어져 합병증과 사망률이 감소했다.

또한 항생제를 광범하게 사용하고 섬유질을 많이 섭취하면서 1940년 이후 미국에서 충수염 발생률이 엄청나게 줄었다. 인구가 15퍼센트나 늘었는데도 충수염 발생률은 20년 전보다 16퍼센트가 줄었다. 충수염은 영아에서는 거의 드물고 유년기에 조금 증가하지만 십대와 이십대에 가장 흔하다. 십대의 경우에 충수염은 지속적이고 강도가 심해지는 복통의 가장 흔한 원인이다. 충수염 환자의 남녀 비율은 십대의 경우에 3 대 2이나 중년에 이르면 1 대 1이 된다. 노년에는 충수염이 거의 발생하지 않는다. 일생 동안 충수염에 걸릴 확률은 남성이 20퍼센트, 여성이 17퍼센트 정도이다.

1980년대 미국에서 외과적 수술 중 충수 절제는 1년에 275,000 건으로 탈장 수술, 담낭 절제 수술, 유착 박리 수술의 뒤를 이어 4위를 차지했다. 우리나라에서는 국민건강보험공단의 2004년 수술 환자 통계에 따르면 건강보험을 통해 시술한 충수 절제 수술이 97,000여 건으로 인구 10만 명당 205명이었다(2016년 88,643건으로 10만 명당 178건. 백내장, 제왕절개, 치핵, 척추에 이어 5위). 미국과 달리 담낭 절제 수술이나 탈장 수술보다 많이 실시되었다. 물론 인구 10만 명당 431명이 시술받은 치핵 절제 수술(치질 수술)보다는 훨씬 적었다.

충수염, 얕보면 큰코다친다

누구든 충수염이 빠르게 진행되면 사망할 수도 있다. 급성 충수염의 전형적인 예는 다음과 같다.

20세 대학생이 자장면 한 그릇을 맛있게 먹고 나서 얼마 지나지 않아 명치 부위가 더부룩하고 아프다가 점차 복부 전체로 통증이 번지는 것을 느낀다. 체한 줄 알고 약국에 가서 소화제 한 병을 사 마신다. 그런데 약국에서 나와 돌아서자마자 좀전에 먹은 자장면을 토한다. 그제야 식중독이라고 생각하고 의원을 찾는다. 복통이 온 뒤로 2시간쯤 된 환자를 보고 내과의사도 그가 체했다고 생각해 소화제, 진통제, 항생제를 처방한 후 내일 다시 오라고 할지 모른다. 사려 깊은 의사는 급성 충수염이나 담석증이 아닌지 초음파 검사로 확인하거나, 링거 수액을 주사하며 몇 시간 관찰하거나, 아니면 종합병원 응급실로 보내기도 한다.

그런데 이 환자는 윗배의 통증이 점차 오른쪽 아랫배로 내려감을 느낀다. 몇 시간 더 지나 종합병원 응급실에 도착한 환자를 진찰하는 전공의는 환자의 경과를 들으며 복부를 진찰한다. 이제는 오른쪽 아랫배를 누르면 아프고 윗배는 아프지 않다. 첫 통증 후 6시간이 지나서 오른쪽 아래로 통증이 이동한 것이다. 종합병원 응급실에서 늘 실시하는 혈액 검사와 복부 엑스레이 검사 결과를 맞추어보자 급성 충수염으로 밝혀진다. 요즘은 초음파 장비가 좋아서 유능한 영상의학과 전문의는 95퍼센트 이상 정확하게 진단해낼 수 있다. 특히 충수염 발병률이 높은 젊은 사람들의 이런 통증은 의심할 만한 다른 질환이 별로 없기 때문에 진단율이 더 높다.

case 1926년 8월 15일 월요일 아침, 뉴욕. 소화불량 때문에 탄산음료를 두 달여 동안 섭취해 온 31세의 영화배우가 심한 복통으로 뉴욕병원을 찾았다. 그는 그날 저녁 여섯시부터 한 시간 동안 충수 절제 수술을 받았다. 몇 시간 후 마취에서 깨어나서는 괜찮은 듯했다. 그러나 다음날 아침 담당의사는 그에게 복막염이 발생한 것을 알았다. 엄청난 합병증에도 불구하고 그는 며칠 후 조금 나아지는 듯했다. 그가 아프다는 소식에 수많은 팬과 기자가 모여들었다. 그는 무성영화 시절 유명 배우인 루돌프 발렌티노 (Rudolph Valentino)였다.

그런데 토요일에 그의 상태가 아주 나빠졌다. 그를 치료하기 위해 모인 유명 외과의사 4명도 그의 상태가 나빠져 손을 쓸 수

1부. 환자가 궁금해하는 수술의 상식

없게 되었음을 알았다. 병원 밖에는 유명 배우의 죽음을 예견하듯 군중이 점점 더 많아졌다. 1926년 8월 23일, 수술을 받은 후 발린티노는 사망했다. 《워싱턴 타임스》는 대통령 서거 때처럼 발렌티노의 죽음을 크게 보도하였다. 병원 앞에 있던 여성 팬들은 모두 문상객으로 변했다. 발렌티노를 수술한 의사 중 한 명도 심장 발작을 일으켜 병원에 입원하였다. 브로드웨이에는 그를 시기하는 어떤 남자가 독살했다는 소문이 자자했다. 그러나 외과의사들은 패혈증으로 인한 사망이라고 발표했고 부검은 실시되지 않았다.

확실한 진단은 이루어지지 않았지만, 발렌티노가 죽은 이유는 당시 외과의사들의 진찰 소견으로 볼 때 충수염보다는 소화기 궤양의 천공일 가능성이 훨씬 높다. 발렌티노의 경우 궤양 천공 후 나타날 수 있는 표면적인 염증 소견이 충수염으로 오진되었을 수 있다. 수술을 하다가 천공 사실을 알아차린 외과의사는 수술 방향을 바꾸어 즉시 궤양 천공을 수습해야 했는데 그러지 못했다. 결국 발렌티노는 복막염이 퍼져 패혈증으로 죽은 것이다.[56]

충수염이 생기면 대개 명치 중심부의 복통으로 시작하여 식욕 부진과 매스꺼움으로 이어지면서 열이 약간 난다. 6시간 정도 지나면 복통이 오른쪽 아랫배에 있는 충수 부위로 내려간다. 충수염의 전형적인 진찰 소견은 오른쪽 아랫배의 압통이다. 왼쪽 아랫배를 누를 때 충수가 있는 오른쪽 아랫배가 뜨끔하게 아픈지로 확인할 수 있다.

만약 충수가 괴사해 천공이 되면 에드워드 7세처럼 오른쪽 아랫배에 농이 차고, 나중에 염증이 복강 곳곳에 퍼지면서 복부 전체에 압통이 생긴다. 충수염 발생 후 천공의 20퍼센트는 24시간 안에 일어나고 70퍼센트는 48시간 안에 일어난다. 해부학적 구조상 어린아이에게는 충수염이 드물게 발생하지만 5세 이하의 영유아는 초기 충수 천공률이 80퍼센트나 된다. 급성 충수염일지라도 신체 방어 기전에 따라 염증이 가라앉을 수 있으며 나중에 만성 충수염으로 재발할 수도 있다.

연장 탓을 할 수 없는 목수

우리나라 대부분의 병원에서 4년차 후반인 전공의들은 대개 환자 진료와 수술에서 열외가 된다. 다음 해 1월에 있을 전문의 시험 준비에 몰두할 수 있도록 하기 위해서이다. 전문의 시험을 마치고 나면 약 2주간의 휴가 후 바로 군의관으로 임관 훈련 소집에 응해야 한다. 두 달간의 훈련이 끝나면 전방의 의무대나 야전병원 등에 배치된다.

나는 임관 훈련을 마친 후 전방으로 가게 되었다. 다른 신임 군의관들과 함께 춘천행 기차에 올랐다. 춘천에 도착해서는 소양강 댐까지 버스로 이동했다. 그리고 우리는 배를 타고 짙은 바다색 소양강 물길을 가르며 신남 선착장에 도착했다. 그곳에는 임무를 교대할 군의관들이 반가운 얼굴로 마중 나와 있었다. 우리는 각자 사단별로 선임자를 따라 흩어졌다. 사단 의무대에 닿자 연대 의무중대장으로 1년 복무를 마치고 후방으로 내려갈 준비를 하던 대학 선배인 외과 군의관이 나를 반겼다. 선배는 자기 부대 병사가 충수염을 앓고 있으니 바로 수술하라고 했다.

사단 치료반 반장으로 배정받은 나는 이동외과병원 외과 과장까지 겸하게 되었다. 병원장도 외과 군의관이었지만 수술은 하지 않고 행정 일만 했다. 그는 시계를 보며 내가 도착하기를 기다린 듯했다. 연대 외과 군의관과 병원장이 모두 이 병사를 맹장염으로 진단하였고 간호장교가 수술준비를 하고 있다고 했다. 약 6개월 만에 환자 진찰을 하게 된 나는 선배 외과 군의관과 병원장이 진단해 놓은 환자를 그냥 통상적인 진찰 과정만 거친 후 의심 없이 수술하게 되었다. 이십대 청년에게 가장 흔한 외과 질병은 급성 충수염, 치질, 탈장이다. 가끔 소화기 궤양이 천공되어 복막염도 발생한다.

이동외과병원 수술실(수술장)은 슬레이트 지붕의 단층집이었고 군화를 벗고 수술실에 들어서니 농기구 창고에 있는 기분이 들었다. 시멘트 바닥은 표면 처리가 매끈하게 잘 되어 있었다. 건물에 비해 수술 조명은 비교적 밝았고 수술 기구도 종류가 다양하고 수량도 많았다. 수련받은 대학병원에서 마르고 닳도록 사용하던 기구들보다 좋은 것들도 많았다.

나는 위생병의 도움을 받아 오른쪽 아랫배의 '맥버니(McBurney) 압통점'이라는 충수 절제 때 이용하는 절개선을 따라 수술을 시작했다. 오랜만에 하는 수술이었지만 별다른 어려움을 느끼지 못했다. 그것은 전공의 시절에 파견지 병원에서 간호사랑 둘이서 충수 절제 수술을 많이 해본 덕분이었다. 그런데 충수 자체에는 염증이 별로 없었고 절개된 부위에 담즙 색깔의 액체가 고여 있었다. 전공의 시절의 경험이 기억났다. 거즈로 여러 번 닦아 보았는데 단순한 염증성 액체가 아니라 담즙이었다. 이것은 십이지장이 천공되어 흘러나온 담즙이 틀림없었다.

나는 전임 군의관들이 천공성 십이지장 궤양을 수술한 적이 있냐고 간호장교에게 물어보았다. 간호장교는 더 큰 야전병원으로 후송을 했지 자기가 근무한 1년 동안은 한 번도 하지 않았다고 했다. 그래도 나는 겁내지 않았다. 절개 부위를 꿰매고 다시 천공성 십이지장 궤양을 수술할 때처럼 윗배 가운데 절개를 시작하였다. 가장 흔한 천공 부위에 구멍이 생겼고 푸르스름한 액체가 고여 있었다. 이 수술도 파견지에서 여러 번 해봐서 배운 대로 무난히 해냈다.

전공의 2년차로 지방 병원에 파견되어 그곳 외과 과장한테 궤양성 천공 수술법을 배운 때는 4월이었다. 언덕에 노란 개나리가 피고 뒷산이 분홍 참꽃으로 뒤덮이는 4월이면 이웃 달분네 집 누나도 정분네 집 누나도 몰래 도시로 떠났다는 이야기가 들리곤 한다. 4월에 이처럼 시골처녀가 바람이 들어 도시로 잘 떠나는 건 봄에는 성호르몬 분비가 많아지기 때문이다. 덩달아 스테로이드 호르몬의 분비도 많아져 십이지장 궤양이 잘 생긴다.

농기구 창고 같던 이동외과병원에서 맹장염으로 오진되어 수술에 들어간 천공성 십이지장 궤양 환자를 제대로 수술한 그날도 4월의 한가운데인 16일이었다. 그 병사는 아무런 합병증 없이 퇴원하였다. 전방에서 한 첫 수술이 내게는 소중한 경험이었고 그 병사에게는 불행 중 다행이었다. 그때 만약 잘못 판단했다면 유명 배우 발렌티노가 당한 최악의 불행이 재연되었을 것이다.

나는 전방 이동외과병원에서 1년간 66명에게 충수 절제 수술을 했다. 그 허술하게 보이던 수술실에서 수술한 뒤 항생제를 사용하지 않아도 상처가 곪는 일은 드물었다. 곪아 터진 상처에 항생제를 사용해도 다시 곪은 경우가 두 번 있었을 뿐이다. 이때부터 나는 외과의사가 깨끗하게 수술만 잘한다면 시설이나 환경이 좋고 나쁨에 관계가 없을뿐더러 항생제 사용 여부가 환자의 수술 후 회복과 합병증에 끼치는 영향이 크지 않다고 확신하게 되었다.

충수염일까, 아닐까?

경험 많은 외과의사는 환자가 호소하는 증상만으로도 충수염을 50퍼센트가량 진단할 수 있다. 하지만 엑스레이 검사에서 충수염 소견이 확실하지 않을 때 엉뚱한 결론에 다다르는 경우가 빈번하다. 예를 들면 루돌프 발렌티노를 죽음으로 내몬 천공성 십이지장 궤양은 엑스레이 검사에서 횡격막(가로막) 아래에 반달 모양의 기체 덩어리가 나타나는 경우가 75퍼센트이다. 이때 혈액화학 검사를 해보면 췌장(이자)에서 분비되는 탄수화물 분해 효소인 아밀라아제(amylase)가 증가한 것을 확인할 수 있다. 더 새로운 진단 기술 중에는 초음파 검사가 유용하지만, 초음파를 다루는 영상의학과 전문의마다 진단율 차이가 큰 편이다. 그래도 초음파 검사의 진단 정확도가 높다. 그래서 외과 전공의들이 수술 여부를 결정할 때 유능한 초음파 영상의학과 전문의에게 지나치게 의존하는 경향이 있다.

　외과의사는 충수염일 가능성이 있으나 확신하기 어려운 환자를 자주 만난다. 초기에 수술하면 진단의 정확성은 떨어지더라도 생명을 구할 확률은 높아진다. 존스홉킨스 의과대학 외과 교수인 마크 라비치(Mark M. Ravich)는 "충수염을 100퍼센트 정확하게 진단할 수 있는 방법은 그것이 터질 때까지 기다려 보는 것"이라고 했다.

　충수염과 헷갈리는 몇몇 상황에서 정확히 진단하기 위해서는 수술을 유보해야 한다. 마지막 월경 일자를 확인하면, 난자를 내보내기 위해 난포가 터지면서 생기는 배란통과 충수염을 구분할 수 있다. 심근경색증, 폐렴, 요로 감염 같은 질환에서도 복통이 일어날 수 있다. 급성 췌장염도 항상 복통을 일으키므로 감별해야 한다. 위장관염, 선천성 맹관 증후군, 소장 말단부 염증, 대장 게실의 염증(게실염), 난관염(나팔관의 감염), 자궁내막 증식증, 자궁외 임신, 천공성 궤양, 소아의 장중첩증 등은 수술 전에 충수염과 감별 진단하기가 매우 어렵다. 즉 복강을 들여다보아야 정확하게 알 수 있다. 충수 절제 수술을 하다가 충수는 정상이고 소장으로 이어진 림프샘들이 커져 있는 병변(장간막 림프샘염)을 발견할 수도 있다.

　만약 충수염이나 원인을 알 수 없는 급성복증(acute abdomen)이라고 진단하면, 외과의사는 수술을 권한다. 외과의사는 수액을 공급하며 예방적 항생제를 투여하고 나서 마취 후 복부를 절개한다. 곧 맹관인 충수를 찾아낸다. 만약 충수염이 원인이라면, 외과의사는 그것을 잘라낸 후 봉합하고 끝낸다. 하지만 충수가 터졌다면 생리식염수와 항생제로 복강을 세척한다. 그러나 급성 충수염으로 진단하고 수술에 들어갔는데 충수가 정상일 경우, 대개 외과의사는 정상인 충수를 잘라낸다. 아울러 비슷한 통증을 일으킨 다른 질환의 원인을 열심히 찾는다.

복강경 수술은 외과 영역에 도입된 1990년 이후 충수 절제 수술에도 응용되기 시작했다. 나는 1990년대 중반 중소도시의 병원에 근무한 적이 있다. 거기서 가장 흔한 수술은 충수 절제 수술이었다. 그때는 이미 복강경 담낭 절제 수술에 익숙한 터라 대부분의 충수 절제 수술을 복강경으로 시술했다. 2년간 약 400명에게 충수 절제 수술을 했는데 그중 340명에게 복강경을 이용했다. 또 그중 27명은 복강에 농양이 고였거나 이미 복막염이 퍼진 상태였다.

농양이나 복막염이 생긴 경우에 복강경 수술은 금물이라고 의학저널에도 발표된 시기에 나는 이런 경우야말로 복강경 수술이 진짜 필요하다는 것을 알게 되었다. 복강경으로 수술하면 작은 수술 절개창으로도 충수를 절제하고 오염된 복강을 깨끗이 씻어낼 수 있다. 상처가 오염될 염려는 거의 없다. 복막염이나 농양이 생긴 27명의 환자 중에 복강경 수술 후 합병증이 생긴 경우는 한 건도 없었다. 이 결과는 국제학술지에 논문으로 발표했다.[57]

복막염이 생기면 수술 절개창도 크게 내므로 감염률도 높아진다. 이 감염률은 충수가 천공되지 않은 경우 5퍼센트, 괴사하거나 천공된 경우 30퍼센트이다. 이 감염은 나중에 장이 서로 엉겨붙는 장유착증을 일으킬 수 있다. 그러면 환자는 심한 복통으로 응급실 신세를 지게 된다. 수술 후 장유착증 때문에 장이 막히면(장폐색) 수술이 필요하다. 또 감염은 생식기에 유착을 일으킬 수도 있다. 난관을 막아 불임이 되는 것이다. 특히 충수가 천공된 경우에 그 빈도가 높다. 미국에서는 난관성 불임의 5퍼센트는 충수염 천공이 원인이라는 보고가 나온 바 있다. 충수가 괴사하지 않은 급성 충수염으로 인한 사망률은 0.1퍼센트 미만이지만 충수가 괴사한 경우에는 0.6퍼센트까지 올라가고, 천공이 있을 경우에는 더욱 올라간다.[58]

꼭 수술해야 할까?

급성 충수염에 대해 다른 치료법은 없는가? 외과의사의 손을 빌리는 수술이 아니라면 항생제가 매우 효과적인 대체 치료법이다. 물론 숙달된 수술보다는 덜 효과적이다. 항생제만 사용하면 충수염의 25퍼센트에서 천공이 일어난다. 그리고 그중 5~10퍼센트는 건강을 회복하지 못한다. 흔하지 않지만 예방 차원이 아닌 확실한 치료를 위해 수술 전에 항생제를 투여하기도 하는데, 그러면 천공된 충수로 인한 감염이 줄어든다. 충수가 천공되지 않았다면 항생제 투여를 중단해야 하고 천공되었다면 항생제 양을 늘려야 한다.

급성 충수염이 진행되어 부분적으로 농양이 생기고 통증과 열이 심하지 않은 경우 곧바로 수술하지 않고 몇 주간 항생제를 사용하기도 한다. 이럴 경우 농양이 많이 줄거나 염증이 조금만 남은 상태에서 수술하는 것이 합병증을 줄이는 데 도움이 될 수 있다.

우리는 충수염을 예방할 수는 없다. 그러나 최근 몇 년간 발생률은 계속 줄고 있다. 광범위하게 사용되는 항생제, 영양학자와 식이요법 마니아들이 제시한 식품 등의 효과에 대한 긍정적 검토 결과들이 나오고 있다. 고섬유질 식품은 딱딱한 대변을 빨리 통과시켜 대변이 충수를 막을 시간을 주지 않는다. 어느 보고서에서는 개발도상국 국민들이 고섬유질을 많이 먹어 충수염이 많이 안 생긴다는 결과가 나왔다. 그 보고서는 가공 식품과 당분 많은 식품을 많이 섭취할수록 충수염 발생률이 더욱 증가한다고 말한다.

충수 절제 수술은 응급 수술인가?

어느 환자가 낮에 복통이 시작되어 개인병원을 찾았으나 큰 이상이 발견되지 않았다. 그런데 저녁에 증상이 더 심해져 종합병원 응급실에서 좀 더 세밀한 진찰과 검사를 받았다. 그랬더니 급성 충수염으로 수술을 받아야 한다고 했다. 시간은 열한시를 넘어 자정을 향해 달리고 있다. 이때 수술을 하는 것이 좋을까?

가족들은 밤을 넘기지 않고 수술을 해달라고 할지 모른다. 과거의 의사들은 날짜를 넘기지 않고 수술하곤 했다. 나는 충수 절제 수술을 밤 열두시와 새벽 여섯시 사이에는 피하는 것이 좋다고 오랫동안 여겨왔다. 염증이 아무리 빨리 진행되어도 6시간 안에 크게 달라지지 않으며, 설사 충수가 터졌다 하더라도 복강경 수술을 하면 차이가 거의 없다고 본다.

밤 열두시부터 새벽 여섯시까지는 수술에 참여하는 마취과 전문의, 간호사, 집도 의사 모두에게 생리적으로 잠이 필요한 시간이다.

정상 활동 시간보다 이 시간에는 셋 중 하나라도 실수할 확률이 훨씬 높다. 이 실수는 겉으로 보이지 않을 수도 있고, 드러날 수도 있다. 때로는 환자가 심각한 합병증으로 오랫동안 고생할 수도 있다. 따라서 의료진이 충분히 수면을 취한 다음 상쾌한 기분으로 아침에 수술하도록 하는 편이 훨씬 유리하다. 수술하는 의사는 휴식할 수 있게 해준 게 고마워서, 밤새 기다려준 환자에게 더 잘해주려 할 것이다.

"고름이 고이면 해를 넘기지 말고 배농하라."는 외과의사에게 오랫동안 전해 내려오는 격언이다. 그러나 단순히 고름을 짜는 것 이상인 충수 절제 수술에는 신중하게 접근해야 한다. 수술하지 않아도 될 병은 아닌지, 수술한다면 언제 어떤 방식으로 할 것인지도 따져보아야 나중에 후회하지 않는다.

1부. 환자가 궁금해하는 수술의 상식

13장

제왕절개를 왜 많이 하는가?

case 두 딸의 엄마이자 33세인 K 씨는 세 번째 임신을 했다. 임신 9개월째에 접어든 주의 수요일 낮, 아랫배에 예리한 통증을 느꼈다. 30분 후 다시 통증이 시작되었을 때 그녀는 병원으로 향했다. 그러나 병원에서는 두어 시간 지켜본 후 그녀를 집으로 돌려보냈다. 그녀가 들은 말은 "죄송합니다만 가성 진통입니다."였다.

밤새 잠을 이루지 못하다가 새벽 여섯시에 일어났을 때 진짜 진통인 것 같았다. 두 번째 아이를 낳을 때와 똑같은 느낌이었기 때문이다. 분만실 간호사는 처음에 의심하는 기색을 보였으나 그녀를 분만실에 머물게 했다. 점차 진통이 규칙적으로 왔고 오전 열한시에 양수가 터졌다.

"어떻게 된 거죠?" K 씨가 물었다. "괜찮아요." 간호사가 침대 시트를 갈며 대답했다. "이 초록색은 뭐예요?" "그거 태변이니까 걱정하지 마세요." 간호사는 아기의 심박수를 검사하기 위해 전극을 K 씨의 배에 붙였다. K 씨는 태변이 일찍 나오면 태아가 곤란하다는 것을 알고 있었다.

의사는 내진을 하며 자궁 입구에 아기의 머리가 있음을 확인하였다. 의사, 간호사, K 씨는 아기의 심박수를 살피기 시작했다. 진통이 계속되자 의사와 간호사는 '무통 분만'을 위해 K 씨에게 경막외 마취(꼬리뼈 신경에 마취제를 주사하는 것)를 했다. 그리고 자궁을 더 수축시키려고 옥시토신(oxytocin)을 주사하였으나 별 효과가 없었다.

아기의 심박수가 줄자 간호사는 K 씨에게 산소를 공급하며 왼쪽으로 돌아눕게 했다. 심박수가 늘어났으나 한 시간이 지나자 다시 줄어들었다. "수술받아야 한다면 받겠어요." K 씨가 말했다. "아기를 다치게 하고 싶지 않아요."

의사가 다시 분만실에 들어와 그녀를 내진한 후 말했다. "걱정하지 마세요. 지금 제왕절개를 해야 할 이유는 없습니다. 모든 게 잘되고 있고 자궁 입구도 순조롭게 열리고 있습니다." 의사는 잠시 K 씨의 손을 잡아주었다. K 씨는 여덟 살 난 사내아이의 엄마라는 의사가 애를 낳을 때는 어땠을까 생각하며, 의사는 이 정도로 아프지는 않았으니 저런 소리를 할 것이라 생각했다.

수축이 올 때마다 아기의 심박수는 줄었다. 한 시간 후 의사가 마지막으로 왔을 때 K 씨는 더 이상 자신이 정상분만을 하지 못할 것이란 확신이 들어서 간호사에게 다시 말했다. "얼마나 더 기

1부. 환자가 궁금해하는 수술의 상식

다릴 거죠? 난 정상분만을 할 수 없어요. 그렇지 않나요? 애가 질식할 거라고요. 빨리 수술해서 아기가 나오게 해주세요!" 하지만 간호사는 "그건 의사 선생님이 결정합니다. 선생님은 지금 사정이 어떠한지 잘 알고 있으니 걱정 마세요." 마침내 K 씨는 지난 분만에서 느낀 것과 같은 강력한 진통을 느꼈다. 자궁 입구가 비로소 완전히 열린 것이다. 저녁 일곱시 반에 의사가 도착했고 그녀는 건강한 사내아이를 분만했다.

K 씨는 다른 의사를 만났다면 제왕절개술을 받았을 것이다. 요즘 젊은 임산부들은 대부분 제왕절개를 군이 피하지 않는다. K 씨에게 제왕절개는 필요하지 않았고 심박수 점검을 제외한 다른 시술은 애초에 고려되지도 않았다. 의사는 탯줄이 어떻게 아기의 목을 지나 빠져나왔는지를 설명하면서, 분만 중에 탯줄이 눌려 혈액 순환이 되지 않았기 때문에 아기의 심박수가 줄어든 것이라고 했다. 회복실로 돌아온 K 씨는 그전의 두 아기를 낳을 때보다 훨씬 심한 통증을 느꼈다. 하지만 아기를 낳고 난 후에 더 큰 후련함을 느끼고 안도할 수 있었다.

임산부와 가족은 어떤 경우에 제왕절개를 해야 하는지 궁금하다. 임산부는 확신이 들지 않고 위급하지 않다면 제왕절개를 미뤄달라고 분만 전에 요구할 수도 있다. 그리하여 다른 의사나 전문가에게 추가 자문을 구할 수도 있다.

왜 '제왕'절개인가?

제왕절개(帝王切開, Cesarean section)라는 명칭은 로마의 황제 율리우스 카이사르(Gaius Julius Caesar)가 태어날 때 최초로 어머니의 배를 갈랐다고 하여 그의 이름에서 온 것으로 보는 이들이 있다. 영어 표기가 '카이사르'에서 왔고 그가 제국의 왕이었기에 우리말로 '제왕절개'라는 것이다. 하지만 카이사르의 어머니가 카이사르가 중년이 될 때까지 살았고, 당시 제왕절개는 임산부가 죽었을 때만 시술한 것으로 보아 사실이 아닐 가능성이 더 높다.[59] 영어 'Cesarean section'은 제왕절개를 의미하는 라틴어 'sectio caesarea'를 독일어로 잘못 번역한 단어 'Kaiserschnitt'의 직역이라고 보는 것이 옳다. Kaiserschnitt는 Kaiser(제왕)+schnitt(절개)이다.

살아 있는 임산부에서 살아 있는 아기를 절개 수술로 꺼냈다는 최초의 기록은 1610년경 독일의 비텐베르크에서 있었다. 그 후 두 세기 반 동안 의사들이 아주 가끔 제왕절개를 했으나 결과는 참혹했다. 19세기 중반 주요 병원들에서 제왕절개를 받은 임산부 중 85~90퍼센트가 사망했다.[60] 하지만 수술, 소독, 마취, 수액 처치, 수혈, 항생제 처방 등과 관련된 기술이 발달하고 새로운 기기와 약품이 등장한 20세기 현대 의학에 이르러 제왕절개 수술 성적은 극적으로 향상되었다. 임산부 사망률이 1,000명당 1명 이하로 떨어졌다. 1963년 미국의 미네소타 대학병원에서는 제왕절개가 병원 전체 분만의 3.3퍼센트를 차지했다고 보고했으며 이것은 한때 적절한 비율로 받아들여졌다.[61]

한국은 제왕절개 OECD 1위?

제왕절개 수술은 전 세계에서 많이 시술되어왔다. 출산을 앞둔 임산부 누구에게나 자연분만(질식 분만)이 가능한지, 제왕절개를 해야 하는지는 가장 큰 관심거리이다. 1996년 통계청에서 밝힌 바에 따르면, 우리나라의 제왕절개 수술 비율은 36.1퍼센트나 된다. 이것은 20퍼센트 수준인 미국이나 10~12퍼센트인 유럽 국가들보다 월등히 높은 수준이다. 미국에서도 1970년대에 5.5퍼센트던 것이 1988년 24.7퍼센트로 5배 이상 증가했고, 우리나라에서도 1970년대 5.5퍼센트에서 1980년대 16~24퍼센트로 10년간 3~4배 증가했다.[62]

2005년 우리나라 제왕절개 수술의 평균 비율이 37.5퍼센트로 발표되었다. 최근 몇 년간 우리나라는 출산저조율, 이혼증가율, 낙태율, 자살률뿐 아니라 제왕절개에서도 OECD 국가 중 1위를 유지하고 있다(2017년 현재 45퍼센트로 터키에 이어 2위). 산부인과 병원은 종합병원이나 대학병원보다 일반적으로 제왕절개 비율이 낮았다. 가장 높은 비율을 보인 의료 기관은 62.9퍼센트, 가장 낮은 비율을 보인 곳은 31.3퍼센트로 두 기관 모두 대학병원이나 종합병원이다. 이것은 대학병원이나 종합병원으로 이송된 임산부는 자연분만이 위험하기 때문에 제왕절개 비율이 높다는 일반적 설명과 달리 의료 기관마다 제왕절개의 기준과 선택이 다름을 시사하고 있다.

어떤 이는 제왕절개 비율이 높아짐에 따라 출생 시 영아 사망률(주산기[63] 사망률)이 낮아진 점을 지적하며 제왕절개를 더 적극적으로 시술했다면 더 많은 아기를 구했을 것이라 주장한다. 그러나 미국이나 우리나라보다 영아 사망률이 낮은 나라들은 제왕절개 비율 또한 낮다. 오히려 제왕절개 비율보다는 영아 사망률을 줄이기 위한 주산기 영아 및 신생아 관리가 효과적이었던 것 같다.

1985년 세계보건기구(WHO)는 적정한 제왕절개 비율을 10~15퍼센트로 설정하였다. 어떤 이유에서든 이보다 높은 제왕절개 비율은 정당화될 수 없다고 하면서 적정 수준 준수를 위한 구체적 방법을 권고했다. 실제로 미국도 당시 제왕절개 비율이 높았는데, 1987년 25퍼센트인 제왕절개 비율을 2000년까지 15퍼센트로 끌어내린다는 목표 아래, 대대적인 제왕절개 수술 억제 운동을 추진했다. 그 결과 아직 목표에는 미달했지만 일부 지역에서 상당한 효과를 거두었다. 우리나라도 1996년 보건사회연구원 주최로 열린 '국민 건강 증진 목표와 전략에 관한 공청회'에서 당시 30퍼센트가 넘던 제왕절개 비율을 '2000년까지 20퍼센트 이하로 낮춰야 한다'는 목표를 세웠다. 그러나 오히려 제왕절개 수술이 늘어 현재는 목표의 두 배에 가까운 비율을 보이는 의료 기관도 있다.

제왕절개 왕국의 비밀

그렇다면 우리나라에서 제왕절개 비율을 끌어내리려는 노력이 미국처럼 성공하지 못한 이유는 무엇일까? 첫 번째 이유는 출산율 저하에 있다. 요즘 젊은 세대에서는 결혼하는 쌍이 줄고 결혼하더라도 아이를 적게 낳으려는 경향이 확산하고 있다. 그러다 보니 아이를 하나나 둘만 낳는 부모는 자연분만에서 임산부와 태아에게 올 수 있는 위험을 최소화하기 위해 제왕절개를 선호한다. 참고로 미국에서는 가정 형편이 좋을수록 제왕절개 비율이 높다. 즉 사보험에 가입한 임산부들은 의료비에 신경을 쓰지 않기 때문에 안전하고 쉬운 방법을 선택한다.

두 번째 이유는 불합리한 의료보험 제도에 있다. 초산 때는 진통 시작에서 출산까지 평균 13시간이 걸린다. 이 시간에 의사는 자리를 비울 수가 없다. 밤이 되어도 가까이에서 기다려야 한다. 우리나라의 의료보험은 의사가 잠을 설쳐가며 오랜 시간 고생해도 그 대가를 지불해 주지 않는다. 따라서 임산부나 가족이 웬만하면 자연분만으로 해달라고 주문해도 의사는 자연분만에서 올 수 있는 조그만 위험이라도 발견하면 제왕절개를 권한다. 그러면 제왕절개로 시간도 벌고 의료비도 더 받을 수 있다. 또 정시에 퇴근하지 못하고 기다리거나 밤중에 불려 나오지 않아도 된다. 분만 진통이 시작된 상황에서는 임산부와 태아의 생명이 산부인과 전문의의 손에 달려 있으므로 의사가 위험 상황을 설명하면서 제왕절개를 권하면 누구도 거절하기 어렵다. 그러나 이것은 대개 개인 병원의 사정이다. 24시간 산실 옆에 당직 전공의가 대기하는 대학병원에서는 이러한 경향이 지배적이지 않을 수도 있다.

세 번째 이유는 의료 사고를 피하려는 의사의 방어 심리에 있다. 미국에는 의사들이 의료 사고에 대비할 수 있게끔 보험 제도가 되어 있는데 산부인과 전문의의 보험료가 가장 비싸다. 그만큼 산부인과는 의료 사고가 잦다. 따라서 산부인과 전문의는 임산부나 태아에 발생할 수 있는 조그만 위험조차 피하기 위해 제왕절개 수술을 훨씬 가볍게 여긴다. 성공적인 자연분만을 목표로 하던 과거의 산부인과 전문의들과는 달리 요즘의 일부 의사들은 위험을 최소로 하면서 적정 시간 내에 분만케 하려는 경향이 있다.

우리나라에서 제왕절개를 이용한 출산은 급격히 늘어 임산부 열 명 중 서너 명 수준에 이르렀다. 하지만 분만과 관련된 의료 분쟁을 중재할 기구가 마련되어 있지 않다. 모자 보건 사업은 국가의 주요 정책 사업인데도 정부에서는 대비책을 마련하지 않고 있다.

최근 의료 사고 분쟁에서는 의사가 자신에게 과실이 없음을 밝히지 못하면 모든 책임이 의사에게 있는 것으로 판결하고 있다. 따라서 의사는 당연히 의료 사고 발생 가능성이 낮은 시술을 택하게 된다. 다시 말해 의사는 환자 입장에서 시술을 고려하다가도 의료 사고 해결 관행이나 판결에 따라 방어 진료로 방향을 바꾸어 제왕절개 수술을 선택한다. 실제로 분만 중에 태아가 사망한 사건에 대해, 의사가 산모에게 제왕절개 수술을 했다면 무죄이고 자연분만을 유도했다면 유죄라고 판결한 사례도 있다. 시민 단체에서는 의사의 직업윤리를 성토하며 의혹을 제기하기도 한다. 즉 의사가 병원 수입을 위해 제왕절개 수술을 선택한다고 주장한다. 이것은 공립병원보다 사립병원에서 제왕절개 수술을 더 많이 하는 것을 보면 어느 정도 수긍이 간다. 미국에도 비슷한 경향이 보인다.

네 번째 이유는 초산 때 제왕절개를 한 경우 다음에도 무작정 제왕절개를 하려는 경향에 있다. 첫아기를 제왕절개로 낳은 대부분의 산모들은 두 번째 아기를 자연분만으로 낳을 경우 분만 진통 때문에 자궁의 수술 부위가 파열해 위험할 수 있다는 걱정을 한다. 이것은 거의 사회적 고정관념이 되었다. 하지만 이것은 제왕절개 수술에 관한 오해 중 가장 대표적인 것이다. 이럴 위험은 극히 미미하다. 초산 때 제왕절개를 한 산모가 다음 분만 때 자연분만에 실패하여 다시 제왕절개하는 비율은 20~30퍼센트밖에 안 된다. 물론 그렇다고 자궁 파열의 위험을 간과해서는 안 된다.

제왕절개 수술을 해야 하는 경우는 둔위(臀位, 태아의 엉덩이가 자궁경부를 향한 위치), 견갑위(肩胛位, 태아의 어깨가 자궁경부를 향한 위치), 안면위(顔面位, 태아의 얼굴이 자궁경부를 향한 위치), 전액위(前額位, 태아의 이마가 자궁경부를 향한 위치) 같은 태아의 위치 이상과 아두골반 불균형(兒頭骨盤不均衡, 태아의 머리가 산도보다 큰 경우)이 각각 19퍼센트씩으로 가장 높은 빈도를 차지한다. 그 다음으로 태아 위협증이 16퍼센트, 모성 질환이 9퍼센트 순이다.[64]

한편 첫아기를 자연분만으로 출산하면 두 번째 아기의 자연분만은 쉬운 편이다. 내가 수련의 시절에 파견 나간 지방 병원의 산부인과 과장은 두 번째 이후의 아기 분만은 수련의에게 맡기고 병원에 나오지도 않았다. 당시에 나는 수련의로서 아기의 출생을 직접 도왔다.

아울러 제왕절개에 대한 또 다른 오해로, 제왕절개 수술을 두 번 하고 나면 위험해서 아이를 더 이상 갖지 못한다는 억측이 있다. 물론 제왕절개 수술을 두 번 받으면 복강 내에 다소 유착이 생겨 다음 임신이 힘들어질 수 있으나 불가능하지는 않다. 특히 아직도 남아를 선호하는 우리나라에서는 딸 둘을 제왕절개로 낳은 산모가 아들을 낳으려고 또 임신하는 경우가 많다. 이들은 대부분 출산 때 종합병원에서 제왕절개 수술을 받고 싶어한다.

다섯 번째 이유는 임산부가 아기의 출생 일자를 맞추려고 제왕절개를 요구하는 데 있다. 우리나라 사람들은 무속인이 점쳐주는 운세에 많이 의존하는 편이다. 생사와 길흉화복을 점치는 이러한 풍토는 새 생명의 출생에도 영향을 끼친다. 무속인이 태어날 아기에게 길한 출생 일자를 말해주면 임산부는 그 날짜에 자연분만할 수 있는지 알아보고 안 되면 굳이 제왕절개를 받으려 한다. 실제로 이러한 기복 풍토는 제왕절개 비율을 높이는 데 큰 요인으로 작용하고 있다.

여섯 번째 이유는 여성성 유지와 고통 기피 욕구에 있다. 근래 들어 자연분만을 하면 여성 생식기 중 질의 탄력이 심각하게 떨어질까 봐 제왕절개를 선택하는 임산부들이 늘었다. 또한 길고 고통스러운 분만 진통이 두려워 제왕절개 수술을 선택하는 경우도 많다. 반면 분만에 대한 두려움을 없앨 수 있는 무통분만을 적극적으로 활용하여 가족이 함께 심리적 안정을 찾는 경우도 늘고 있다.

일곱 번째 이유는 산부인과 의사의 경험 부족에 있다. 산과 훈련을 기피하거나 수련을 충분히 받지 못하면 자신감이 없고 숙련이 덜 되어 환자와 보호자의 주장에 쉽게 동화할 수 있다.

제왕절개, 권하거나 요구하기 전에 다시 생각하라
제왕절개 수술은 마취 상태에서 아기를 꺼내기 때문에 자연분만에서 생길 수 있는 심각한 문제를 피할 수도 있지만 마취와 수술로 인한 합병증이 동반될 수도 있다. 무분별한 제왕절개를 반대하는 주된 이유는 자연분만에 비해 임산부의 신체 손상이 심하고 비용이 많이 들기 때문이다.

그러면 제왕절개가 아기한테는 좋은가? 아기의 머리가 골반을 통과하면서 손상을 입어 머리가 나빠진다고 하여 제왕절개를 해달라는 부모도 가끔 있다. 그러나 산부인과 전문의들은 자연분만보다 제왕절개가 아기에게 어떤 좋은 영향을 끼치는지에 관해 아는 바가 없다. 이렇게 의학 지식이 불확실하므로 산부인과 전문의는 의료 사고 분쟁에 휘말리지 않으려고 제왕절개를 계속한다.

그렇다 보니 의료인과 일반인 모두 제왕절개가 요즘 너무 많이 시술되고 있다는 데 공감하고 있다. 현재 시술되는 제왕절개의 절반은 불필요하며, 이것은 최근의 가장 충격적인 과잉 진료라는 시각이 지배적이다. 의료인들이 자기 통제에 실패했으므로 책임을 져야 한다고 사람들은 주장한다. 앞서 언급한 것처럼 임산부가 먼저 제왕절개를 요구하는 경우도 있지만 분만 진통이 시작된 후에 산부인과 전문의가 제왕절개를 권할 경우 누가 감히 거절하겠는가?

우리나라에서도 의료보험 제도 도입 이후 현대 의학의 혜택을 국민 대다수가 본격적으로 받게 되었다. 그에 따라 제왕절개 수술의 빈도도 점차 높아져 제왕절개 수술이 영아 사망률이나 임산부 사망률 감소에 기여해왔다. 하지만 이제는 임산부와 의사 모두가 제왕절개가 꼭 필요한 경우 외에는 자연분만을 하도록 노력해야 한다. 보건복지부는 우리나라의 제왕절개 비율을 선진국처럼 20퍼센트 이하로 끌어내리기 위해 의료보험 제도를 자연분만을 유도하는 방향으로 수정해야 한다. 궁극적으로 제왕절개를 줄이려면 관련된 사회·문화 환경과 개인의 요구를 종합적으로 분석하여 제도와 의식을 함께 바꾸어야 한다. 특히 의학 외의 비과학적 요인에 대해서는 의료계와 더불어 정부, 언론, 시민 단체 등이 계몽운동을 계속 펼쳐야 한다.

헤르만 헤세의 소설 『지와 사랑』에 나오는 주인공인 야성적 방랑자 골드문트가 말을 타고 시골 농가 부근을 지나다가 한 아낙의 비명을 듣는다. 그는 뭔가 이상하다고 생각하여 소리 나는 곳을 찾아간다. 농가의 마루에는 만삭의 아낙이 해산을 하고 있다. 하지만 새 생명의 탄생을 앞둔 고통스러운 해산의 순간을 도와주는 이가 없다. 이 상황에서 골드문트는 해산의 극심한 고통에 절규하는 아낙의 일그러진 얼굴에서 곧 다가올 기쁨에 대한 기대를 읽어낸다. 헤르만 헤세는 최악의 고통과 최고의 행복이 지척간이며 중첩될 수도 있다는 철학적 해석을 해산의 고통으로 표현한 것이다.

14장

자궁 절제가 꼭 필요한 적응증은 무엇인가?

case 65세 여성이 어느 날 하혈이 있어 산부인과를 찾았다. 산부인과 전문의는 환자의 나이를 고려할 때 자궁 출혈이 있다면 자궁암일 가능성이 높다고 생각하며 진찰을 했다. 자궁경부의 약간 헌 부위에서 피가 스며 나오고 있었다. 출혈 인접 부위의 조직을 떼어내어 검사를 의뢰한 결과 자궁암으로 판명되었다.

그 여성은 내가 근무하는 대학병원의 자궁암 전문 산부인과 교수에게 다시 진료를 받았다. 내진과 CT 검사 결과 자궁암 2기 후반(B단계) 진단이 나왔다. 산부인과 교수는 완전 절제 수술은 할 수 없다고 판단하여 방사선 치료를 결정했다. 자궁암 2기 B단계는 암이 자궁방결합조직(parametrium)까지 침범하여 완전 절제를 할 수 없는 것으로 정립되어 있다. 환자는 수술하지 않고 6주간 방사선 치료를 받고 나서 항암 화학 요법 치료를 6개월간 더 받았다.

그런데 환자는 더 이상 치료를 하지 않고도 15년이 지난 지금까지 재발 없이 건강하게 살아가고 있다. 기능을 다한 자궁은 미련 없이 절제해도 된다고 흔히 생각한다. 하지만 정작 악성인 자궁경부암을 치료하는 데는 자궁 절제 수술이 상당히 제한적으로 이루어지고 있다.

무분별한 자궁 절제 수술

사람의 자궁은 서양배처럼 생겼으며, 난소, 나팔관(수란관, 난관) 등과 더불어 여성 생식 기관의 일부로서 수정과 착상을 거쳐 발생하는 태아를 출산 때까지 보호하고 기르는 역할을 한다. 자궁은 방광 뒤쪽의 골반 안에 있으며 상부는 양쪽으로 난소와 맞닿은 나팔관에, 하부는 질에 연결되어 있다. 또한 평소에는 주먹 크기이지만 임신하면 부피가 500배까지 늘어난다.

자궁은 해부학적으로 크게 자궁체부와 자궁경부로 나뉜다. 자궁체부는 말 그대로 자궁의 몸통이고 자궁경부는 아래로 질과 연결된 좁은 통로이다. 두께가 2센티미터가량인 두꺼운 자궁벽은 자궁내막(자궁점막), 자궁근층, 장막으로 되어 있다. 이 중에서 가장 주목해야 할 것은 자궁내막이다. 생리 주기에 따라 수정란 착상에 대비해 자궁에는 혈액이 충분히 공급되는데, 자궁내막은 그 덕분에 증식하다가 임신이 되지 않으면 생리 중에 떨어져 나간다.

자궁은 자궁 절제 수술을 통해 무분별하게 제거되는 장기 중 하나이다. 의사의 판단이든 환자의 판단이든 상관없이 출산을 다한 여성에게는 자궁이 불필요하고 거추장스러울 수 있기 때문이기도 하다. 자궁 절제 수술은 미국에서 제왕절개 수술 다음으로 많이 하는 수술이다. 1975년에 제왕절개 수술이 앞지르기 전까지 1위를 차지했다.[65]

하지만 꼭 필요하지도 않은데 함부로 자궁을 절제해왔다는 비난 때문에 지금은 자궁 절제 수술의 빈도가 많이 낮아졌다. 자궁 절제 수술은 엄격한 선택 과정을 요하는 수술 중 하나이다. 만약 담당 의사로부터 자궁 절제 수술을 권유받으면 그것이 꼭 필요한지를 스스로 공부하여 따져보거나 다른 전문가의 의견을 들어볼 필요가 있다. 산부인과 전문의마다 자궁 절제 수술을 해야 하는 적응증을 약간씩 다르게 판단하기 때문이다. 자궁 절제 수술 빈도 차이는 자궁 질환에 대한 치료 기준보다 산부인과 전문의의 진료 스타일에 따라 다르다고 할 수 있다.

증상이 없는 담석증에 대한 담낭 절제 수술과 불명확한 유방암에 대한 유방 절제 수술처럼 자궁 절제 수술도 명확한 절제 이유가 발견되기 전까지는 보류해야 한다. 자궁이 정상이든 비정상이든 제거해도 무방하다는 의견이 있는가 하면, 자궁의 병리학적 변화 때문에 제거할 필요까지는 없다는 주장도 있기 때문이다.

하버드 의과대학의 보고에 따르면 92퍼센트의 자궁 절제 수술은 명확한 적응증이 아닌데도 실시되었다.[66] 자궁근종, 자궁 출혈, 골반 이완 등이 그 이유였다. 때로는 감염된 난소와 난관을 제거할 때 함께 절제하거나, 자궁내막증 때문에 또는 단지 불임을 위해 제거하기도 했다. 제왕절개 수술에서도 암이나 떨어지지 않는 태반에서 일어나는 출혈 이외의 이유로 자궁 절제 수술을 하는 것은 옳다고 볼 수 없다.

하지만 부인과의사들 대부분은 다음의 경우에는 자궁 절제 수술을 해야 한다고 판단한다. 자궁체부암, 생명을 위협하는 자궁 감염, 자궁 파열 같은 급박한 임신 합병증 등이다. 자궁경부암은 2기 초까지는 수술로 절제할 수도 있지만 2기 말 이후에는 방사선 단독 치료나 항암 화학 요법 병행 치료를 해야 완치할 수 있다. 자궁암 가족력이 있을 경우에도 더 이상 출산이 필요 없고 자궁근종이나 골반 이완이 있으면 자궁 절제 수술을 고려해야 한다.

자궁근종과 비기능적 자궁 출혈

여성 중 77퍼센트는 살아가는 동안 자궁근종을 경험한다.[67] 하지만 섬유화한 조직 약간을 포함한 자궁 체부의 평활근으로 된 양성 종양 대부분은 절제할 필요가 없다고 알려져 있다. 이러한 종양은 천천히 자라며 때로는 태아만 한 크기가 되기도 한다. 그러나 폐경기까지 자라다가 이후에는 크기가 줄어든다. 월경 주기에 따라서 유방의 크기가 커졌다 줄었다 하듯, 자궁근종도 여성 호르몬의 주기적인 자극에 의해 커졌다가 폐경기가 되어 난소에서 분비되는 여성 호르몬이 감소하면 줄어들게 된다.

다만 자궁근종 때문에 통증이 계속 있거나, 종양 출혈이 계속되거나, 암이 의심되거나, 자궁근종이 너무 커서 불편할 때는 절제 수술을 권한다. 자궁근종 대부분은 생명을 위협하지는 않지만 삶의 질을 떨어뜨리는 원인 중 하나이다. 자궁 절제 수술이 때로는 합병증을 일으키기 때문에 최근에는 자궁을 가급적 보존하는 근종 제거 수술만 한다.

자궁 출혈의 원인으로 자궁근종 외에 불완전 유산, 자궁내막증, 용종(茸腫, polyp), 질염, 난소 질환 등이 있다. 산부인과 전문의들은 이 밖에도 불분명한 이유로 하혈을 계속 너무 많이 하는 환자를 만나기도 한다. 이것을 비기능적 자궁 출혈(Dysfunction Uterine Bleeding, DUB, 부정 질출혈)이라고 한다. 정상 월경으로 인한 출혈에 대비되는 용어이다. 이유가 어떻든 계속되는 과다 월경은 신경을 지나치게 긴장시킬 수 있고 빈혈을 초래할 수도 있다.

과거에는 비기능적 자궁 출혈이 자궁 절제 수술의 중요한 적응증이었다. 산부인과 전문의들은 대부분 소파 수술이나 호르몬 치료로 출혈을 멈출 수 없을 때 자궁 절제 수술을 고려해야 한다는 데 의견이 일치했다. 그러나 최근에는 자궁 절제 수술을 하지 않고 자궁경 수술로 지혈을 하든가 특별한 열 기구로 자궁내막을 파괴하여 월경을 멈추는 치료를 한다.

자궁탈출증?

정상 자궁은 방광과 직장 사이의 질 위에 있으며 자궁경관은 질 안으로 2~3센티미터가량 돌출해 있다. 그런데 나이가 들면 피부나 근육 조직이 탄력을 잃듯이 질도 노화에 따라 이완한다. 그렇게 되면 자궁이 원래 위치에서 밑으로 내려가는 자궁탈출증이 생길 수 있다. 또한 출산 후 자궁경관이 수축할 때 자궁이 정상 위치로 돌아가지 못해도 자궁탈출증이 생긴다. 골반 바닥의 근육이 무기력해지면 자궁은 질 안으로 미끄러져 내리는 것이다. 때때로 방광 뒷벽이나 직장 앞벽이 자궁과 함께 아래로 내려가 방광류 혹은 직장류가 생기는 경우에는 불쾌감, 요통, 요실금 증세가 나타난다. 이 증상을 없애기 위해 산부인과 전문의들은 자궁을 제거하고 이완된 골반 근육을 보강하는 수술을 선택한다. 자궁탈출증의 30~40퍼센트는 질을 통한 자궁 절제 수술로 치료한다.[68]

물론 수술을 선택하는 것은 환자의 몫이다. 수술 여부는 환자가 자궁탈출증 때문에 얼마나 심한 고통을 겪는가에 달려 있다. 증상이 가볍다면 운동으로 골반 바닥을 강화해 수술을 피할 수도 있다. 그리고 나이가 많아 수술이 힘든 경우에는 페서리(pessary)를 사용하면 거의 모든 자궁탈출증을 교정할 수 있다.

그리고 생리할 때 출혈과 함께 떨어져 나오는 자궁내막 조각(절편)이 나팔관을 통해 복강 안으로 들어가 복강 안에 생착(生着)할 수도 있다. 이것을 자궁내막증이라 한다. 자궁내막증에 걸리면 생리 때마다 통증과 유착, 나팔관 폐쇄가 일어나 불임증이 올 수도 있다. 심한 경우에는 자궁을 제거해야 하며 나팔관과 난소도 제거해야 할지 모른다. 증상이 가벼우면 호르몬 치료와 생착한 자궁내막 조각을 제거하는 수술을 해야 한다.

1부. 환자가 궁금해하는 수술의 상식

조기 진단, 자궁경부암을 극복하는 최선의 길

전 세계에서 자궁경부암은 여성 암 중 발생률이 2위, 사망률이 3위이다. 자궁경부암은 상피이형증과 상피내암의 전암 단계를 거쳐서 발생하며, 5~20년까지 상피 내에서만 병소가 보이는 질환이다. 맨눈이나 질확대경으로 쉽게 진단할 수 있어서 해부학적으로 접근이 용이한 장점이 있다. 또한 자궁경부 세포진 검사(pap smear)가 산부인과의 필수 검사로 자리 잡은 이래 조기에 쉽고 저렴하게 진단과 치료를 받는 환자가 늘어나면서 지난 60년간 전 세계에서 자궁경부암의 발생률과 사망률은 꾸준히 감소해왔다. 그러나 아직도 최소한 자궁암의 10배에 이르는 전암 단계 질환을 효과적으로 진단해야 하고, 자궁경부암의 원인인 인간유두종바이러스(Human Papiloma Virus, HPV) 감염 또한 예방해야 한다. 고위험군 HPV 감염은 성생활이 시작되는 십대, 이십대에 발생하고 상피이형증은 10년 후에, 자궁경부암은 사십대, 오십대에 최대로 발생하므로 정기적인 자궁경부 세포진 검사가 필요하다.

2003년도 한국중앙암등록연례보고서에 따르면 자궁경부암은 전체 여성 암 중 9.1퍼센트(3,979건)에 달한다(2015년 3,582건으로 3.5퍼센트). 연간 2,872건이나 되는 자궁경부상피내암(자궁경부암 0기)과 함께 자궁경부암은 아직도 여성의 생명을 위협하는 주된 질병이라 할 수 있다.

자궁암은 정기 검진을 받으면 조기 발견할 수 있다. 그러면 쉽고 저렴하게 진단할 수 있고 100퍼센트 완치도 가능하다. 자궁암은 입구인 경부(자궁경부암)에 95퍼센트가 발생하지만 최근에는 자궁체부암 발생이 늘고 있다. 자궁경부암은 성생활과 밀접한 관계가 있다. 임신과 출산 횟수가 많거나 어린 나이부터 성생활을 해온 여성에게 더 흔히 발생한다. 자궁경부암은 성관계 후에 출혈이 있어 산부인과를 방문했다가 진단되는 경우가 많다.

자궁암 치료에는 암의 진행 정도, 연령, 다른 합병증 유무 등에 따라 여러 가지 방법이 이용된다. 초기에는 개복하지 않고 질을 통해 자궁경부를 원추형으로 도려냄으로써 완치에 이르기도 한다. 또 2기 초까지는 자궁을 광범위하게 적출한 후 방사선 치료를 한다. 경험 있는 산부인과 전문의들은 개복하지 않고 복강경으로 개복과 거의 같은 수준으로 수술할 수 있다. 다만 2기 말부터는 수술이 곤란하다. 방사선 치료만 하거나 항암 화학 요법을 병행하여 치료한다. 그 밖에 면역 요법도 비교적 효과가 있어서 함께 이용한다.

수술 후의 예후는 다른 암과 마찬가지로 수술을 조기에 받을수록 좋다. 치료 후 5년 생존율은 1기 86퍼센트, 2기 67퍼센트, 3기 36퍼센트, 4기 10퍼센트 정도로 병기가 높을수록 생존율이 낮아진다. 그래서 정기 검진으로 조기 발견하는 게 더욱 중요하다. 40세부터는 1년에 한 번씩 꼭 정기 검진을 받을 것을 권한다. 그럼에도 여성들 대부분은 쑥스럽고 부담스러워 산부인과에 잘 가지 않는다.

복강경 수술의 화려한 등장과 이면

자궁 절제 수술은 복강을 여는 개복 수술이 오랫동안 정석이었으나, 암이 아니면 개복하지 않고 질을 통해 절제하는 수술로 바뀌었다. 그러나 복강경 수술이 산부인과 영역에 도입되면서 자궁근종 수술, 난소 절제 수술, 나팔관 절제 수술을 비롯해 자궁외 임신 및 암 수술까지 자궁 관련 수술 대부분의 표준으로 자리 잡았다. 복강경 수술은 수술로 인한 상처를 최소화하면서도 개복 수술과 같은 수준으로 또는 더 미세한 수준으로 시술 할 수 있다. 또한 진단이 애매한 경우에 진단과 치료를 겸할 수 있는 장점도 있다. 덕분에 입원 기간도 일주일에서 2~3일로 짧아져 직장인의 병가 기간이 2~3주에서 일주일로 줄었다.

복강경 수술로 간편한 시술이 가능해졌어도 무조건적인 절제가 능사는 아니다. 복강경 수술은 1990년대 초에 외과 영역에 보급되었다. 가장 혁신된 분야가 담낭 절제 수술이었다. 이 시술은 관련 의료 기기와 함께 엄청나게 빠른 속도로 전 세계로 퍼져나갔다. 당시 의학 잡지에서 본 경고가 기억난다. "망치를 들고 있는 목수는 못만 보면 무조건 두드려 박으려 한다." 망치가 손에 있다고 해서 벽에 옷걸이로 쓰려고 박아둔 못마저 두들겨 박아버리면 옷을 걸 데가 없어진다고 했다. 아무리 첨단이고 새로운 의술이 등장했다 해도 사람의 몸을 수술할 때에는 항상 심사숙고해야 한다.

유방암을 막으려고 유방을 자를 것인가?

많은 여성들은 임신을 원하지 않거나 암 같은 자궁 질환을 예방하려고 자궁 절제 수술을 받기도 한다. 자궁을 제거하면 당연히 자궁암에 걸릴 일이 없다. 하지만 과연 예방을 위해 자궁 절제 수술을 받는 것이 옳은가? 만약 나팔관과 난소도 함께 제거하면 난소암도 피할 수 있다. 그렇다면 유방암을 피하기 위해서 유방도 잘라낼 것인가? 보이는 것과 보이지 않는 것의 차이일 뿐인가?

여성들은 편리하기 위해 몸에 칼을 대는 수술을 마다하지 않으면서 삶의 질이 향상한다고 생각할지 모른다. 삶의 질은 다분히 주관적이기 때문에 실제로 삶의 질이 높아질 수도 있을 것이다.

단지 암에 대한 공포가 수술을 원하는 이유라면 산부인과 전문의보다 정신과 전문의의 도움을 구하는 편이 나을 것이다. 여성 생식기 중 자궁, 나팔관, 난소에 발생하는 질환은 많지만 수술 여부는 결정하기가 쉽지 않다. 간혹 자궁은 뮌히하우젠 증후군(Münchhausen syndrome, 수술중독증) 환자의 경우에 쉽게 절제하는 장기이다. 특히 생식 기능이 다한 여성인 경우에.

15장

전립샘이 커지면 잘라내야 하는가?

case 78세의 법조인인 K 씨는 밤에 소변을 보기 위해 두세 번씩 깼다. 그는 이 증상이 있은 지 2년 후에 갑자기 선홍색 소변을 보았다. 주치의는 검진한 후에 "신장은 정상이나 전립샘이 커져 있습니다. 더 커지기 전에 전립샘 절제 수술을 하는 것이 좋겠습니다."라고 했다. 그는 시내에서 유명한 비뇨기과 전문의에게 내시경 전립샘 절제 수술을 받았다. 1년 뒤 설날을 이틀 앞두고 온 가족이 집에 모였을 때, K 씨는 다시 소변에 피가 섞여 나왔고 소변 보기도 힘들었다.

수술을 한 비뇨기과 전문의를 찾아갔다. 의사는 방광 속의 응고된 혈액을 제거하고, 전립샘을 떼어낸 자리가 좁아져 있어 넓혀주는 시술을 했다. K 씨는 집으로 돌아왔지만 여전히 소변 보기가 어려웠다. 연휴라서 일반병원이 문을 닫아 응급실에 실려갔다. 그런데 숙련되지 않은 수련의가 도뇨관을 삽입하다가 세균 감염을 일으켜서 오한과 발열이 생겼다. 항생제를 투여하였지만 설사와 알레르기 반응이 있어서 3세대 세팔로스포린(cephalosporin)계 항생제로 겨우 균을 잡았다.

수술 후 18개월이 지나 다시 한 번 출혈이 있었다. K 씨는 겁이 덜컥 났다. 혹시 내가 암에 걸린 것은 아닐까? 비뇨기과 전문의가 암은 아니라고 해 마음은 놓였다. 내시경으로 수술한 전립샘 바깥쪽에 아물지 않은 곳이 있는데, 그곳이 낫는 데 시간이 많이 걸린다고 했다. K 씨는 3일 뒤 퇴원했으나 또 한 번 출혈이 있었다. 그 후 그는 수술 전처럼 다시 자다가 소변을 보기 위해 두세 번씩 깼다.

소변을 보려고 힘을 많이 쓰다 보니 서혜부 탈장도 생겼다. 한 달 후 탈장 수술도 받았다. 그리고 발기 불능에 빠졌다. 그러나 그는 전립샘 수술이 발기 불능을 일으키지는 않는다고 생각했다. 그에게 전립샘 절제 수술받기를 잘했는지 묻자 수술 전보다 소변 보기가 훨씬 덜 힘들어 발기 불능이나 출혈쯤은 문제가 아니라고 했다. 잘 '버리는' 것이 얼마나 중요한지를 알 수 있다. 나이가 나이인 만큼 발기 불능은 큰 문제가 되지 않았다.

소변만 잘 눌 수 있다면 발기 부전도 괜찮다

전립샘은 방광에서 요도로 이어지는 부위에 있다. 전립샘은 고환, 정낭과 함께 생식 기능을 가능하게 하는 성 부속기관 중 하나이다. 전립샘은 정액의 액체 성분 중 약 3분의 1을 만들어낸다. 전립샘액은 고환에서 만들어진 정자에게 영양을 공급한다. 그리고 사정된 정액을 굳지 않도록 액화해 정자의 운동성을 높여줌으로써 수태 능력을 돕는다. 또 전립샘액은 알칼리성이어서 강산성인 여성 나팔관의 산성도를 중화해, 나팔관에 도달한 정자가 난자와 만나 수정되도록 돕는다.

전립샘은 또한 요도 괄약근과 더불어 소변을 방광에 가두어두는 병마개 역할도 한다. 소변을 보아야겠다는 의지가 작용하거나 밖에서 따뜻한 자극이 가해지면 이 마개가 열리려 한다. 마취에서 깨어났을 때 방광에 소변이 꽉 차도 잘 배출하지 못하는 경우가 있는데, 이럴 때에는 아랫배에 따뜻한 물주머니를 올려놓으면 소변이 쉽게 나온다.

case 을씨년스럽게 바람이 부는 토요일 오후였다. 전날 밤잠을 설쳐 사우나에서 몸을 좀 녹이려고 했다. 초등학생인 막내도 흔쾌히 따라나섰다. 주말이어서인지 날씨 탓인지 대형 목욕탕이 붐볐다. 옷을 벗고 목욕탕 안으로 들어가 샤워부터 했다. 그런데 아뿔싸, 들어오기 전에 화장실에 들러 방광 비우는 것을 잊었다. 뜨끈한 물로 몸을 데우니, 소변이 나오지 않게 조르고 있던 방광 괄약근이 풀리면서 방광 근육이 수축하여 소변이 나올 것 같았다. 둘러봐도 소변기가 보이지 않았다.

남자든 여자든 이런 경험을 해보지 않은 사람이 있을까? 물기를 닦고 탈의실에 딸린 화장실로 가서 방광을 비울 것인가? 오른쪽에 같이 샤워하는 아들도, 왼쪽에 샤워하는 낯선 사람도 눈치

채지 못하게 샤워기의 물을 더 세게 틀어 물에다 소변을 유유히 흘려보내고 김이 모락모락 올라오는 탕 안으로 기분 좋게 들어갈 것인가? 누구나 한번쯤 고민해봤을 것이다.

여성은 전립샘이 없고 단지 약한 괄약근만 있기 때문에 남성보다 소변을 참기 힘들다. 반대로 나이가 들면 남성은 전립샘 비대증 때문에 소변 보기가 무척 힘들어진다. 여성은 남성이 당하는 고통 중 하나인 배뇨 곤란으로부터 자유롭다. 비종양성 전립샘 비대증은 마흔 이후에 생기며 육십대, 칠십대에 가장 흔하다. 전립샘 비대증은 삼십대의 8~10퍼센트에서, 칠십대의 80퍼센트에서 나타난다.[69] 최근에는 노령 인구가 급증하고 언론에서 전립샘에 대한 관심을 높여 전립샘 비대증 환자 수가 늘고 있다. 전립샘이 커지면 요로로 이어지는 부위를 눌러 소변 줄기가 약해진다.

전립샘 비대증의 원인은 완전히 밝혀지지 않았다. 주 원인은 남성 호르몬인 안드로겐의 지속적인 분비와 자극이다. 거세한 남성은 전립샘 비대증에 걸리지 않는다는 것이 그 증거다. 사회적 지위, 결혼 여부, 부부 관계의 빈도, 흡연 등 다른 인자들과는 관계가 없는 것으로 알려져 있다. 전립샘이 비대하기 시작하여 15~20년이 지나면 배뇨 빈도가 증가하는 빈뇨, 소변을 잘 참지 못하는 요실금, 소변 줄기가 가늘어지는 세뇨 같은 배뇨 장애가 나타난다. 더 심해지면 소변을 전혀 배출하지 못한다. 배뇨 장애가 오면 신장과 요로에 만성 세균 감염이 일어나기도 하는데, 그럴 경우 심각한 신장 합병증으로 치

명적인 결과를 맞을 수도 있다.[70]

　미국의 제3대 대통령이자 헌법 초안자인 토머스 제퍼슨(Thomas Jefferson)은 전립샘 비대증을 적절히 치료받지 못해 신부전에 빠졌고, 이것이 사망 원인이 되었다. 미국에서 인기 있었던 역대 대통령으로 손꼽히는 로널드 레이건(Ronald Wilson Reagan)도 56세와 75세에 전립샘 수술을 받았다. 미국의 역대 대통령 중 두 명이 전립샘 비대증을 앓았고, 치료 방법도 그에 상응하여 향상했다고 할 수 있다.

어떤 치료법을 선택할 것인가?

　전립샘 비대증은 경험 많은 의사일 경우 바로 진단할 수 있다. 항문을 통해 직장에 손을 넣었을 때 손끝에 만져지는 전립샘의 크기와 굳기를 가늠해보면 된다. 손끝으로 쉽게 진단할 수 있지만 직장을 통한 초음파 검사로 크기를 정확히 알아낼 필요가 있고 소변 검사와 혈액 검사로 전립샘암이 아닌지를 확실히 해야 한다.

　비대한 전립샘은 절제하여 치료할 수 있지만 약물 치료도 어느 정도 효과가 있다. 즉 전립샘 비대증을 보이기는 하지만 증세가 가볍거나 중간 정도인 환자, 아주 나이가 많거나 심각한 질환으로 마취를 할 수 없어 수술이 불가능한 환자, 수술을 원하지 않는 환자 등의 경우에 약물 치료를 시도한다. 치료 약물로는 알파 아드레날린 수용체 차단제와 5-알파 환원 효소 억제제가 대표적이다. 또 남성 호르몬인 테스토스테론이 전립샘 비대증에 영향을 끼친다고 판단하여 남성 호르몬 억제 호르몬을 단독으로 또는 알파 아드레날린 수용체 차단제와 함께 투여하기도 한다.[71] 심각한 부작용은 흔하지 않고 증상은 대개 서서히 호전된다. 효과를 지속하기 위해서는 비교적 오래 투약해야 한다.

1960년대 초까지는 전립샘 절제 수술이 대부분 개복 수술이었으나 1970년 이후로는 경요도 전립샘 절제 수술이 보편화했다.[72] 경요도 전립샘 절제 수술은 지금도 가장 많이 시술되고 있으며 치료 효과도 가장 좋다. 요도를 통하여 절제 내시경을 삽입한 후 절제 루프(loop)에 전류를 흘려 비대한 전립샘 조직을 잘라내는 방식이다. 대개 척추 마취나 전신 마취가 필요하며, 수술 후 며칠 동안 요도 카테터(catheter, 導子)를 꽂고 있어야 부작용인 출혈이나 요로 협착을 막을수 있다. 발기 부전이나 역행성 사정 등의 부작용이 있을 수 있지만 환자 중 70~90퍼센트가 배뇨 증상이 호전되는 효과적인 치료 방법이다. 비대한 전립샘이 매우 크거나 방광 결석 등이 동반된 경우에는 필요한 만큼 복부를 절개하여 전립샘 절제 수술을 할 수도 있다.

최근에는 저침습성(低侵襲性, minimal invasive) 치료법, 즉 마취나 입원을 하지 않고 레이저나 극초단파로 전립샘에 고열을 가해 전립샘 조직을 응고 괴사하는 온열 치료 또는 고온 치료도 이용하고 있다. 전립샘에 침을 찔러 넣어 방사주파로 고열을 가함으로써 전립샘을 응고 괴사하는 고주파 침박리술도 개발되었다. 전립샘 비대증 치료는 겨우 10년 전만 해도 수술이 주를 이루었으나 이처럼 의공학이 발달하고 새로운 약제가 개발된 덕분에 약물 치료, 레이저 시술, 열 치료 등으로 다양해졌고 의사나 환자의 선택 폭도 매우 넓어졌다.

그러면 환자는 어떤 치료법을 선택해야 하는가? 어떤 방법으로 치료할지는 비뇨기과 전문의의 경험과 기술, 의료기기에 따라 달라질 수 있다. 또한 전립샘 비대증의 정도에 따라 방법이 달라지기도 한다. 무엇보다 환자는 치료법에 따른 긍정적 효과와 부정적 효과, 재치료율과 부작용, 비용 등에 대해 충분한 정보를 제공받고 심사숙고한 후 결정해야 한다.

전립샘 비대증이 어느 정도 심해야 수술할지 결정하는 것은 간단한 문제가 아니다. 증상이 가벼울 때는 약물 치료를 선택하겠지만 시간이 지나면서 약효가 약해지면 수술을 결정할 것이다. 수술은 요로 감염이나 신부전에 빠지기 전에 얼마나 적절한 시점을 선택하느냐가 중요하다. 의술은 질병의 진단과 치료 시기를 적절하게 선택해야 하는 시간 예술이기도 하다.

전립샘암은 선진국 병인가?

case 78세인 H 씨는 고등학교 교사로 정년 퇴임했다. 그는 건강 검진 때 종양 표지자 검사에서 면역 혈청 PSA 수치가 정상의 3배를 넘었다. 전립샘암일 가능성이 있었다. 그가 내게 전화로 자문을 구하여 나는 그를 비뇨기과 교수에게 소개했다. 비뇨기과 전문의는 그를 검진한 후 내게 전화를 해, 전혀 걱정하지 않아도 된다고 했다. 초음파 검사를 해보니 전립샘이 커져 있기는 하나 수술할 정도는 아니므로 전립샘암으로 운명을 달리할 일은 거의 없다고 했다.

육십대 이상에 흔한 전립샘암은 미국 남성들 사이에서 폐암 다음
으로 사망률이 높은 암이다. 1980년대에는 흑인이 백인보다 발병률
이 높고 인디언, 동양계, 스페인계는 낮은 편이라고 보고되었지만 근
래에 우리나라에서 급격히 증가하고 있다. 예전에 우리나라에서는
전립샘암에 대한 최신 치료법이 서구에 비해 비교적 늦게 도입되었
는데, 그 이유도 전립샘암 환자의 발생 빈도가 낮은 데 있었다. 그러
나 보건복지부 중앙암등록사업 통계에 따르면 전립샘암이 2002년
암 발생 등록 순위에서 6위를 차지했으며(2015년 7위) 1995년 이후 가
장 높은 증가세를 보였다. 전립샘암 사망률은 10만 명당 3.1명으로
암 사망 순위에서 7위로 부상하여(2015년 3.6명으로 10위) 노령 인구의
증가와 함께 의사는 물론 일반인에게도 전립샘암에 대한 관심이 크
게 높아지고 있다.[73]

그렇다면 우리나라에서 발생 빈도가 낮던 전립샘암이 왜 급격
히 증가했을까? 2002년 보건복지부 중앙암등록사업 통계에서 남성
의 암 발생 빈도를 보면 1위인 위암이 24.0퍼센트, 폐암이 16.0퍼센
트, 간암이 15.4퍼센트, 대장암이 11.6퍼센트, 방광암이 3.2퍼센트 그
리고 6위인 전립샘암이 3.0퍼센트였다(2015년 9.0퍼센트로 5위). 전립샘
암 발생률 증가는 노령 인구가 많이 늘어난 것이 첫 번째 원인이다.
다음은 식생활의 서구화와 밀접한 관계가 있다. 식생활의 서구화, 즉
저열량 식물성 식단에서 고열량 고지방 식단으로 옮아가면서 발생

1부. 환자가 궁금해하는 수술의 상식

빈도가 크게 변한 암은 대장암, 유방암, 전립샘암 등이다.

또 하나 간과할 수 없는 것은 노령 인구가 증가하면서 의료 혜택이 늘어나고 암 조기 검진이 확산해 혈중 전립샘 특이 항원 측정을 통한 전립샘암 발견율이 높아져왔다는 사실이다. 비뇨기과 전문의들은 전립샘암을 유발하는 4가지 대표적인 위험 인자로 유전적 소인, 호르몬의 영향, 음식물과 환경 요인 그리고 세균 감염을 꼽는다.[74]

유전적 소인을 중요하게 생각하는 이유는 아프리카 사람에게 특히 많이 발생하고 아시아 사람에게 적게 발생하기 때문이다. 음식물로는 된장국과 간장을 많이 먹는 한국인과 일본인, 토마토가 들어가는 피자를 많이 먹는 이탈리아인의 경우에 전립샘암 발생률이 상대적으로 낮다. 그래서 채소, 과일, 콩, 간장에 포함된 이소플라보노이드(isoflavonoid), 플라보노이드(flavonoid), 리그난(lignan)의 전립샘암 예방 효과가 주목받고 있다.

동양인이 미국으로 이주하면 전립샘암 발생률이 증가하는데, 이는 환경 요인 중 식생활, 특히 지방과 붉은색 육류 섭취의 증가와 깊은 관련이 있는 것으로 보고되었다. 한국인의 1인당 연간 육류 소비량은 1984년에 8.1킬로그램이었다가 1994년 17.7킬로그램, 2002년 24.5킬로그램으로 무려 3배나 증가했다(2016년 46.9킬로그램). 이것은 우리나라 전립샘암의 발생률이 그동안 3배 증가한 것과 정확히 일치한다.[75] 남성 호르몬 농도와의 상관관계 연구에서는 일관성 있는 일치 소견이 보이지 않아 남성 호르몬이 전립샘암의 원인이라고 단정지을 수 없다. 세균 감염과의 연관성도 정확하게 밝혀지지는 않았지만 가능한 원인으로 관심을 모으고 있다.

전립샘암은 발생 빈도가 높지만 예후는 비교적 좋은 편이다. 특히 조기암의 경우 치료하지 않고 그냥 둘 때 암으로 죽기보다는 다른 이유로 죽을 확률이 높다. 12.5년간 전립샘 조기암의 자연 경과를 관찰한 어느 연구 보고에서는 환자 중 10퍼센트만이 전립샘암으로 사망했고 84퍼센트는 다른 원인으로 사망했다. 진행성 암인 경우 근치적(根治的) 전립샘 절제 수술, 새로운 보조 수단인 남성 호르몬 최대 억제 요법, 체외 방사선 치료 요법 등을 적절히 사용해야 한다. 적절한 요법은 비뇨기과 전문의와 긴밀히 협의하여 결정해야 한다. 통계상 전립샘암이 피막 아래에서 퍼지지 않은 경우 5년 생존율이 94퍼센트를 넘었고 그중 84퍼센트는 재발 없이 살았다.

근치적 절제 수술로 좋은 예후를 기대할 수 있는 전립샘암은 암이 전립샘 안에만 있고, 환자의 나이가 70세 이하이고, 진단 시점의 건강 상태로 보아 10년 이상 생존할 수 있을 것으로 예측되는 경우다.[76] 근치적 절제 수술 방법으로는 개복 수술과 회음부 접근법이 있는데 대부분 개복 수술을 선호한다. 수술 후 합병증으로 요실금, 요도 협착, 발기 불능 등이 생길 수 있다.

복강경 전립샘 절제 수술도 많이 하고 있지만 외과의사가 40~50번가량 해봐도 합병증의 지뢰밭을 피해 갈 만큼 숙련하는 데는 어려움이 있다. 그래서 1999년에는 로봇 팔을 이용해 좁은 부위의 수술에 필요한 동작들을 자유롭게 구현할 수 있는 다빈치 수술 시스템(da Vinci Surgery System)이 개발되어 주목을 받았다. 하지만 로봇 작동법을 익히는 데 시간이 걸리고 장비 가격이 비싸서 이용에 한계가 있다. 복강경 전립샘 절제 수술 후에 5년간 재발하지 않을 확률은 절제 면에 암세포가 없는 경우 약 80퍼센트이나 암세포가 있을 경우 42~64퍼센트로 낮다.[77]

복강경 전립샘 절제 수술은 합병증으로 발기 부전이 생기는 경우가 드문 편이다. 수술 전에 발기가 되던 남성 100명 중 14명에게 발기 부전이 있었다는 보고가 있는가 하면, 46퍼센트가 발기 능력에 이상이 생길 것이라는 보고도 있었다. 그러나 연구자들은 K 씨처럼 심리적 요인과 노화 과정이 발기에 끼치는 영향이 수술 후 부작용과 비슷하다고 생각한다.

로봇을 이용하는 전립샘 절제 수술은 복강경 전립샘 절제 수술보다 주변 조직 손상, 즉 자율신경 손상을 줄일 수 있기에 발기부전 빈도를 줄일 수 있다. 그래서 로봇 수술이 비용 부담이 큰데도 불구하고 비뇨기과 의사나 환자들로부터 환영받고 있다.

한편 수술 때문에 발기 부전이 오더라도 환자는 정액이 음경을 통해 밖으로 나오지 않고 방광 안으로 들어가는 역(逆)사정을 경험할 수 있다. 즉 '건조한 쾌락(le plaisir sec)'을 느낄 수도 있다. 하지만 이에 대해 심하게 거부 반응을 보이는 환자도 있다.[78] 전립샘 절제 수술 후 요실금이나 발기 부전이 발생할 확률은 3~5퍼센트이다. 이 확률을 줄이려면 더 많은 경험과 기술 개발이 필요하다. 너무 적극적으로 절제해내면 합병증이 발생할 수 있고, 합병증이 겁나서 소극적으로 절제하면 수술 효과가 줄어든다.[79]

요컨대 전립샘 비대증은 약물로 먼저 치료해보다가 효과가 없으면 경요도 전립샘 절제 수술을 하는 것이 가장 좋다. 앞서 살펴본 바와 같이 전립샘암은 미국 남성의 암 사망률에서 큰 비중을 차지하고 우리나라에서도 발생률이 높아지고 있다. 하지만 나이가 들면서 발생한 전립샘암은 적절히 치료할 경우, 사망률은 높지 않다. 전립샘암은 암 중에서 예후가 좋은 암이라는 사실이 남성에게는 적잖이 위로가 된다. 노년을 품위 있게 살아가려면 전립샘을 잘 관리해야 한다.

1부. 환자가 궁금해하는 수술의 상식

16장

편도선을 제거하면 감기에 덜 걸리는가?

case 여섯 살 난 남자 아이 S는 감기를 달고 다녔다. 특히 겨울에 찬바람만 조금 불어도 어김없이 감기에 걸렸다. 누런 콧물도자주 흘렸다. 잠잘 때는 숨을 잘 못 쉬어 입을 떡 벌렸다. 목구멍양쪽에는 딸기만 한 혹이 붙어 있었다. 마침내 이비인후과를 찾았다. 이비인후과 전문의는 진찰을 하고 나서 편도선 절제 수술을권했다. 초등학교 선생님인 엄마는 방학을 이용하여 아들에게 편도선 절제 수술을 시켰다. 그때부터 S는 잠잘 때 숨을 편안하게 쉬고 감기도 자주 걸리지 않았다.

그런데 열 살 난 A도 같은 진단을 받았지만 A의 엄마는 수술을 받아들이지 않았다. 여덟 살 때보다 혹 크기가 줄었고 감기 걸리는 횟수도 줄었기 때문이다. A는 중학교에 입학한 뒤로는 감기에 잘 걸리지 않았고 편도선 때문에 불편하다는 이야기도 더 이상 하지 않았다. 수술하지 않아도 저절로 좋아진 것이다.

편도선 절제 수술

편도선(tonsil)과 인두편도(adenoid)는 림프계의 기관이다. 림프계는 면역의 발달과 유지에 중요한 역할을 한다. 음식물을 삼키는 소화기와 공기를 들이마시는 호흡기의 입구를 지키는 방어막이다. 음식물과 공기에 숨어 있는 병원균이 인체의 길목인 편도선에 잡히면 림프계의 면역 물질과 싸우게 되는데, 그 과정에서 편도선을 흥분시켜 비대하게 만든다. 자주 감염되지 않는 경우에도 어린이의 편도선은 체격에 비해 상대적으로 어른보다 크다. 이것은 어린이의 성숙되지 않은 면역 체계가 병원균을 길목에서 차단하기 위해 진지 구축을 강화하는 방어 기전으로 볼 수 있다.

그렇다면 자녀의 편도선 절제 수술을 권유받은 부모는 어떻게 해야 할까? 미국에서 편도선 절제 수술은 1930년대에 가장 많이 시행했다. 어린이의 50~75퍼센트가 이 수술을 받았다. 특히 사회, 경제 수준이 높은 계층의 자녀들이 많이 받았다. 1943년 뉴욕에서는 11세 어린이 중 94퍼센트가 이 수술을 받았다고 한다. 이 수술은 의사에게 비교적 쉬웠고 또 좋은 수입원이었다. 부모들은 의사들의 수술 권유에 기꺼이 동의했고 아이들은 수술 후 감기에 덜 걸렸다. 한편 감기가 덜 걸리게 되는 것은 수술 덕분이라기보다 성장하면서 면역력이 향상된 덕분으로 보아야 한다는 의견도 있었다. 요즘에는 의사들의 반대 의견이 많아 자궁 절제 수술이나 관상동맥 우회로 수술처럼 수술 건수가 줄고 있다.

1958년 미국 소아과의사협회(AAP) 회장은 많은 의사들의 견해를 바탕으로 "편도선 절제 수술은 대부분 필요 없는 것으로 생각한다."라고 발표했다. 10년이 지난 뒤 로체스터 대학교 소아과 전문의 로버트 해거티(Robert J. Haggerty)는 "오늘날 대학병원 소아과 전문의들 대부분에게는 편도선 절제 수술을 꼭 해야 한다는 기준이 없다."라고 했다. 이어 1976년 피츠버그 대학교 소아과 전문의 잭 패러다이스(Jack L. Paradise)와 이비인후과 전문의 찰스 블루스톤(Charles D. Bluestone)은 "편도선 절제 수술에 대한 적응증이 증명되지 않았다."라고 했다. 이것을 종합하면 편도선 절제 수술이 꼭 필요한지 재고할 만하다.

1984년 피츠버그 대학교에서는 약물 치료와 수술의 효과를 비교하기 위해 해당 환자들을 대상으로 무작위 전향적 연구를 했다. 보고서에 따르면[80] 환자들은 전년도에 7회 이상 목감기를 앓았거나 지난 3년간 매년 감기를 3회 앓았다. 무작위로 선정한 환자들 중 절반은 편도선 절제 수술을 했고 나머지는 수술하지 않고 약물 치료를 했다. 연구를 시작한 지 처음 2년간 수술받은 환자들은 약물 치료를 받은 환자들보다 목감기에 걸리는 빈도가 낮았다. 그러나 3년이 지나자 차이가 없어졌다. 이 보고서는 편도선 절제 수술을 받은 환자의 선택이 적절했지만 수술 외의 치료를 해도 차이가 없다는 결론을 내렸다.

2005년 네덜란드에서 연구된 결과를 보더라도 20년 전의 보고와 크게 다르지 않다. 연구진은 21개 의료 기관에서 2~8세 어린이 300

명을 대상으로 연구했다. 중등도의 편도선염을 앓는 어린이들을 대상으로 무작위 전향적 임상시험을 실시하여 발열, 인후염, 상기도 감염, 건강도를 비교 측정했다. 연구 결과에 따르면 편도선 절제 수술 군과 비절제 수술 군의 인후염이나 상기도 감염의 빈도에 차이가 없었다. 다만 1년에 3~6회 이상 인후염을 앓는 어린이들은 인후염을 앓는 빈도가 낮은 어린이들에 비해 수술 효과가 있었다. 즉 가벼운 상기도 감염이 있는 어린이들에게 편도선 절제 수술을 하는 것은 잘 관찰하면서 약물로 치료하는 것에 비해 이득이 없었다.[81]

그렇지만 감기에 자주 걸리고 편도선이 붓는 환자를 직접 치료하는 개인병원 이비인후과 전문의들은 편도선 제거 수술 후 환자가 더 이상 콩콩거리지 않고 병원도 자주 찾지 않게 되는 효과를 경험한다. 그러면 아무리 통계가 편도선 제거 수술의 효과를 달리 보여주더라도 자신이 수술하면 뭔가 다르다고 생각할 수도 있다. 이것은 미국 의사들의 경우이다.

우리나라에서는 다르다. 편도선 제거 수술 건수 자체가 상대적으로 적다. 수술해야 할 정도로 증세가 심하거나 어린이의 부모가 수술을 요구하는 경우에만 종합병원으로 보내 수술시킨다. 비록 수술은 간단하지만 합병증이 발생할 경우에 감당해야 할 큰 부담 때문에 수술을 반기지 않는다.

그러면 어떤 경우에 편도선을 확실히 떼어내야 하는가? 만성적으로 반복되는 심한 감기로 편도선염이 생길 때, 호흡기 감염으로 합병증이 생길 때, 편도선이 커져 호흡 곤란 증세가 일어나고 심부전증 및 학습 장애가 올 때 등을 들 수 있다. 또 편도선이 커져 음식을 삼키기 곤란한 경우에도 잘라내야 한다. 그 밖에 심한 언어 장애를 유발하는 코막힘, 재발되거나 만성인 중이염의 경우에는 편도선 위쪽의 인두편도가 주 원인이므로 이것을 절제해야 한다.

case 52세 여성 Y 씨는 10년 전 심장 판막 치환 수술을 받았다. 심장 판막 치환 수술을 받게 된 연유는 어린 시절로 거슬러 올라간다. Y 씨는 열두 살 때 심한 편도선염을 앓았다. 편도선염의 원인은 대개 감기 바이러스이다. 하지만 원인이 연쇄상 구균일 때에는 편도선이 부을뿐더러 표면이 하얀 막으로 덮이고 고열이 나서 의과대학 실습생도 목 안을 들여다보면 당장 알 수 있다.

Y 씨의 편도선염은 연쇄상 구균이 원인이었다. 병원 문턱이 높던 시절이라 Y 씨는 감기약 몇 첩 지어 먹고 열이 떨어지자 그냥 지나쳤다. 그로부터 5년이 지난 후 호흡이 곤란하여 병원을 찾았는데 심장판막증이라는 진단을 받았다. 환자는 오르막이나 계단을 오를 때 숨이 차서 자주 쉬어야 했다. 그러다 시간이 지나면서 증세가 점점 심해져 흉부외과에서 심장 판막 치환 수술을 받고 10년간 항응고제를 복용해야 했다.

연쇄상 구균성 편도선염을 앓은 당시에 병원에서 적절한 항생제 처치를 받았다면 심장판막증 같은 후유증도 앓지 않고 심장 판막 치환 수술도 받지 않았을 것이다. 또 당시에 편도선 절제 수술을 했다면 이런 심각한 후유증에 빠질 염려는 더욱 없었을 것이다. 연쇄상 구균성 폐렴을 앓으면 후유증으로 심내막염이 생길 수 있다. 이 때문에 올 수 있는 심장판막증은 심부전증의 주요 원인이다.

하지만 어린이의 편도선 절제 수술은 다시 생각해봐야 한다. 어린이는 호흡기 감염이 가장 흔하다. 어린이가 성장하면서 면역 체계가 강해지면 이러한 감염이 사라진다. 하지만 콜록거리는 아이를 바라보는 부모로서는 이비인후과를 찾아가 무슨 조치든 취하고 싶다. 의사의 권유도 있고 해서 흔쾌히 아이의 편도선을 절제하고 나면 부모는 아이가 금세 건강해진 듯해 안심하게 된다. 또 의사의 치료가 성공적이라고 생각한다.

이것도 나쁘지 않지만 수술 과정에서 겪을 수 있는 위험을 무시해서는 안 된다. 편도선 절제 수술을 받는 어린이의 사망률이 비록 높지는 않지만 생명이 걸린 문제이므로 신중해야 한다. 만약 신약이 개발되어 이 같은 중대한 부작용이 있었다면, 보건당국이나 의사들은 치명적이지 않고 그냥 좋아질 수도 있는 질병을 치료하려고 그 신약을 추천하지는 않았을 것이다.

case 군의관으로 통합병원에 근무하는 내과의사 S는 전역을 몇 개월 앞두고 다섯 살짜리 외아들의 수술을 결정했다. 왼쪽 목에 고름 같은 분비물이 자주 흘러나오는 작은 혹이 있었기 때문이다. 이것은 귀 밑에 구멍이 생긴 새열낭종(鰓裂囊腫, branchial cleft cyst)

1부. 환자가 궁금해하는 수술의 상식

으로 분비물이 계속 나올 수 있는 선천성 질환이다. 이 병은 수술로만 해결할 수 있다.

그는 소아외과 분야에서는 이름난 A 교수에게 집도를 부탁했다. 젊은 내과의사의 아들을 수술하는 A 교수도 매우 신중했다. 수술 자체가 그리 어렵지는 않았지만 어린이는 모든 신체 기관이 작아서 마취에 특별히 민감할 수 있었다. 수술은 정상적으로 잘되어 깊숙한 뿌리까지 잘 절제되었다. 피부를 봉합하려는데 피 색깔이 어두워 마취과 전문의에게 이상이 없는지 물었다.

마취과 전문의는 순간 당황했다. 흡입 마취용 호스가 약간 꺾여 있었다. 그는 호스를 얼른 바로 펴고 호흡 백을 열심히 주물렀다. 맥박 수가 120회까지 올라갔다가 내려왔다. 집도 의사인 A 교수의 등줄기에서 식은땀이 주르르 흘러내렸다. 뭔가 잘못될 것 같았다. 피부까지 정상적으로 꿰맨 후 아기의 얼굴을 만져보았다. 약간 차가웠다. 마취과에서도 과장을 비롯한 여러 의사가 몰려와 요모조모 살펴보았다. 마취에서 회복해 움직여야 할 시간이 되었지만 아기는 깨지 않았다. 중환자실로 옮겼으나 저산소증에 빠졌던 뇌세포가 회복되지 않았다. 중환자실에서 열흘간 집중 치료를 받았다. 하지만 결국 사망하고 말았다. 단순한 마취 부주의로 인한 사망이었다.

보호자인 아빠는 아들을 잃은 슬픔을 달랠 길이 없었다. 매일 저녁 술로 그 아픔을 씻었지만 잊히지 않았다. 전역 후 개인병원을 열어서 환자 진료를 시작했지만 마음은 잃어버린 아들에서 떠날 줄 몰랐다. 어떻게 된 일인지 그 후로 임신도 되지 않았다. 그러다 주말마다 등산을 하면서 말없이 버티고 서 있는 산들에서 인생을 허허롭게 바라볼 수 있는 여유를 찾게 되었다. 이것은 25년 전의 일이다. 최근에는 마취 부주의로 인한 사고가 극히 드물어졌지만 말이다.

포경 수술은 통과의례인가?

포경 수술은 하나의 의식이 되어버린 수술이다. 포경 수술을 통과의례로 보는 의사들도 있다. 오래된 보고지만, 포경 수술을 받은 어린이가 수술을 받지 않은 어린이보다 편도선 제거 수술을 7배나 더 많이 받았다.[82] 신화학자 조지프 캠벨(Joseph Campbell)은 『신화의 힘』에서 "성경의 전통에서 우리는 유전되었고 만약 할례(포경 수술)를 받지 않거나 세례를 받지 않는다면 타락한 생명에 머물고 죄의식에 사로잡힌다."라고 말했다.

유아기에 반드시 포경 수술을 해야 할 의학적인 근거는 없다고 산부인과 전문의들도 생각한다. 본래 포경(귀두가 포피에 싸인) 상태에서 소변이 제대로 나오지 않거나, 포피 안에 습기가 차서 귀두 끝이나 포피에 염증이 자주 생기는 경우에는 치료를 위해 포피를 제거하는 수술이 합당하다. 일반적으로 포경 수술은 사춘기, 즉 중학생 시절에 하는 것이 음경 발달이나 정신 건강에 좋다고 알려져 있다.

정확한 통계는 없지만 우리나라 성인 남성의 90퍼센트 이상은 포경 수술을 받은 것으로 알려져 있다. 포경 수술은 의사가 권하지 않아도 병원을 찾는 남성의 99퍼센트가 자발적으로 해달라고 한다. 초등학생 엄마들은 겨울방학 때 아들을 개인병원에 데리고 가서 포경 수술을 시킨다. 이 경우 특별한 사정이 없으면 의사는 포경 수술을 거절하지 않는다. 그러나 의학적 기준에서 볼 때 포경 수술이 필요한 경우는 10퍼센트가 넘지 않을 것으로 추정된다.

과거에 우리나라 남성들은 군 입대 전이나 전역을 앞둔 마지막 휴가 즈음에 포경 수술을 받았다. 물론 군의관의 수술을 눈동냥한 위생병이 취침 시간에 몰래 동료 병사를 처치실로 불러 이 수술을 해주는 경우도 드물지 않았다. 하지만 그 수술이 모두 성공하지는 않았다.

수술 다음 날 위생병은 머리를 긁적이며 군의관에게 이렇게 보고한다. "저, 군의관님. 보고드릴 것이 있습니다." 군의관은 짐작이라도 한 듯 무뚝뚝하게 "뭔데?"라고 대답한다. "김 병장이 다음 주 전역할 예정이어서 어젯밤에 제가 고래를 잡아주었습니다. 그런데 출혈이 잘 멎지 않아 끝이 부어 있습니다. 좀 봐주시겠습니까?" 어기적거리며 들어와 바지를 내린 김 병장의 고추 끝에 붕대가 둘러져 있다. 군의관은 평소 두터운 신임을 받아온 위생병을 크게 꾸짖지는 않는다. "이번만은 봐줄 테니 앞으로는 절대 이런 일 없도록 해!"

싸맨 붕대를 풀자 피도 많이 났을뿐더러 포피가 부어 귀두가 다시 묻혀 있다. 적절한 위치에서 절제한 후 봉합해야 끝에 부종이 생기지 않는데 위치를 잘못 잡은 것이다. 군의관은 위생병이 꿰맨 실을 따내고 출혈 부위를 결찰한 다음, 피부를 봉합하고 탄력 붕대로 고정한다. 그리고 부종이 가라앉을 열흘 동안 매일 관찰하며 치료를 거듭하여 '남성'을 살려낸다. 김 병장은 돌팔이 의사인 위생병 때문에 하마터면 자신의 보물 1호를 망가뜨릴 뻔한 것이다.

소아 탈장 수술

앞 장에서 살펴본 탈장 수술은 성인에 관한 것이다. 소아 탈장에 관한 언급도 있었지만 성인 탈장과는 다른 점이 많다. 무엇보다 소아 탈장은 정상 발생생리 과정에서 일어나는 현상이다. 탈장 통로(원래 고환내림 통로)는 발생 과정에서 정상적으로 생겨 대부분 저절로 닫히지만 닫히지 않는 약 20퍼센트의 경우에는 수술을 해야 한다. 소아 탈장은 태아기에 신장 아래에 있는 고환이 체외로 밀려 나오는 과정에서 고환의 앞쪽에 있는 복막이 바깥으로 밀려 나와 발생한다. 태어난 지 2주가 돼도 탈장 통로가 닫히지 않으면 사타구니 부위에 탈장 낭이 뾰족하게 남게 된다.

갓난아기가 많이 울수록 복압이 증가하여 탈장도 더욱 불룩해진다. 하지만 신체 방어 기전도 맹렬히 작용하여 50퍼센트 이상의 경우에 시간이 지나면서 통로가 닫힌다. 출생 직후 탈장이 있어도 곧 대부분 정상이 된다. 만약 정상이 되지 않고 더 커지면 소장이 탈장 낭으로 들어와 갇힐 수 있다. 그러면 소장의 혈액순환에 장애가 일어나 괴사할 우려가 있다. 소아 탈장일 때 수술을 권하는 가장 큰 이유는 바로 이것이다. 반면 소아외과 수술 중 가장 빈도가 높은 소아 탈장 수술도 어떤 경우에는 수술 여부에 대해 논란이 있을 수 있다. 적절한 수술 시기에 관해서도 의견이 분분할 수 있지만, 소아외과 전문

1부. 환자가 궁금해하는 수술의 상식

의들은 발견 즉시 수술할 것을 권한다. 이런 경우도 있다.

> **case**   어느 아기가 감기로 열이 나 밤새 보채며 운다. 엄마가 아무리 아기를 업고 달래도 울음을 그치지 않는다. 젖을 주어도 빨지 않고 울기만 한다. 거의 밤을 새운 엄마가 혹시 독감이나 폐렴은 아닌지 걱정되어 날이 새기도 전에 종합병원 응급실에 간다. 응급실에서도 아기는 계속 울어댄다. 이 아기를 처음 본 초년차 소아과 전공의는 당황하며 경력 많은 당직 전공의를 부른다. 선배 전공의는 아기를 진찰하며 열을 식혀주고 감기약을 처방하지만 그래도 울음이 그치지 않는다.
>
>   우연히 지나가던 외과 전공의가 아기의 사타구니를 만져보고 탈장임을 알아낸다. 아기가 계속 울어대니까 손으로 밀어 넣어도 장이 안으로 들어가지 않는다. 마약성 진통제를 주사하고 아기가 잠들 때까지 30분을 기다린다. 잠든 아기의 고추 옆에 호두 알만하게 비어져 나온 장을 제 위치로 살짝 밀어 넣는다. 이제 아기를 입원시켜 감기를 치료한 후 탈장 수술을 한다. 아기는 더 이상 탈장 때문에 밤새 우는 일이 없다. 아기도 엄마도 고통에서 해방된다.

위와 같은 사례는 그리 많은 편은 아니지만 아주 드물지도 않다. 이런 경우에는 진단이 어렵다. 아기는 어디가 아픈지를 말로 표현하지 못하기 때문이다. 그래서 탈장은 발견 즉시 수술해야 이런 위험이 없어진다는 주장이 힘을 얻고 있다. 아울러 아기를 마취한 경우에는 마취 유도 때나 수술 중일 때뿐 아니라 마취에서 깰 때까지도 각별히 주의해야 한다. 아기는 어른보다 마취 자체로 인한 위험에 훨씬 쉽게 빠질 수 있기 때문이다. 그래서 소아 수술의 경우 마취의 위험과 수술로 얻게 될 이득을 놓고 신중하게 저울질할 필요가 있다.

우리나라는 초저출산 국가이다. 아이를 한둘만 낳기 때문에 산전 초음파 진단을 철저히 받는 편이라 선천성 기형아가 태어나는 일은 드물어졌다. 30년 전에 비해 선천성 기형 환자를 수술하는 예도 많이 줄었다. 이 장에서 연구 자료와 사례를 통해 몇 가지 소아 수술의 필요에 대해 검토해보았지만 환자마다 병증과 신체 특성이 다르고, 의사마다 진단 및 치료 기준이 다를 수 있다. 모든 정보와 상황을 고려한 부모의 판단이 가장 중요하다.

암을 치유하는
수술의 빛과 어둠

17장

암에 대한 앎

내가 암에 걸렸다고요?

치료 가능성이 높든 낮든, 어디에 생긴 암이든 누구나 일단 암 진단을 받으면 급격히 움츠러든다. '암=죽음'이라는 등식 아래 최악의 순간을 먼저 떠올리며 절망의 늪에 빠져든다. 드넓은 강에서 유유히 헤엄치던 물고기가 비좁은 어항에 갇히거나, 끝없는 하늘을 마음껏 날던 산새가 새장에 갇힌 것과 비슷한 면이 많다. 암 환자가 되면 갑자기 집이나 병실에 갇힌 채 죽음의 공포 속에서 안절부절못한다. 암 진단을 받은 사람들은 대체로 다음과 같은 심리 기전을 보인다.

첫 번째는 부인(否認) 또는 부정(否定)의 단계이다. 예를 들면 '그럴 리가 없어. 내가 왜 암에 걸려? 술을 마시는 것도 아니고 담배를 피우는 것도 아닌데 폐암에 걸리다니! 아니야. 분명 진단이 잘못되었을 거야.'라고 생각한다. 그렇다 보니 의사는 환자가 충격받을까 봐 보호자에게 먼저 진단 결과를 알리고, 보호자는 환자에게 숨기는 경우가 흔하다. 또한 환자는 의사나 보호자가 자신에게 몸속의 작은 혹을 떼어내는 수술을 해야 한다고 하면 암이라고 짐작하면서도, 굳이 의사나 보호자에게 자신이 암 진단 사실을 알고 있다고 표현하지 않는다.

암 환자들에게서 "죽는 것은 두렵지 않은데 아플까 봐 두렵다." 라는 말을 자주 듣는다. 이 말은 두 가지를 의미한다. 하나는 말 그대로 정말 죽음은 두렵지 않은데 견딜 수 없는 고통이 더 두렵다는 것이고, 다른 하나는 죽음이 두려운데 그것을 스스로 인정하고 싶지 않다는 것이다. 암 때문에 자기가 죽는다는 사실을 부인하려는 것이다.

두 번째는 분노의 단계이다. 암 환자는 자신이 암에 걸렸다는 사실에 화를 내며 정서불안 상태가 되거나 적대감을 표출한다. 특히 암 발생에 영향을 주었을 것으로 추측되는 자신의 과거 행동이나 특정 사람, 환경에 대해 격정과도 같은 분노를 나타낼 수 있다. 어항 속에 갇힌 물고기가 스스로 그물을 피하지 못한 것에 대해, 그물을 친 어부에 대해 분노하는 것과 비슷하다고 할 수 있다.

세 번째는 좌절과 우울의 단계이다. 분노에 지친 암 환자는 '모든 게 부질없다. 이제 어쩔 수 없다. 세상을 떠나야 할 때가 온 것 같다.' 라고 절망한다. 그리고 알고 지내온 모든 사람과 이별하는 것을 머릿속으로 상상한다. 그렇게 깊은 슬픔을 안고 우울증에 빠진다.

네 번째는 현실을 받아들이는 협상의 단계이다. 앞의 단계들을 거친 암 환자는 드디어 '그래. 나는 주변에서 암 환자를 많이 보지 않

2부. 암을 치유하는 수술의 빛과 어둠

았는가? 친구, 숙모, 이웃집 아저씨가 암으로 수술받는 것을 보았다. 누구나 암에 걸릴 수 있다. 나만 예외일 수는 없지 않은가?' 환자는 MRI나 CT 영상을 직접 보면서 의사에게 설명을 듣고, 자신의 몸에 생긴 암 덩어리가 부인할 수 없는 종양임을 인정한다. 혈액 검사에서 나온 종양 표지자 수치가 높다는 것도 확인한다.

다섯 번째는 수용의 단계다. 앞에서 감정의 높은 파도를 넘은 환자가 '이제 어떻게 하지? 우선 이 암을 치료할 수 있는 최고의 병원과 전문의를 알아봐야겠어.'라고 생각하게 된다.

그런데 이미 보호자들은 가능한 모든 인맥과 정보를 동원하여 수술받을 병원을 예약해놓은 상태다. 환자의 암 공부는 이때부터 본격적으로 시작된다. 지피지기(知彼知己). 비록 지는 한이 있더라도 적을 알아야 한다. 손자(孫子)는 '적을 알고 나를 알면 백 번 싸워도 위태로운 경우가 없다'고 했지만, 암과의 전쟁에서는 절대로 백전불태의 결과를 기대할 수 없다. 적을 알아야 하는 유일한 이유는 자신의 생명을 책임질 사람이 담당의사도, 보호자도 아닌 바로 자신이기 때문이다. 모든 것을 긍정하고 여유를 찾게 되면 암과의 전쟁도 비로소 삶의 연장선 위에 있게 된다.

그런데 간혹 위와 같은 단계를 밟지 않고 의사나 주위 사람들의 권유를 끝까지 부인하며 "나는 아무 치료도 받지 않고 그냥 죽을 거야. 칠십 넘게 살았고 아들딸 다 짝 지어주었는데 무슨 미련이 있다고 더 살겠어. 내 몸에 절대 칼을 댈 수 없어."라고 외치며 진통제나 최소한의 치료만 받다가 그냥 죽음을 맞으려는 사람도 있다.

성경에 "사람은 자기의 시기를 알지 못하나니 물고기가 재앙의 그물에 걸리고 새가 올무에 걸림같이 인생도 재앙의 날이 홀연히 임하면 거기 걸리느니라."(『전도서』 9 : 12)라는 구절이 있다. 절망에 빠진 암 환자들을 바라보노라면, 기원전 10세기경 솔로몬 왕이 노년기에 인생을 돌아보며 한 이 말이 떠오른다. 솔로몬 왕은 이렇게 충고했다. "사람이 자기 일에 즐거워하는 것보다 나은 것이 없나니 이는 그의 분복(分福)이라. 해 아래서 네게 주신 모든 헛된 날에 사랑하는 아내와 함께 즐겁게 살지어다. 이는 네가 일평생에 해 아래서 수고하고 얻은 분복이라."(『전도서』 9 : 9) 이 구절은 아무리 되뇌어도 진리로 다가온다. 그물에 걸린 물고기나 올무에 걸린 새처럼 암 같은 중병에 걸리면 꼼짝 못하게 되는 것이 인간이다. 더구나 의술이 발달하지 않은 기원전 시대에는 모든 이들이 중병을 운명으로 받아들이고 말았을 것이다. 하지만 고도로 발달한 의술을 이용하여 중병을 이기거나 약화할 수 있는 현대를 사는 우리는 얼마나 귀한 축복을 받고 있는가.

암에 관한 일반적인 오해 : 암의 의료사회학

우리나라에서 사망 원인 1위는 암이다. 통계청에 따르면 2016년 전체 사망자 281,000명 중 27.8퍼센트인 78,194명(10만 명당 153.0명)이 암으로 사망했다. 2위는 심장 질환, 3위는 뇌혈관 질환, 4위는 폐렴, 5위는 고의적 자해(자살), 6위는 당뇨병, 7위는 만성 하기도 질환, 8위는 간 질환, 9위는 고혈압성 질환, 10위는 운수 사고(교통 사고)였다.

2부. 암을 치유하는 수술의 빛과 어둠

덕분에 보험회사들은 암 보험 상품을 개발하여 가입자 수를 대대적으로 늘릴 수 있었다. 그러다 보니 간혹 암 보험에 가입한 환자가 암에 걸렸다고 생각하면서 조직 검사나 수술을 받았는데 암이 아니라는 결과가 나오면 실망하는 모습도 볼 수 있다. 보험회사들이 내건 보험금이 서민들에게는 큰 액수이기 때문이다. 하지만 곧 암에 걸리지 않은 것을 큰 다행으로 여긴다.

아직도 많은 사람들은 암을 잘못 알고 있다. 나는 암에 관해서는 전(前) 국립암센터 이진수 박사의 생각에 많이 공감한다. 이진수 박사는 미국 텍사스의 엠디앤더슨 암센터에서 약 20년간 근무하다 2001년에 국립암센터로 자리를 옮긴 폐암 권위자이다. 여기서는 2006년 6월 '죽음을 생각하는 모임'에서 이진수 박사가 한 강연을 요약하고 나의 경험과 생각을 일부 추가하여 다음과 같이 정리했다.

첫째, 암 진단은 사망 선고나 다름없는가? 아니다. 4기 암을 치료할 수 없는 말기암으로, 난치병을 불치병으로 받아들이는 것은 잘못된 생각이다. 암은 난치병이지만 불치병은 아니다. 암으로 고생하면서도 적극적으로 치료하고 긍정적인 삶을 살아가는 사람들의 증례를 보여주고, 진단과 치료에 관한 잘못된 생각에서 벗어나도록 올바른 정보를 제공하는 것이 이 책의 중요한 목적 중 하나다.

둘째, 암은 수술하지 않으면 완치할 수 없는가? 그렇지 않다. 백혈병, 림프암, 소세포폐암 등은 항암제 치료만으로 완치할 수도 있다. 수술은 여러 가지 치료 방법 중 하나이다. 암 치료에 성공한 사람들 중에는 서양의학, 한의학, 민간요법 등 다양한 치료법을 이용한 예가 있다. 그렇다고 근거 없는 치료법에 무작정 매달려서는 안 된다.

셋째, 과다한 스트레스가 암을 유발하는가? 스트레스가 만병의 근원이 될 수는 있지만 암의 직접적인 원인임이 증명된 적은 없다. 삶은 스트레스의 연속이라고 하지만, 부정적인 스트레스(stress)와 긍정적인 자극(stimulus)은 백지 한 장 차이일 수 있다. 오히려 스트레스를 해소하기 위해 담배를 피우거나 술을 폭음하는 게 건강을 해칠 수 있다.

넷째, 암은 갑자기 생기는가? 그렇지 않다. 유방암을 예로 들어 나중에 설명하겠지만 암세포 한 개가 지름 1밀리미터 크기로 자라는 데 7년이 걸리고, 1밀리미터의 종양이 1센티미터로 자라는 데는 3년이 걸린다. 암 검사에서 발견된 종양은 적어도 5년이나 10년 전에 시작되었을 가능성이 높다. 수정란이 태아가 되어 하나의 생명체로 탄생하는 데 걸리는 시간은 9개월이다. 암세포의 성장 속도는 태아의 성장 속도에 비하면 훨씬 느리다.

다섯째, 암 발생이 늘어나는 이유는 오래 살기 때문인가? 그렇다. 암이 증가하는 이유로 유전적 요인, 흡연, 공해 물질 증가, 섬유질 섭취 감소, 고열량 음식과 동물성 지방의 섭취 증가 같은 환경 요인을 들 수도 있지만, 무엇보다 사람이 오래 살기 때문이라고 할 수 있다.

여섯째, 암은 완치할 수 있는가? 암은 치료할 수 있는 만성 질환이다. 완치될 수 없으면 치료받지 않으려는 환자들을 나도 자주 접한다. 수년에 걸쳐 생긴 암이 단 한 번 치료해서 완치된다는 보장은 없다. 암은 몸과 마음과 환경을 함께 고쳐가야 하는, 치료할 수 있는 만성 질환으로 보는 것이 옳다.

일곱째, 암은 어떻게든 반드시 당장 치료해야 하는가? 그렇지 않다. 어떤 암은 암 자체가 진행되어 죽을 확률보다 다른 원인 때문에 죽을 확률이 더 높다. 방광암의 경우 병보다 치료가 오히려 해가 되어 치료받다가 죽는 사람이 드물지 않다. 당장 치료하지 않고 경과를 관찰하는 것도 치료 방법 중 하나임을 환자와 의사 모두가 기억해야 한다.

여덟째, 암 환자는 고기 같은 기름진 음식이 아니라 채소와 과일 따위의 식물성 음식만 먹어야 하는가? 이 질문을 받으면 "채식주의자는 암에 걸리지 않는가?"라고 되묻게 된다. 암 환자 대부분은 암 수술 후에 느릅나무, 영지버섯, 상황버섯, 아가리쿠스(Agaricus, 신령버섯 또는 흰들버섯), 각종 한약 등 항암 효과가 있다고 알려진 유명 약제를 구해서 먹는다. 그리고 돼지고기, 닭고기, 생선회, 밀가루 음식, 흰쌀밥을 절대로 먹지 않아야 한다는 강박관념에 사로잡힌다. 사람에 따라 다를 수도 있지만 이것은 옳지 않다.

암이란 무엇이고 어떻게 생기는가?

지금부터 세포생물학적 관점에서 암이 발생, 증식, 소멸하는 원리를 살펴보려 한다. 로버트 와인버그(Robert A. Weinberg)는 『세포의 반란』[1]에서 암 발생의 원리를 지금까지 알려진 연구 결과들을 토대로 비교적 상세히 설명했다. 암에 관해 좀 더 의학적으로 알고 싶은 독자들은 이 책을 참고하면 도움이 많이 될 것이다.

어릴 적 고향에는 큰 대추나무가 몇 그루 있었다. 그 나무들은 여름이면 뜨거운 햇볕을 피해 쉴 수 있는 시원한 그늘을 만들어주었고 가을이면 주렁주렁 달린 달콤하고 굵은 대추로 풍요를 안겨주었다. 그런데 그 유익한 대추나무가 이상을 보이기 시작했다. 해충 때문인지 바이러스 때문인지 잎이 가늘어지면서 정원의 회양목처럼 무더기로 작게 자랐다. 2~3년이 지나자 잎이 거의 모두 이렇게 변하여 꽃도 열매도 맺지 못했다. 무성하던 잎과 가지가 시들자 대추나무는 한 그루씩 죽어갔다. 나중에 의학을 공부하면서 위암이나 대장암 덩어리를 볼 때 나는 대추나무에 오글오글 작게 무더기로 자란 잎들을 떠올렸다. 대추나무의 변형된 잎 무더기가 늘어가듯 암 덩어리도 몸속에서 림프샘이나 혈관을 타고 번져나간다.

암은 신체의 어느 기관에서든 비정상적인 세포가 과다하게 증식하는 것을 가리킨다. 신체를 구성하는 세포는 대부분 끊임없이 새로 생겨나고 사멸한다. 우리의 몸은 이러한 생성과 소멸이 적절하게 균형을 이뤄야 정상적인 구조와 기능을 유지한다. 만약 정상 세포가 과다하게 증식하여 생성과 소멸이 더디면 조직이 비대해진다. 세포가 죽지 않고 계속 살아 있으면 개체와 함께 늙어간다. 늙은 세포는 젊고 싱싱한 세포에 비해 기능이 떨어진다.

세포 분열을 조절하는 것은 세포핵에 있는 DNA 다발 속의 유전자다. 어떤 원인으로 유전자 변형이 일어나 세포 분열을 조절하는 능력에 이상이 오면 세포가 제멋대로 분열하여 증식한다. 이렇게 증식하는 세포들은 정상적인 모양을 갖추지 못한다. 또 이 세포들은 조

2부. 암을 치유하는 수술의 빛과 어둠

직 내에서 필요한 기능을 수행하지 못하면서 에너지를 더 많이 소모한다. 그러면 여기에 더 많은 산소와 에너지원을 수송할 통로도 필요하므로 신생 혈관이 증식한다. 한편 신생 혈관이 증식하지 않으면 암조직은 충분한 에너지를 공급받지 못해 서서히 괴사한다.

그래서 암을 연구하는 의학자들은 정상 세포가 비정상적으로 분열하게 만드는 유전자 변이에 관심을 가지게 되었다. 즉 의학자들은 암 유전자로 변이하게끔 하는 발암 물질, 바이러스를 비롯한 환경 요인, 신체 내부의 호르몬, 유전적 요인 등과 더불어 비정상 세포의 분열과 성장 과정을 연구하여 이를 차단하는 각종 항암제를 개발해왔다. 지난 30년 동안에는 컴퓨터 관련 산업이 상상을 초월할 정도로 발전하여 분자생물학과 유전학 연구도 활발하게 전개되었다. 유전자 변이에 관한 분석은 컴퓨터가 없었다면 하지 못했을 것이다. 날마다 새로운 결과를 낳고 있는 암 발생 관련 유전자 연구는 암 정복의 첨병 역할을 할 것으로 기대된다.

암 발생은 두 가지 큰 변화를 거쳐 이루어진다. 첫째, 정상 세포가 암세포로 전환한다. 즉 정상 세포가 유전자 변이를 거쳐 비정상적인 최초의 암세포 1개가 된다(initiation). 둘째, 암세포가 무한 분열하는 증식화 과정이 나타난다(promotion). 사람이 성장하다가 20세 전후에 성장을 멈추듯 조직 내 세포 분열도 일정한 횟수를 넘기면 분열을 멈춘다. 신체의 각 기관을 구성하는 세포들은 일정 횟수 분열하면 더 이상 분열하지 않아 싱싱한 세포는 더 이상 생기지 않고 늙은 세포만 남아 활동한다. 세포의 염색체 끝에는 정해진 분열 횟수를 헤아리는 시계인 텔로미어(telomere)가 붙어 있기 때문이다. 이 시계가 고장 난 세포가 무한 분열을 하면서 성장을 멈추지 않으면 암이 될 수도 있다.

어른의 조직을 떼어 똑같은 개체를 만들 수 있는 체세포 복제에서 세포의 수명을 확인할 수 있다. 생명은 복제되어도 둘의 수명이 같을 수는 없다. 예를 들어 60회 분열할 수 있는 세포가 이미 분열을 30회 거쳤다면 복제가 되더라도 30회 분열하고 나면 더 이상 살 수 없다. 즉 복제된 개체의 장기는 새로 만들어지더라도 수명이 절반이 되는 것이다. 복제양 돌리가 금방 늙어버린 이유가 여기에 있다. 보통 양이 13~15년까지 사는 데 반해, 노화에 따른 폐질환으로 안락사된 돌리의 나이는 6년 6개월이었다. 돌리는 태어났을 때 시간적 나이는 어렸지만 육체적 나이는 중년이었다.

시작과 증식 단계는 서로 다른 시간, 다른 인자에서 따로따로 영향을 받는다. 흡연, 방사선, 발암 물질 등이 그러한 인자로 작용한다고 알려져 있다. 특히 폐암은 환경 요인의 영향을 가장 많이 받는데, 주 요인이 바로 담배다. 그러나 유방암, 대장암, 전립샘암, 췌장암, 자궁암, 난소암 등은 단일 유발 인자가 알려져 있지 않으며, 다양한 요인이 상호 작용하여 발생한다고 여겨진다. 증식 인자들은 그 자체가 암을 유발하지는 않지만 증식 인자들에 의해 이미 손상된 세포에 영향을 끼쳐 변화를 일으킨다. 예를 들면 술은 구강, 후두, 인두, 간 등의 장기에서 유발 인자와 연합하여 암의 진행을 촉진할 수 있다.

유발 인자든 증식 인자든 어떤 물질이 특정 암의 원인으로 알려지면 그것을 암의 위험 인자라고 부른다. 그런 위험 인자와 접촉하면 할수록 암에 걸릴 위험도 커진다. 타고난 유전 인자나 노화가 원인이라면 피할 수 없지만 어떤 위험 인자는 피할 수 있다. 예를 들면 담배, 방사선, 술, 음식물의 특정 성분, 식품첨가물, 각종 유해 환경이나 화학물질 등은 피할 수 있는 위험 인자이다.

미국 국립암연구소에 따르면, 7,000종의 화합물이 동물한테서 암을 유발하는 인자이고 그중 1,500여 가지는 인간한테서 암을 유발하는 인자라고 한다.[2] 물론 실제로 인간한테서 암을 유발하는 인자는 이보다 적을지 모른다. 동물 실험을 통해 알려진 암 유발 인자들이 과연 인간에게도 암을 일으키는지에 대해서는 의문을 제기하는 사람도 있다. 일반적으로 인간보다 동물한테서 암이 더 잘 발생하는 것 같다. 암 유발 인자의 발암 기준치는 정확히 알기 어렵다. 따라서 발암 원인으로 알려진 것은 가급적 피하고 항암 효과가 있는 것을 가까이 해야 건강하게 오래 살 수 있다. 암을 일으키는 주요 원인 중 하나는 흡연이다. 흡연은 암 외에 순환기 질환의 주요 원인이기도 하다. 육류의 동물성 지방도 암을 발생시키는 데 영향을 많이 끼친다. 금연과 식물성 음식 섭취만으로도 암 발생을 거의 반으로 줄일 수 있다.

우리는 평생 동안 많은 방사선을 맞으며 살아간다. 사실 방사선에 가장 많이 노출된 사람들은 의료인이다. 의사들은 이 위험에 상당히 민감하다. 그래서 최근에 개발된 방사선 진단 영상 장비들은 저용량의 방사선을 이용한다. 치과의사도 과거보다 방사선을 적게 조사하는 장비를 이용하고 있다. 핵발전소의 방사선 누출이나 저준위 방사성 폐기 물질의 보관 등도 잠재적인 방사선 위험 요인이 될 수 있다.

조기 진단이 중요하다

암의 발생 과정 연구를 통해 원인을 찾고 예방에 역점을 두면 암 발생을 줄일 수 있다. 하지만 최신 의학 연구로 암 발생 자체를 억제할 수 있을지는 여전히 미지수이다. 그렇다 보니 의사들은 암 조기 진단 프로그램으로 완치율을 높이려고 시도해왔다. 가령 암 발생 빈도가 높아지는 40세 이상 성인을 대상으로 정기 검진을 실시하여 조기 진단과 치료에 힘썼다. 암세포 덩어리가 작다면 잘라내야 완치할 수 있다. 그러나 어떤 암은 원인 부위에서 발견되더라도 이미 온몸에 퍼져버렸을 수 있다. 이런 경우에는 조기 발견도 아무 소용이 없다. 반면에 어떤 암은 마지막 단계인데도 다른 부위로 전이되지 않아 환자가 생을 마칠 때까지 생명을 위협하지 않기도 한다.

일반적으로 의사는 우선 내시경 검사, 엑스레이 검사, 혈액 검사들을 해서 암 진단을 내리지만 최종 진단은 병리학자의 조직 검사 결과가 나와야 내린다. 재판에서 판사가 유죄, 무죄 판단을 잘못할 수 있듯 병리학자의 암 진단에도 오류가 있을 수 있다. 병리학자는 판사 못지않은 아니 어쩌면 그보다 더한 고뇌를 거쳐 힘든 결정을 할 때도 있다. 병리학자는 수많은 경험과 연구를 바탕으로 전문가로서 암을 진단하지만, 판단이 애매할 경우 암 소견이 조금이라도 있다면 암 쪽으로 진단하는 경향이 있다. 만약 암이 아니라고 진단했다가 나중에 환자가 암으로 죽으면 오진에 대한 책임을 져야 하기 때문이다.

한편 암이 아닌데 병리학자가 암으로 진단을 내려 환자가 암 치료를 받을 수도 있다. 이 경우에 환자가 호소한 증상과 병이 어떻게든 완치되면 병리학자에게는 면죄부가 주어진다. 더구나 환자가 기존에 내과적 치료나 대체의학 치료를 받아왔다면 병리학자를 비롯한 의료진은 오히려 더 큰 신뢰를 얻게 된다. 이러한 실수는 부지불식간에 일어날 수도 있다. 때로는 의외의 치료 결과를 확인하고서야 병리학자가 현미경 슬라이드를 다시 관찰하여 결국 암이 아니었다고 선언할 수도 있다. 아니면 진단에 실수가 있었는지도 모른 채 그저 좋은 결과에 만족하여, 종양을 잘라낸 동료 외과의사를 최고의 수술자로 칭찬하며 암 진단이 맞았다고 쾌재를 부를 수도 있다. 이럴 경우에는 환자든 의사든 불평할 사람이 없다.

우리나라에서 암 조기 진단 프로그램이 좋은 결과를 낸 분야는 자궁암, 위암, 간암, 유방암이다. 자궁암 조기 진단 프로그램으로는 1970년대부터 자궁경부 세포진 도말 검사(pap smear test)를 이용해왔다. 그리고 유방암 조기 발견을 위해 유방 촬영과 초음파 검사가 보편화하면서 유방암 발견율 자체가 엄청나게 높아졌다. 일본에서는 우리나라보다 앞서 위암 조기 진단을 위해 정기적 위 내시경 검사를 실시했다. 그리하여 위암 조기 진단율이 높아졌고, 조기에 수술하여 95퍼센트의 완치율을 보였다. 우리나라에서도 이 프로그램이 신속하게 확산해왔다. 건강 검진 항목에 내시경 검사가 거의 필수로 들어가 있다. 요즘은 대장암의 발병률이 높아져 대장 내시경도 필수

항목에 넣기도 한다.

암은 어떻게 진단하는가?

암의 종류에 따라 혈액 검사, 영상 촬영, 내시경 검사, 조직 검사 등 다양한 진단 방법이 있다. 일부 검사는 비용이 많이 들기도 하여 모든 검사가 정말 필요한지 의구심이 들 수도 있다. 그러나 대부분은 그렇지 않다. 번거로운 절차와 오랜 기다림, 검사 과정에서 겪는 괴로움을 인내하면 안전하게 치료받을 수 있게 된다.

요즘도 더러 있지만 1980년대에는 수련 기간에 '시험적(또는 진단적) 개복술'이 적지 않았다. 당시에는 진단 장비가 충분하지 않아 대략 암 진단에 이르면 일단 개복해서 판단하는 편이 나았기 때문이다. 개복하여 암이 확실하면 곧바로 결정하여 종양 절제 수술을 진행하고, 만약 암이 아니거나 절제할 수 없는 암이면 그냥 봉합했다. 그러나 요즘은 진단 장비가 워낙 발달하여 암 진단 자체뿐 아니라 어떤 림프샘에 전이가 있는지, 그 림프샘까지 절제할 수 있는지도 다 알고 수술에 들어가므로 시험적 개복술이라는 용어를 쓰는 경우가 훨씬 줄었다. 영상 진단으로도 충분하지 않으면 세침 흡인 검사로 명확하게 조직 진단을 내린 후 종양 절제 수술을 시작한다.

첨단 의료 장비를 동원하여 정확하게 진단을 내리고 싶어하는 심리는 의사나 환자나 마찬가지다. 문제는 진료비이다. 의사들 대부분은 특히 위험한 수술의 경우, 수술 전에 정확히 진단을 내리는 것에 집착한다. 이러한 진단 기계들을 충분히 이용함으로써 만일의 경우에 자신에게 돌아올 수도 있는 법적 책임을 피하려는 의사들의 심리도 무시할 수 없다.

나는 개인적으로 약간 다른 방법을 쓸 때가 더러 있다. 특히 가난한 서민 환자들을 진료할 때는 조금 다른 전략을 이용한다. 그들이 알아들을 수 있게 주요 내용만 설명하고 진단에 꼭 필요한 검사만 하여 치료적 접근을 곧바로 실시한다. 가난한 이들에게는 살기 위해 지불하는 병원 진료비가 되레 생계를 위협할 수도 있기 때문이다. 그만큼 신중하게 집중해서 진료해야 한다고 생각한다.

암은 어떻게 치료하는가?

병원에서 의사가 실시하는 치료적 접근 방법에는 기본적으로 세 가지가 있다. 수술, 항암 화학 요법, 방사선 치료이다. 이 세 가지를 적절히 조합하면 암의 절반 정도는 완치할 수 있다. 주요 암 중에서 수술만으로 완치할 수 있는 것은 위암, 대장암, 유방암, 폐암, 자궁암, 전립샘암 등이다. 흔하지 않은 암 중에도 수술만으로 완치할 수 있는 것이 있다. 하지만 항암제 투여나 대체 치료법을 계획하고 찾아 나서기 전에 반드시 수술할 수 있는지를 생각해보아야 한다. 최근의 암 치료에서 항암제나 방사선이 과거보다 중요한 역할을 하고 있지만 외과적 절제 수술을 배제한 치료는 대개 완치를 기대하기 어렵다. 물론 혈액 질환이나 몇몇 고형암[3]은 예외가 될 수 있다.

그렇다면 수술할 수 있는 경우 모든 암을 수술하는 것이 옳은가? 꼭 그렇지는 않다. 수술로 암 조직을 완전히 절제하지 못하면 수술하지 않고 둘 때보다 암이 더 빨리 진행될 수도 있다. 요즘은 CT, MRI, 양전자 방출 단층 촬영(PET CT) 같은 영상 장비 덕분에 완전 절제가 가능할지를 대단히 정확하게 판단할 수 있게 되었다. 그러나 막상 수술로 접근해 들어가다 보면 의외의 상황에 부닥칠 수 있다. 수술을 해야 좋을지 하지 않아야 좋을지를 판단하기 어려울 수 있다.

의사의 입장이 이렇다 보니 환자의 입장은 더욱 어려울 수밖에 없다. 기본 의학 지식조차 부족한 상태에서 담당 의사의 설명만 듣고 수술을 받아들이기가 미심쩍을 수 있다. 이는 의사를 신뢰하고 말고 할 문제가 아니다. 환자로서, 인간으로서 당연히 망설이게 되는 것이다. 그래서 환자는 인맥을 동원하여 다른 의사의 의견을 들어보기도 하고 각종 의학 자료도 직접 찾아본다. 주어진 상황을 정확하게 평가하고 최상의 조건에서 수술받고 싶은 마음은 인지상정이다. 완치할 수도 있지만 그렇지 않을 수도 있고, 제거하지 않아도 되는 종양을 불필요하게 수술하거나 항암제를 과도하게 투여할 수도 있기 때문이다. 따라서 환자는 암 수술의 결과에 대하여 어느 정도는 예측할 수 있어야 하고, 수술로 일어날 수 있는 후유증도 알아야 한다. 난치성 암에 대해서는 원인과 치료법뿐 아니라 대체 치료법이나 예방법까지 아는 상태에서 의사의 판단을 경청하는 것이 바람직하다.

지난 30년 동안 의료 장비도 좋아졌지만 외과의사의 수술 술기도 눈부시게 발전해왔다. 첨단 의료 장비의 도움으로 암이 발생한 부위의 해부 구조를 점점 더 정밀하게 파악할 수 있게 되었을 뿐 아니라 수많은 시행착오를 거치면서 수술 결과도 크게 향상했다. 마취술도 좋아져 과거에는 엄두조차 낼 수 없던 큰 수술까지 얼마든지 할 수 있게 되었다. 또한 수술에 따르는 통증과 수술 후 합병증도 많이 줄여왔다. 이것은 무엇보다 해부학 및 병태생리학 관련 지식과 정보를 많이 얻으면서 치료에 적절한 절제를 할 수 있게 되었기 때문에 가능해진 것이다. 특히 위암 환자의 림프샘 절제 범위, 유방암 환자의 유방 절제 범위를 결정하는 데서는 과거와 확연히 달라졌다. 필요하고도 적절한 범위를 절제함으로써 정상 조직의 절제를 최소화하고 있다.

한때 암 수술에서 얼마나 절제해야 할지를 잘 몰랐던 대표적인 경우는 바로 유방암이다. 처음에는 종양만 떼어내다가 다음에는 유방 전체를 들어내고 겨드랑이 림프샘까지 다 제거했다. 1960~70년대에는 유방 조직 아래에 있는 근육까지 다 들어내는 수술을 했다. 그러다 점차 병기(病期)마다 절제 범위를 다르게 했고, 종양이 작을 경우 종양만 절제한 후 방사선 치료를 하여 유방을 보존하게 되었다. 과거에 유방을 과감히 들어낸 것이 현재의 관점에서 보면 지나쳤음을 알 수 있다. 하지만 당시로서는 불가피했고 그렇게 이루어진 치료와 임상 결과 덕분에 오늘날에 이른 것이다.

진행성 담낭암이 췌장 뒤쪽의 대동맥 주위까지 전이된 33세의 젊은 여성이 있었다. 이 여성은 수술에 대한 기대를 버리지 않고 간, 담낭, 췌십이지장 절제 수술(pancreaticoduodenectomy)까지 받았다. 그러나 한 달가량 지난 어느 날, 간과 폐로 진행된 다발성 전이가 발견되어 한 달을 더 살다가 세상을 떠났다. 이 경우의 수술은 도움이 되지 못하고 오히려 해가 되었다.

종양학자와 치료방사선학자는 많은 부작용을 동반하는 항암제와 방사선을 적정량 이상으로 이용하여 암세포를 죽이기도 한다. 이럴 경우 부작용이나 합병증으로 세상을 떠나는 환자도 드물지 않다. 항암제가 잘 듣는 종양은 수술 후 항암제를 사용하는 편이 당장은 고통스럽더라도 장기적으로 득이 될 것이다. 그러나 강한 항암제에도 반응하지 않는 암이 많다. 이런 암에 항암제를 투여하는 것은 달걀로 바위 치는 격이다. 연약한 달걀이 거칠고 커다란 바위 위에 터져 흉한 흔적을 남기듯, 종양은 항암제에 아랑곳없이 더욱 자라고 항암제는 부작용으로 환자의 몰골만 흉하게 변화시킬 수도 있다. 방사선도 마찬가지로 암세포를 죽이기는 하지만 정상 세포를 변형시켜 새로운 암세포를 만들 수 있다.

그렇다면 대체요법은 괜찮은가? 대개 암 환자가 수술을 받고 퇴원하면 친지나 친구들까지 나서서 암에 좋다는 것들을 추천한다. 그러면 약하고 간절한 마음에 환자나 보호자는 어느 하나도 흘려듣지 않고 누군가 효험을 봤다거나 약효가 좋다고 알려진 음식, 민간요법 등을 찾아다닌다. 때로는 병원에서 진단과 치료에 들인 비용보다 더 많은 돈을 들여 필요한 것들을 구입한다. 하지만 그것들은 대부분 항암 효과나 부작용이 증명되지 않았다. 환자가 심리적 안정을 찾는 데 도움이 될지는 모르나 신중하게 선택해야 한다.

누구나 좀 더 오래 건강하게 살고 싶은 욕심이 있다. 의학을 비롯한 물질 문명이 발달하면서 수명이 연장되고는 있으나 우리가 그것

2부. 암을 치유하는 수술의 빛과 어둠

을 충분히 활용하고 있는 것 같지는 않다. 암의 예방, 정기 검진을 통한 조기 진단, 치료에 임하는 우리의 자세는 적극적으로 재고해야 한다. 그렇게 해도 모두가 원하는 수명까지 산다고 말할 수는 없지만 치료를 받는 자든 치료하는 자든 최선을 다하고 볼 일이다.

아울러 삶은 유한하므로 살아 숨 쉬는 동안 의미 있게 사는 것이 가장 중요하다. 언제 삶을 마감하더라도 아쉬움이 남기는 매한가지다. 나는 삶을 마감하기 전에 사도 바울처럼 "내가 선한 싸움을 싸우고 나의 달려갈 길을 마치고 믿음을 지켰으니 이제 후로는 의(義, righteousness)의 면류관이 예비되었도다."(「디모데후서」4:7~8)라고 고백할 수 있는 삶을 살아야 한다고 마음을 다져본다.

18장

폐암은 왜 암 사망률 1위인가?

case　1980년대에 코미디 황제가 된 국민 코미디언 고(故) 이주일 씨가 폐암 투병 중에 금연 광고를 하여 다시 한 번 전 국민에게 주목을 받았다. 그의 금연 캠페인은 또 하나의 이주일 신드롬이라 할 만큼 강한 금연 바람을 일으켰다. 그는 자신이 담배를 하루에 두세 갑씩 피워서 폐암에 걸렸다고 후회하면서 이렇게 국민들을 설득했다.

"금연 못하면 다른 일도 못합니다. 큰일 절대 못합니다. 그리고 흡연이 자신에게만 피해를 줍니까? 가족에게 더 큰 피해를 줍니다. 그런데도 왜 그걸 못 끊으십니까?"

비록 폐암 때문에 병약한 모습으로 휠체어에 앉아 있었지만 흡연의 위험을 호소하는 그의 모습은 애절했다. 그가 앓은 암이 폐암 중에서 선암인지 편평상피세포암인지는 중요하지 않았다.

폐암이라는 사실이 중요했다. 연구 보고에 따르면 선암이 흡연과 관계가 없는 것은 아니다. 편평상피세포암만큼 상관관계가 크지는 않지만 흡연자의 선암 발생률이 비흡연자보다 높은 것으로 알려져 있다.

폐암, 암 사망률 1위

흡연을 하면 어떻게 폐암(편평상피세포암)이 생길까? 기관지 점막은 섬모로 덮여 있는데, 이 섬모는 이물질이 들어오면 밖으로 밀어내는 운동을 한다. 담배 연기 속의 타르와 니코틴 같은 이물질은 섬모에 의해 밀려 나와 모여 있다가 객담으로 배출된다. 또한 이물질은 기관지 상피 세포의 비후를 일으켜 폐암 발생의 단초가 된다.

담배 연기 속에는 4,800여 가지 물질이 포함되어 있는데, 이 중에서 발암 물질로 알려진 것은 60여 종이나 된다.[4] 흡연량과 폐암 발생 위험은 거의 정비례한다. 간접흡연도 폐암의 위험 인자로 알려져 있다. 간접흡연은 주류연 흡입과 부류연 흡입으로 나뉜다. 주류연 흡입은 흡연자가 들이마시는 담배 연기를 일컫고, 부류연 흡입은 담배가 연소할 때 공기 중에 퍼지는 담배 연기 그리고 흡연자가 내뿜는 연기를 함께 일컫는다. 전체 담배 연기 중 부류연이 주류연보다 훨씬 많아 80퍼센트를 차지한다. 부류연은 비교적 저온에서 담배와 담배 종이가 불완전 연소해 발암 물질이 더 많은 것으로 알려져 있다.

1999년 통계청 자료에 따르면 우리나라 20세 이상 남성 중 약 68

퍼센트가 흡연자이고(2016년 40.7퍼센트) 과거 흡연 경력자는 18퍼센트, 비흡연자는 14퍼센트이다.[5] 우리나라 남성의 흡연율은 감소하고 있기는 하나 서구 선진국들의 두 배에 가까운 수준이며 비흡연자의 간접흡연 피해 또한 그만큼 심각하다.[6] 물론 직접흡연으로 폐암이 발생하는 비율이 간접흡연보다 훨씬 높다. 흡연은 폐암의 원인이기도 하지만 후두암, 구강암, 방광암, 췌장암 등과도 관련이 있다.

2006년 폐암은 우리나라 국민 전체의 암 발생률에서 위암에 이어 2위를 차지하고 있다(2015년 암 발생률 5위). 그런데 2000년부터 암 사망률에서 폐암이 위암을 제치고 1위를 차지해왔다.[7] 폐암이 발생률은 위암보다 낮으면서 사망률은 왜 위암보다 높을까? 그것은 위암의 경우 내시경 검사 등으로 조기 발견이 늘어나고 조기 위암의 수술 완치율이 95퍼센트를 웃돌기 때문이다. 반면에 폐암은 조기 진단에 꼭 필요한 나선형 CT 검사를 하는 경우가 드물다.

우리나라에 흔한 위암이나 간암은 수술 후 5년 생존율이 50퍼센트가 넘지만 폐암은 5년 생존율이 대략 25퍼센트이다. 미국에서 폐암은 수술 후 생존율이 겨우 15퍼센트 정도이다.[8] 그래서 폐암으로 인한 사망률이 증가하면서 폐암 연구 확대와 금연의 필요성이 부각되고 있다. 폐암 발생률 증가 추세에서 눈에 띄는 점은 여성의 암 발생률에서도 폐암이 위암 다음으로 2위라는 사실이다(2015년 5위). 이것은 여성과 청소년을 포함한 전체 흡연 인구가 증가한 것과 관련 있으며 간접흡연의 폐해 또한 시사하고 있다.

2부. 암을 치유하는 수술의 빛과 어둠

조기 발견도 치료도 모두 어렵다

폐암은 소화기 암과 비교할 때 조기 발견이 대단히 어렵다. 단순 흉부 엑스레이는 아무리 자주 찍어도 폐암을 일찍 발견해내기 어렵다. 더구나 가슴 왼쪽 가운데에 심장이 있어서 폐의 일부가 가린다. 모든 신체 기관에 대한 암 조기 진단으로 완치율을 향상하려고 노력해왔지만 우리나라는 물론이고 미국 국립암센터(NCI)의 폐암 조기 발견 시도조차 실패로 돌아갔다.

미국 국립암센터에서는 폐암을 조기 발견하기 위해 정기적으로 흉부 엑스레이 촬영과 객담 세포 검사를 했다. 그러나 암 조기 진단율과 사망률을 낮추지 못했다. 아주 작은 암을 진단하는 데 가장 예민한 나선형 CT 검사는 모든 폐암 조기 검진 프로그램에 넣기에 비용이 부담스러울 뿐 아니라 위(僞)양성 진단율이 너무 높다.[9] 만약 CT 결과에서 폐암이 의심스러우면 조직 검사를 해야 한다.

미국 국립암센터에서는 폐암 조기 진단 검사를 권하지 않지만 흡연을 오래하여 폐암일 가능성이 높은 사람이나 직업상 폐암 원인 물질에 심하게 노출되는 사람에게는 조기 진단 검사를 권하고 있다. 우리나라의 국가 암 조기 검진 사업에서도 폐암 조기 진단 검사는 제외되어 있다.

그렇지만 일단 폐암 진단이 나오면 종양의 수, 크기, 위치, 림프샘 전이 여부에 따라 절제 수술을 할 것인지 다른 항암제 치료만 할 것인지를 결정해야 한다. 림프샘을 포함한 종양을 안전하게 완전히 절제할 수 있다면 가장 좋지만 불행히도 절제할 수 없는 경우가 더 흔하다. 1기 폐암을 완전 절제할 수 있다면 5년 생존율이 55~75퍼센트이다.[10] 절제 수술을 할 수 없다면 다른 항암제 치료를 해야 한다. 이때는 조직 검사로 종양 세포의 종류를 반드시 감별하여 적합한 항암제를 선택해야 한다.

의사가 폐암을 설명할 때 흔히 소(小)세포암이냐 비소(非小)세포암이냐를 구별하는 것은 둘의 치료 방법이 다르기 때문이다. 폐암의 75~85퍼센트는 비소세포암이다. 비소세포암에는 편평상피세포암, 선암, 대세포암이 있다. 이 중에서 가장 흔한 것은 편평상피세포암으로 흡연과 가장 관련이 높다. 선암은 25~30퍼센트를 차지한다.

소세포암은 폐암의 15~25퍼센트를 차지하는데, 매우 악성이라 다른 장기로 전이된 후 발견되는 경우가 대부분이다. 수술로 제거해도 곧 다른 곳으로 전이되므로 수술이 무의미하다. 그래도 비소세포암보다는 항암제에 잘 반응하기 때문에 항암 화학 요법을 사용하거나 방사선 치료를 할 수 있다. 폐암에 대한 절제 수술은 비소세포암만 가능하다. 그것도 초기인 1, 2기에 수술해야 효과가 있지 3기면 항암 화학 요법이나 방사선 치료를 실시한 후에나 수술을 할 수 있다.

무엇보다 폐암은 분명한 예방법이 있으니 그나마 다행이다. 바로 금연이다. 폐암의 80~90퍼센트는 금연으로 예방할 수 있다. 우리나라에서도 연간 담배 총 판매량은 다소 감소하고 있어 다행스러우나 여성과 청소년의 흡연율은 증가하고 있어서 걱정스럽다.

19장

위암은 왜 우리나라에서 많이 발생하는가?

case 명문 사립대학 생명과학부 K 교수는 독일에서 6년간 생물학을 공부해 박사 학위를 받은 후 미국에서 2년간 박사후과정을 마치고 나서 그가 가장 바라던 모교 교수 자리를 얻어 귀국했다. 그는 그 대학 교수라는 '특별한 자리'를 자주 과시했다. 그러나 그것이 오만이나 자만의 표현은 전혀 아니었다. 자기 위치에 대한 자긍심이랄까, 여하튼 그는 대단히 만족한 눈치였다. 지치도록 오랜 유학 생활을 끝내고 돌아와 안도의 한숨을 쉬는 듯했다. 또 아버지가 재산이 어느 정도 있어서 그에게는 경제적인 걱정도 없었다. 그렇다고 그가 사치스러운 것은 아니었다. 그는 몸에 검소함이 배어 있었고 겉치레를 몹시 싫어했지만 써야 할 때는 아낌없이 쓰곤 했다.

하지만 고생스러운 유학 생활 탓인지 그의 몸은 온전하지 않았다. 그의 몸속에는 '내부의 적' 위암이 살고 있었다. 그렇지만 모교 교수가 되어 금의환향한 자신을 다른 사람들이 환자로 보는 것은 자존심이 허락하지 않아 직계 가족 외에는 투병 사실을 알리지 않았다. 그는 이미 미국에서 위암 수술을 받았다. 고급 치료라고 하여 수술 중 개복 상태에서 방사선 치료도 받았다.

귀국 후 8개월 정도 지난 무렵 그의 몸에서 이상 증세가 나타나기 시작했다. 그는 복통, 구토, 황달이 나타나자 주치의인 의대 외과 과장을 찾아갔다. 검사 결과, 수술 후 재발된 암으로 진단되었다. 근치 수술을 다시 하는 것은 불가능하더라도 담즙 배액이라도 해봐야 할 터였다. 그러나 그는 당장 어떤 치료도 받지 않고 2주 남은 1학기 강의를 마친 후 여름 방학에 수술받겠다고 했다.

그는 하루하루 두 눈이 거슴츠레해졌고 흰자위에는 황달기가 짙어졌다. 속이 뒤틀리는 통증이 수시로 올 때마다 배를 움켜잡았다. 그러면서 "왜 이럴까? 수술은 분명히 완전했는데."라고 되뇌었다. 종강하자마자 K 교수는 병원에 갔다. 상복부의 종괴[11]에 총담관[12]과 왼쪽 세뇨관이 눌려 황달과 부종이 심했다. 일단 개복 수술을 하기로 했다. 수술진은 재발한 종양의 절제 수술이 불가능하여 황달을 완화하기 위한 담관 배액 처치만 했다.

그리하여 황달은 어느 정도 좋아졌으나 두 달가량 지난 9월 중순에 그는 오한과 고열 증세로 다시 입원했다. 복수가 많이 차서 배가 심하게 불러 있었다. 음식은 거의 섭취하지 못했다. 가끔씩 그는 견딜 수 없는 통증 때문에 얼굴을 찌푸리며 이를 악물었

2부. 암을 치유하는 수술의 빛과 어둠

다. 그는 강의를 더 이상 계속할 수 없었다. '지금은 중간고사 기간이고 다음 주는 축제로 한 주 쉬니까 그 다음 주에 학교에 나가서 종강해야겠어.'

그의 몸은 점점 사그라지고 있었다. 그는 이 절망적인 사실을 받아들이며 주변 정리를 시작했다. 한 달 반가량 투병 생활이 이어졌고 그는 몸속 탄수화물, 지방, 단백질의 마지막 분자까지 소진한 후 세상을 떠났다.

그의 암 상태가 매우 좋지 않기는 했지만 처음부터 한국에서 수술받았더라면 결과가 좀 더 나았을지도 모른다. 우리나라 유명 의료 기관에서 보고한 위암 수술 후 5년 생존율이 60퍼센트를 넘기 때문이다.

위, 무엇이든 녹여버리는 강력한 소화 기관

위는 음식물을 삼켰을 때 1차 소화가 일어나는 곳이다. 대충 씹어 삼킨 견과류든 육류든 일단 음식물이 위에 들어오면 위벽에서 분비되는 위액때문에 화학적 소화가 일어난다. 위에서 분비되는 펩시노겐(pepsinogen)은 위산과 만나 펩신(pepsin)이 된다. 펩신은 분자량이 큰 단백질을 뭉텅뭉텅 잘라 펩톤(peptone)으로 분해한다. 동시에 위 근육이 수축과 이완을 반복하며 음식물을 주물러 죽처럼 걸쭉하게 만든다. 이것이 기계적 소화다.

한편 음식물이 위에서 소화되는 동안 십이지장으로 통하는 입구의 유문괄약근이 수축하여 음식물을 위 안에 가둔다. 위 안의 음식물이 충분히 소화되면 드디어 유문괄약근이 열려 음식물을 조금씩 십이지장으로 내려보낸다. 마치 정미소에 있는 깔때기 모양의 벼 용기에서 껍질을 벗기는 정미 장치로 벼를 내려 보내듯 조금씩 일정한 속도로! 위에 가득 찼던 음식물이 십이지장으로 모두 내려가는 데는 두 시간 정도 걸린다.

위는 음식물이 충분히 들어오면 대뇌에 신호를 보내 포만감을 느끼게 한다. 만약 배가 고파 군것질을 하고 나면 배고픔이 사라지는데, 이때 섭취한 음식물이 충분하지 않더라도 금방 다시 배고픔을 느끼지 못한다. 30분이 지난 후 밥상 앞에 앉아도 식욕을 잘 느끼지 못할 것이다. 이것은 비록 적은 양의 음식을 섭취했지만 위가 활발히 움직이며 위액을 분비하고 열심히 소화시키고 있기 때문이다. 그런데 식욕이 없어도 다시 음식물을 섭취하기 시작하면 위는 유문괄약근을 꽉 조르고 위 근육을 이완시켜 소화 작용을 멈춘다. 다시 식욕이 생기는 것이다.

부모들은 아이들을 키우면서 이 원리를 이용할 때가 있다. 아이들은 배고픔을 잘 참지 못하여 식사 전에 군것질을 잘한다. 아이들은 군것질이 식사를 대신할 만큼 충분하지 않더라도 식사 시간에 밥상 앞으로 오지 않고 텔레비전이나 컴퓨터 앞에 매달린다. 이때 엄마나 할머니가 밥그릇을 들고 가 억지로 몇 숟가락 떠먹이고 나면 아이는 다시 식욕을 느껴 밥상 앞으로 오는 것이다.

위암은 왜 생길까?

위는 어릴 때는 거의 탈이 나지 않는다. 위궤양은 청년기부터 생길 수 있다. 사실은 위궤양보다 십이지장궤양이 더 많다. 위 점막은 내벽에서 분비되는 점액인 뮤신(mucin) 덕분에 강한 산성(pH 2)인 위액에도 잘 견딜 수 있다. 하지만 십이지장은 위액이 넘어오면 헐 수 있다. 위궤양과 십이지장궤양은 발생 기전이 서로 다르나 둘 다 약으로 치료할 수 있다.

위장 질환이 위벽에 붙어 사는 세균 헬리코박터 필로리(*Helicobacter pylori*) 때문에 발생할 수 있다는 사실은 널리 알려져 있다. 유산균 음료 회사에서 수년간 대대적으로 광고를 해왔고 2005년에 오스트레일리아 로열 퍼스 병원의 병리학자 로빈 워런(J. Robin Warren)과 웨스턴 오스트레일리아 대학교의 미생물학자 배리 마셜(Barry J. Marshall)이 이 균을 발견해 병리 기전을 규명하고 간편한 진단법과 치료법을 고안해낸 공로로 노벨 생리의학상을 받았기 때문이다. 헬리코박터 필로리는 위의 유문(pylorus)에 사는 나선 모양의(helico) 세균(bacterium)이라는 뜻이다. 우리나라 사람의 70~80퍼센트가 이 균에 감염되어 있다.

헬리코박터 필로리는 19세기 후반에 처음 발견되어 위장 질환의 원인일 것이라는 주장이 제기되었으나 오랫동안 무시되었다. 그러다가 1979년 워런이 위장 환자의 조직을 검사하면서 이 균을 재발견했다. 워런은 이 균이 위장 질환의 원인이라고 주장했고 1982년 마셜이 워런의 주장을 입증하고 진단법과 치료법을 찾아냈다. 그전까지 의학계에서는 '강한 위산 때문에 사람의 위 속에는 아무런 생물도 살 수 없다.'는 게 일치된 견해였다. 위액의 산성도를 낮추는 제산제나 위액 분비 억제제로 치료한 후에도 재발하던 위궤양을 두 박사의 연구 덕분에 약물로 치료할 수 있게 되었다. 이제는 항생제와 제산제를 병용 투여하여 재발을 막으면 된다.

우리나라에서 가장 문제가 되는 위장병은 위궤양보다 위암이다. 위암이 많이 발생하는 지역은 바다를 끼고 있는 반도 지역이다. 우리나라, 일본, 스웨덴, 이탈리아가 대표적인 국가이다. 전 세계에서는 위암의 발생 빈도와 그로 인한 사망이 감소하고 있으나 우리나라에서는 아직까지 위암이 흔한 암 중 하나이며 예후도 그리 좋지 않다. 2006년 현재 우리나라에서 위암은 암 발생률과 사망률 1위를 차지하고 있다(2017년 암 발생률 1위, 암 사망률 4위). 그래도 건강에 대한 관심이 높아지고 내시경 검사가 일반화하면서 조기 발견이 늘었고 생존율도 크게 향상했다.

위암의 발생 원인은 한 가지로 설명하기 어렵다. 유전, 환경, 문화 요인이 복합적으로 고려되고 있으나 현재까지는 정확한 기전이 밝혀지지 않았다. 헬리코박터 필로리가 위암에 관여한다는 실험적 보고도 있으나 명확하지는 않다. 음식이나 스트레스 등이 위암에 어떻게 직접 영향을 주는지, 유방암이나 대장암처럼 특정 유전 요인이 작용하는지도 분명하지 않다.

위암 발생률은 국가 간 차이가 분명하다. 우리나라, 일본, 중국, 스웨덴, 이탈리아, 러시아, 코스타리카는 발생률이 높은 반면 대만,

2부. 암을 치유하는 수술의 빛과 어둠

쿠웨이트, 미국 등은 발생률이 비교적 낮다. 음식을 포함한 환경 요인이 작용한다는 것의 근거로 들 수 있는 사실은 미국으로 이민 간 일본인이나 한국인 2세의 위암 발생률이 모국보다 낮다는 점이다. 그래서 음식 요인을 연구한 결과, 훈제한 짠 음식에 포함된 질산염(nitrate)을 오랫동안 고농도로 섭취하면 그것이 아질산염(nitrite)으로 바뀐다는 것이 밝혀졌다. 아질산염은 세균에 의해 암화에 작용한다.

위암은 반드시 잘라내야 한다

위암은 수술로 절제해내야만 완치를 기대할 수 있다. 최근에는 내시경 검사 덕분에 조기 발견이 늘어나, 위를 잘라내지 않고 내시경으로 암이 있는 점막만 절제하여 치료하기도 한다. 내시경을 통한 암 절제는 초음파 내시경으로 암이 침범한 점막의 깊이를 측정했을 때 암이 지름 2센티미터 이하의 융기형이거나 1센티미터 이내의 궤양이 없어야만 할 수 있다.

하지만 내시경 절제가 좀 불충분하거나 조기암 수준을 약간 넘어 비교적 국한된 부위에 있는 위암에 대해서는 복강경 위 절제 수술을 하는 예가 늘고 있다. 복강경 수술은 복부에 구멍을 뚫어 내시경을 배 안에 집어넣고, 두세 개의 구멍을 더 뚫어 수술 기구도 넣은 다음, 내시경 영상을 모니터로 보며 손으로 조작하는 수술이다. 전자오락과 비슷한 면이 있다. 그래서 복강경 수술은 수십 년간 개복 수술을 해온 기성 외과의사보다 신세대 외과의사가 선호하는 경향이 있다. 복강경 수술은 환자에게 상처와 고통은 적게 남기면서 개복 수술과 비슷한 치료 효과를 얻는 데 목적이 있으며, 몇몇 의료기관에서 조기 암 유사 단계에 대한 복강경 수술 결과를 보고한 바에 따르면 그러한 목적에 부합했다. 그리하여 젊은 외과의사 그룹이 보건복지부의 지원을 받아 이 시술의 치료 효과를 검정하고 안전성을 확보하기 위해 개복 절제 수술과 복강경 절제 수술의 무작위 전향적 비교 수술을 10년 계획으로 2005년부터 진행했으며, 복강경 수술군에서 수술 후 합병증이 낮고 생존율이 더 높은 것으로 나타났다.[13]

위암 조기 발견이 늘었다고 하지만 완치를 예상할 수 있는 완전 절제가 가능한 경우는 30~40퍼센트이다. 위암으로 진단받는 환자의 40~60퍼센트는 암이 절제 불가능한 국소 진행성이거나 림프샘으로 전이된 상태이다. 국소 진행성 위암이라 하더라도 다른 어떤 치료법보다 근치적 절제 수술을 받으면 재발률을 줄일 수 있다. 근치적 절제 수술이란 암이 존재하거나 존재할 가능성이 있는 모든 부위(위, 림프샘)를 최대한 절제하는 수술을 말한다. 위암에 대한 항암 화학 요법은 효과가 그리 좋지 않으며, 부작용이 심한 항암제는 득과 실을 잘 가려서 사용해야 한다.

위암 치료 성과는 5년 생존율로 나타낸다. 우리나라에서 위암 수술을 많이 하는 병원 중 대표적인 곳에서 1987년부터 1996년까지 10년간 광범한 림프샘 곽청술[14]과 위 절제 수술로 위암 환자 3,662명을 치료한 결과를 보면 수술 사망률 0.9퍼센트, 합병증 발생률 15퍼센트, 5년 생존율 64.2퍼센트였으며 병기별 5년 생존율은 각각 1기 92.4퍼센트, 2기 74.5퍼센트, 3기 50.8퍼센트, 4기 14.7퍼센트였다.[15]

2부. 암을 치유하는 수술의 빛과 어둠

이 결과는 일본과 비슷하며 미국이나 유럽보다 낮다.

위암 환자의 예후는 워낙 다양하기 때문에 치료 후의 결과를 단정할 수 있는 의사는 없다. 다만 사용할 수 있는 의료 기기를 최대한 활용하여 정확히 진단한 다음 최선을 다해 치료하고 결과를 기다릴 뿐이다.

case 스물여덟에 위암 3기 진단을 받은 독실한 기독교 신자가 수술을 거부하고 기도원으로 들어가 자신의 하나님에게 열심히 기도만 했다. 그러다가 3개월도 안 되어 세상을 떠났다. 나는 그가 자신에게 닥친 시험에 올바르게 대처했다고 생각하지 않는다.

case 사십대 중반의 개원의 L 씨는 자신의 몸을 돌볼 여유도 없이 환자만 돌보다가 마찬가지로 위암 진단을 받았다. 주위 림프샘에도 전이가 된 위암 3기였다. 그는 자신이 직접 수소문하여 가장 신뢰할 만한 외과의사를 선택해서는 근치적 절제 수술을 받았다. 항암제 치료도 6개월간 받았는데 수술 후 1년 만에 부신에서 전이된 종양이 발견되었다. 결국 부신을 절제하는 수술도 받았다. 그리고 1년 후에는 다른 림프샘에서도 전이된 종양이 발견되어 림프샘 절제 수술도 받았다. 하지만 그는 희망을 잃지 않고 건강식, 적절한 운동, 긍정적 사고 등 노력을 거듭하여 15년이 지나도록 재발하지 않았다. 지금은 가장으로서, 남편으로서, 두 아들의 아버지로서 자신의 자리를 굳건히 지키고 있다.

20장

대장암, 예방할 수 있는가?

case Y 교수는 현재 대학병원의 암센터 소장으로서 국내 유방암 수술 분야에서 손꼽히는 명의이다. 그가 외과 교수가 된 후 20여 년간 수술한 유방암 환자는 2,000여 명에 이른다. 그러던 그가 대장암에 걸려 암과 처절히 싸우고 있다. 그의 암 투병 기사는 신문 전면을 여러 번 장식했다. 나는 그와 같은 병원에 근무하는 친분 있는 동료 교수를 통하여 그의 근황을 물어보곤 했다. 그는 기독교에 심취하여 기도원에서 마음의 안정을 찾았으며 지금은 다시 열심히 환자를 진료하고 있다고 했다. 언젠가 학회장에서 그를 보았을 때 얼굴에는 여느 암 환자와는 다르게 평안이 깃들어 있었다.

일간지와 인터뷰하면서 그는 이렇게 말했다. "암 진단을 받았을 때는 참담한 심정이었습니다. 원숭이가 나무에서 떨어졌으니 어디 가서 말도 못했죠. 암 전문의로 세상을 만만히 보고 살아왔으니 이제 인생을 겸손하게 살라는 뜻으로 받아들였습니다." 외과의사는 자기 손으로 많은 환자들의 목숨을 좌지우지한다는 자신감을 가질 때 오만해질 수 있다. 수술 후 회복하지 못한 환자를 뼈아프게 기억하기도 하지만, 중병을 앓는 환자들을 성공적으로 수술하고 회복시킨 자긍심 때문에 오만함이 몸에 배어 있을지 모른다. 또 외과의사는 대체로 우회적인 표현에 익숙하지 않다. 아마 외과의사의 진료나 수술 스타일과 무관하지 않을 것이다. 그래서 외과의사는 늘 자신에게 겸손이라는 추를 달아놓아야 한다.

그는 인터뷰에서 이런 고백도 했다. "항암제로 머리카락이 다 빠지고 종일 토하는 신세가 되자 그전에 내가 환자들을 대한 태도가 그들에게 얼마나 냉정하게 느껴졌을지 깨달았습니다. 침대가 꺼지는 것 같은 죽음의 공포 앞에서 치료율이 몇 퍼센트이고 부작용이 어떻고 하는 의사의 말은 아무 의미가 없습니다. 암 환자에게 필요한 것은 '삶에 대한 희망'임을 뼈저리게 느꼈습니다."

그는 암 진단 후 대장 일부를 잘라내는 수술을 받았다. 이후 항암제 치료도 여섯 차례 받았다. 하지만 대장암이 간과 왼쪽 골반으로도 퍼졌다. 이때부터 그의 암 투병은 본격적으로 시작됐다. 그는 다시 항암제 치료를 다섯 번 받고, 간에 퍼진 암 덩어리 네댓 개를 절제하는 대수술을 두 번이나 받았다. 골반에 고강도의 방사선을 쬐는 치료도 받았는데 얼마 후 골반 일부를 잘라내는 수술까지 받았다. 그가 암 환자에게 처방한 모든 암 치료를 받은 것이다.

그가 말하는 암 투병법은 '전셋집' 이론이다. "건강하게 살던 사람도 죽고 나서 부검해보면 몸속에서 암세포가 제법 나옵니다. 암세포는 우리 몸에 항상 있습니다. 그러니 우리 몸의 일부를 암세포에 전세로 내주었다고 생각하고 암세포가 말썽만 부리지 않게 하면 됩니다." 고혈압이나 당뇨처럼 암도 관리하면서 살아간다는 전략이다. 현재 그의 몸에 '전세' 든 암세포는 조용하게 지내고 있다. 그는 방사선 치료를 받으며 다시 암 환자를 진찰하고 유방암 수술도 한다.

대장암 발생 위험이 높아지고 있다

대장은 소장의 끝부분인 회장에 이어진 맹장부터 상행결장, 횡행결장, 하행결장, S상 결장, 직장, 항문에 이르는 긴 소화관이다. 이 중 어느 부위에서든 암이 생길 수 있다. 대부분의 암과 마찬가지로 40세 이상에서 주로 발생하고 나이가 10세 많아짐에 따라 발생률이 2배씩 증가하여 오십대부터는 위험도가 매우 높다. 대장암은 용종이 암으로 진행한다는 이론이 널리 받아들여지고 있으며 가족력과 관련이 있어 암 유전자 연구의 모델로 많이 이용된다.

대장암은 발생 위치에 따라 증상이 다르다. 상행결장에 생기는 종양은 콜리플라워(꽃양배추) 같은 덩어리 모양이며, 오른쪽 복부 통증이나 빈혈이 먼저 나타난다. 이것은 암에 생긴 궤양 때문에 장기간 출혈이 일어나서 나타나는 증상이다. 그래서 정기적인 분변잠혈 반응검사가 필요하다. 통증은 복부 아래쪽보다 명치에 흔히 생긴다.

하행결장이나 직장에 생기는 종양은 냅킨링처럼 직장관을 잘록하게 죄는 모양이며, 변비와 설사가 반복된다. 설사는 대개 점액질이고 가끔 피도 섞여 나온다. 이런 증상이 나타나면 상당히 진행된 큰 종양일 가능성이 높다. 작은 용종이 있을 때 조기 발견하려면 정기적으로 대장 내시경 검사를 받아야 한다. 지름 2센티미터 이하의 용종은 개복 수술을 하지 않고 내시경으로 절제할 수도 있다.

대장암의 단위 길이당 발생 빈도가 가장 높은 부위는 직장이다. 따라서 의사가 진찰할 때 항문으로 손가락을 넣어 직장에 종괴가 있는지 만져보는 것은 단순하지만 매우 유익한 검사다. 변에 피가 묻어 나오면 치질일 가능성이 훨씬 높지만, 치질이라 여기고 약물 치료만 하다가 직장암 진단이 늦어지는 경우도 드물지 않다. 때로는 구토나 복부 팽만 등 암에 의한 장폐색증으로 응급실에 실려 온 환자한테서 대장암을 찾아내기도 하고, 복부 증상 없는 환자한테서 폐나 간에 전이된 종양의 원인을 찾다가 대장암을 발견하기도 한다.

대장암은 우리나라 남녀 모두에게 네 번째로 많이 발생하는 암이다(2015년 대장암 발생률 남성 3위, 여성 2위). 2006년까지 10년간 대장암 발생은 80퍼센트가량 증가했다. 이 증가 속도는 음식 문화의 서구화 속도와 깊은 관련이 있어 보인다. 서양인들은 육류를 비롯한 고지방 음식을 많이 섭취해왔는데, 유방암과 대장암의 발병률이 동양인에 비해 월등히 높은 편이었다. 그런데 우리나라 사람들의 유방암, 대장암 발생률이 육류 소비량에 비례하여 증가하고 있다.

근래에 미국 뉴욕 시가 식당에서 트랜스 지방산(trans fatty acid, 트랜스 지방)을 사용하지 못하도록 규제하면서 우리나라에서도 인체에 유해한 지방에 대해 관심이 많아졌다. 언론에서도 포화지방산과 불포화지방산, 시스형 지방산과 트랜스형 지방산, 오메가 3 지방산과 오메가 6 지방산에 관해 많이 보도했다. 동물성 지방에는 고체형 포화지방산이 많고 식물성 지방에는 액체형 불포화지방산이 많다. 불포화지방산은 시스(cis)형과 트랜스(trans)형으로 나눈다. 시스형 지방산에 열을 가하면 일부가 트랜스형 지방산이 되는데 이것은 몸에 해롭다. 마가린, 쇼트닝, 과자, 튀김 등에는 트랜스형 지방산이 많다.

트랜스 지방산은 유해한 저밀도 지방단백질(LDL) 콜레스트롤의 혈중 농도를 높이고 이로운 고밀도 지방단백질(HDL) 콜레스테롤의 혈중 농도를 낮추는 것으로 알려져 있다. 그래서 트랜스 지방산은 동맥경화증을 비롯한 심혈관 질환, 당뇨병, 암을 일으킬 수 있다. 미국과 영국 등에서는 식품의 트랜스 지방산 함량을 표시하도록 의무화했으며 우리나라에서도 2007년 12월부터 가공 식품의 지방 함량 표시를 의무화했다.

오메가 3 지방산은 불포화지방산으로서 필수 지방산에 속한다. 우리 몸에서 만들지 못하므로 섭취해야 한다. 이 지방산은 혈관 건강에 중요할 뿐 아니라 영유아의 뇌신경을 발달시키고 인체 면역력을 높이는 데 중요하다고 알려져 있다. 이것은 고등어, 꽁치 같은 등 푸른 생선과 들깨, 호두, 올리브유에 많이 들어 있다. 가공 식품을 즐겨 먹는 사람은 이런 필수 지방산이 부족하여 면역력이 떨어질 수 있다. 따라서 암 수술 후에는 더욱 트랜스 지방산을 피하고 오메가 3 지방

2부. 암을 치유하는 수술의 빛과 어둠

산을 섭취할 필요가 있다.

조기 발견 그리고 수술이 중요하다

대장암을 완치하려면 반드시 절제 수술을 받아야 한다. 완전히 절제한 후 항암제 치료를 받으면 재발률을 낮출 수 있다. 수술 후 재발률은 조기 발견했는지, 종양이 충분히 절제되었는지에 달려 있다. 만약 진행 중인 암으로서 림프샘 전이가 있고 불충분하게 절제하였다면 방사선 치료로 재발을 줄일 수 있다.

대장암에 대한 복강경 절제 수술이 급속하게 늘어나고 있다. 복강경 절제 수술은 내시경으로 절제하기 곤란한 커다란 용종이나 침윤성 낮은 조기암을 주 대상으로 해왔지만,[16] 최근에는 수술 술기가 좋아져서 3기 암도 대상으로 하며 결과도 개복 수술과 비슷하다. 복강경 절제 수술에 익숙한 외과의사는 개복 수술과 같은 수준의 절제 범위를 정확하게 수술할 수 있다. 또 복강경 절제 수술은 수술로 인한 복부의 상처가 작고 환자가 빨리 회복한다. 수술 후 3~4일 만에 퇴원할 수 있다.

대장암을 조기 진단하려면 배변의 변화에 신경을 써야 하고, 위험하다고 판단하면 내시경 검사를 포함한 정기 검진을 받아야 한다. 변에 피가 섞여 있는지, 점액질이 많지 않은지를 매번 관찰하는 것은 매우 중요하다. 정기 검진 항목에 위 내시경이 포함된 지는 오래되었지만 대장 내시경은 비교적 최근에 포함되었다. 대장암 환자가 급격히 늘어나는 추세를 감안한다면 바람직한 일이다. 대장 내시경 검사와 더불어 혈액 검사도 하여 종양 표지자(CEA) 수치를 확인하면 대장암을 조기에 좀 더 정확하게 진단할 수 있을 것이다.

대장암 중 수술하기가 가장 힘든 것은 항문에서 가까운 직장에 발생하는 경우이다. 직장암인 경우에는 근치적 절제를 위해 항문까지 잘라내는 마일스 수술(Miles' operation)을 한다. 이 수술은 도중에 직장 주변의 자율신경을 손상시키면 배뇨 장애와 성 기능 장애가 생길 수 있다. 그리고 인공 항문을 시술해야 하는 부담이 있다. 기존에는 광범위하게 절제하는 데 주력했으나 요즘은 삶의 질을 고려하여 성 기능을 비롯한 자율신경 기능과 항문을 보존하는 쪽으로 신중하게 수술하고 있다.

종양 절제 수술은 잘되었는데 인공 항문을 단 것에 비관하여 퇴원 후 스스로 목숨을 끊는 환자도 간혹 있어 조심스러울 수밖에 없다. 따라서 인공 항문을 시술할 경우 환자가 이에 대비할 수 있도록 하는 심리적 지지 요법도 필요하다. 인공 항문을 시술받은 환자가 5~10년이 지나도 암이 재발하지 않으면, 인공 항문을 배 안으로 집어넣어 정상 항문을 복원할 수 있다.

대장암은 폐, 유방, 전립샘, 위, 난소 등 다른 신체 기관에 발생하는 암에 비해 간으로 전이되는 빈도가 높다. 대장에 공급되는 동맥 혈액은 대장에서 임무를 마친 후 간을 통과하여 심장과 폐로 흘러들어간다. 간은 아주 촘촘한 그물망과 같다. 간은 흡수된 영양소를 재배치하고 독성 물질을 해독하고 세균을 물리친다. 만약 암세포가 혈관이나 림프관을 타고 간으로 들어가면 영양소가 풍부하게 저장되어 있는 간에 보금자리를 틀고 자라게 된다. 이것이 전이성 간암이 된다.

전이성 간암도 개복 절제 수술이 원칙인데, 다른 암보다 대장암에서 전이된 간암이 수술 후 예후가 월등하게 좋다. 따라서 대장암으로 인한 간암은 치료를 포기하지 말고 절제해야 한다. 절제할 수 없거나 다발성인 전이성 간암은 간동맥에 가는 관을 꽂아 항암제를 집중 투여하면 부작용이 적고 치료 효과가 좋다. 대장암으로 인한 간암인 경우에 절제 수술 후 5년 생존율은 40퍼센트가 넘는다.

의사와 환자의 이인삼각 경기

일본의 유명한 여성 건축가인 나가오 노리코(長尾宣子)의 대장암 투병기는 대장암을 앓고 있는 환자들에게 희망을 준다.[17]

case 도쿄 바닷가의 신바시 역에서 지하철을 타면 얼마 안 가서 흰색의 단아한 건축물이 나타난다. 닛코 도쿄 호텔이다. 이 호텔의 설계자인 나가오 노리코는 건축 기공식을 한 달 앞두고 청천벽력 같은 일을 당했다.

그녀는 1년 전부터 배가 자주 아프고 빈혈이 있었다. 아버지가 암으로 돌아가셔서 암이 두려웠기 때문에 쉽사리 병원에 갈 수가 없었다. 건축가로서 도쿄의 부도심에서 제일 눈에 띄는 곳에 자신이 설계한 멋진 건축물을 세우겠다는 야심이 우선이었다. 결국 통증을 견디지 못할 즈음이 되어서야 병원을 찾게 되었다. 진단 결과 횡행결장에 암이 있다고 했다.

그녀는 수술을 가장 잘하는 병원과 의사를 수소문했다. 도쿄도 제생회중앙병원에서 처음 수술받은 후, 회복의 기쁨을 누릴 겨를도 없이 암이 간으로 전이되었다. 간 절제 수술 후 항암제 치료를 받기 시작한 지 두 달이 지나자 부작용으로 움직일 수조차 없었다. '이대로 죽는 것은 아닌가!'라는 절망에 빠졌다.

하지만 그녀는 비록 암과 싸우고 있었지만 자기 일을 포기한 채 병원에 결박당하는 것을 받아들이지 못했다. 그녀는 기왕에 죽을 바에야 항암제 치료를 중단하고 1년이라도 더 일하고 싶은 마음이 간절했다. 그런 마음이 들 때마다 몸속에서는 "나는 당신의 암이에요. 호락호락하지 않아요. 일하면서 틈틈이 나하고 사귈 생각은 마세요."라는 암의 경고가 들렸다. 급기야 그녀는 암과 적극적으로 싸우기로 결심했다.

의사가 환자에게 병에 대해 진지하게 열심히 설명해도 환자가 이해하지 못하는 경우가 많다. 전문적인 의학 지식이 일반 환자에게 너무 어렵기 때문이다. 의사의 설명을 알아듣지 못하면 환자는 의학이 아니라 의사의 인품이나 병원의 신뢰도에만 의존하기 쉽다. 그렇다면 의사가 열을 올려 자세히 설명하는 것은 대개 헛일이란 말인가? 절대 그렇지 않다. 설명하는 모습 자체에서 인품도 배어 나오기 때문이다.

그런데 나가오 노리코는 자기 병에 관해 알고 싶어했다. 대장암 전문의가 읽는 의학 서적도 열심히 읽었고 유명한 의사들을 찾아다녔으며 그들의 의견과 처방도 이해했다. 의사들의 회의에 참석하여 환자로서 질문하고 답변을 듣기도 했다.

그녀는 건축가로서 흔들림 없이 자기 일을 해나갔다. 기적이라는 말을 사용하지 않았고 생에 대한 강한 의지를 피력했다. 병을 의사에게만 맡겨서는 안 되고 의사의 노력과 환자의 의지가 합쳐져야 병을 이길 수 있다고 했다. 의사와 환자가 이인삼각(二人三脚)으로 달려야 한다는 것이다. 그녀는 의사는 치료하고 환자는 치료받는 일방적 관계가 아니라 함께 투쟁해야 한다고 했다.

하지만 일본에서 최고라고 알려진 도쿄의 암연구회 부속 암연유명병원에서도 절제할 수 없을 만큼 간에 암이 많이 퍼졌다. 그녀는 암연유명병원의 원장이던 니쓰 미쓰마사(西滿正)에게 자문을 구했다. 그녀는 나고야 대학병원의 니무라 유지 교수를 소개받았다. 그녀는 니무라 유지 교수를 만나러 갔다. 그녀를 만난 그는 고개를 갸우뚱하다가 무슨 생각이 번쩍 떠올랐는지 흥분을 감추지 못했다. 불가능한 듯해도 입체적으로 그려보면 수술이 가능할 것 같았기 때문이다.

니무라 유지 교수는 7시간 40분에 걸쳐 수술한 끝에 암이 전이된 간의 40퍼센트를 절제했다. 그 후 5회에 걸쳐 수술할 때마다 이번에는 안 되겠구나 싶었지만 수술을 잘 해냈다. 니무라 유지 교수는 진단 영상을 보면 수술이 불가능하겠다 생각되었다가도 나가오 노리코의 얼굴만 보면 암종을 잘라낼 수 있겠다는 마음이 들곤 했다. 그리하여 나가오 노리코의 의지와 그의 술기는 한데 잘 어우러졌다.

　재발할 때마다 나가오 노리코는 니시 미쓰마사를 찾아가, 수술할 수 있는데 수술하지 않고 항암제만 투여하는 것은 자연의 섭리에 반하는 것이라고 말했다. 시집 『위암』을 지은 시인이기도 한 니시 미쓰마사는 "살기 위해 투쟁하는 것도 자연의 섭리지요."라고 격려했다. 그는 나가오 노리코를 '암 환자의 본보기'라고 했다. 나가오 노리코는 한 가닥 희망이 있는 한 한발도 물러서지 않았다. 그녀도 말했다. "의사 선생님들이 단념했더라면 나는 지금 이 자리에 서 있지 못했을 것입니다."

　그녀는 첫 대장암 수술을 시작으로 전이성 간암 절제 수술까지 3년간 일곱 번이나 수술을 받았다. 그녀는 그러고도 자신이 살아 있음에 경이로움을 느끼며 건축가로서 제일선에서 일하고 있다. 그녀가 닛코 도쿄 호텔 기공식에 검은 드레스를 입고 나타난 것은 첫 수술 후 3주째 되는 날이었고, 기공 후 3년 만에 건축물이 완공되어 준공식에 참석한 것은 다섯 번째 수술을 받고 나서였다.

대장암을 예방하려면

『한국의 젊은 부자들』이라는 책에서 저자 박용석은 우리나라의 젊은 부자들이 대부분 한순간에 벼락부자가 된 것은 아니라고 말한다. 그들은 꾸준히 저축하고 면밀히 연구하여 투자해온 사람들이다. 이 책에서 중요하게 다루는 것은 시간 이론이다. 적은 돈으로 젊은 나이에 시작하여 지속적으로 저축하는 것이 부자 되는 방법의 기본이라고 강조한다. 즉 이십대부터 단돈 몇 만 원이라도 지속적으로 오래 저축하는 것이 나이 들어 제법 큰돈을 수익률 높은 곳에 투자하는 것보다 더 이득이라는 것이다.

이 핵심 이론은 건강에도 적용할 수 있다. 나이 쉰, 예순이 되어 암 수술을 받은 후 일부러 몸에 좋은 음식은 먹고 좋지 않은 음식은 피해봐야 그 효과는 크지 않다. 암이 생기기 전에 수십 년간 먹은 음식에 비하면 그야말로 새 발의 피다. 그래서 부모가 자녀에게 어릴 적부터 식이 습관을 잘 들이는 것이 매우 중요하다. 패스트푸드나 인스턴트식품은 멀리하고 자극적이지 않고 가공되지 않은 식품을 골고루 적당량 섭취하도록 해야 한다.

흡연도 마찬가지이다. 청소년 또는 이십대부터 중년 너머까지 습관적으로 담배를 피운 사람들이 암 수술 후에 끊어봐야 금방 효과가 나타나지 않는다. 사십대 이후에 금연하더라도 20여 년간 피운 담배 때문에 폐는 이미 발암 물질에 찌들어 있기 때문이다. 어떤 암이든 발생한 후에는 어떤 치료법을 동원해도 완치율이 높지 않으며, 수술 후 5년간 재발하지 않을 확률이 50퍼센트가 되지 않는다. 이 점을 생각해보면 젊은 시절부터 몸에 밴 나쁜 습관은 건강에 치명적일 수 있다. 재산도 그렇지만 건강도 불의의 사고가 일어나지 않는 한 하루아침에 망가지지 않는다. 병은 오래전에 뿌린 나쁜 씨앗이 움터 자란 것이기 때문이다.

대장암을 예방하려면 어려서부터 평소에 식물성 음식을 많이 섭취하고 고열량, 고지방 음식을 멀리하는 것이 가장 중요하다. 암 수술 후에 환자들은 으레 "무슨 음식은 많이 섭취하고 무슨 음식을 피해야 합니까?"라고 묻는다. 그때마다 나는 "입맛이 당기는 것은 드시고 별 생각 없는 음식은 일부러 드시지 마십시오."라고 대답한다. 이 말이 과학적으로 분석된 적은 없지만 크게 틀리지 않다고 생각한다. 어떤 음식을 먹고 싶다는 욕구는 신체에서 필요로 하는데 모자란다는 신호로 이해하는 것이 옳다. 어떤 음식이 보기도 싫다고 느낀다면 그 음식에 들어 있는 요소들이 이미 몸에 넘쳐난다고 생각해도 좋다. 환자들은 "이제 육류는 끊고 채소와 과일을 많이 섭취하고 있습니다. 그런데 생선회는 먹어도 됩니까?"라는 질문도 자주 한다. 이때 대부분 나는 "네"라고 대답한다.

21장

간암의 주원인은 바이러스인가 술인가?

case 컴퓨터 소프트웨어 개발 회사를 경영하는 42세의 S 씨는 근 10년을 만성 B형 간염 바이러스 보균자로 살아왔다. 그는 간염 바이러스 보균의 위험에 대해서 어느 정도 알고 있었다. 자신이 고등학교 다닐 때 아버지가 간암으로 돌아가셨고 삼촌도 몇 년 전에 간경변증으로 세상을 떠났으며 아버지 형제 중 고모만이 간염 보균자로 살아 있었다.

　그렇다면 간암이나 간경변증도 유전되는가? 어느 정도는 그렇다. 한센병, 결핵, 간염은 엄밀히 말하자면 유전 질환이 아니지만 세균이나 바이러스가 2세에게 전달되는 수직 감염이 문제이다. 이것은 특정 세균이나 바이러스를 물리치는 면역 체계의 결함 때문일 수 있다. 과거에는 나병 환자를 집단으로 수용해서 가급적 다른 사람들에게 옮기지 않도록 해왔다. 하지만 의학이 발달하면서 나병균을 퇴치할 수 있는 항생제가 개발되어 나병의 공포에서 벗어나게 되었다. 결핵 또한 마찬가지다.

수직 감염의 경우 태어나면서부터 바이러스에 감염되는지, 아니면 간염 바이러스를 이길 면역 체계가 약하여 감염되는지는 아직 명확히 밝혀지지 않았다. 다만 분명한 사실은 간염을 앓은 부모로부터 태어난 아이들은 간염 발병 위험이 높고 그것이 만성 간염으로 이어질 가능성도 높다는 것이다. 만약 간염 바이러스에 감염되지 않은 아이라면 간염에 걸리지 않도록 주의해야 한다. 간염 예방 주사나 간염 면역 글로불린 주사도 맞아야 한다.

만약 간염 바이러스 보균자이거나 만성 활동성 간염을 앓고 있다면 간경변증이나 간암 발생을 막는 것이 중요하지만 아직 마땅한 대책이 없다. 간경변증으로 진행하는 것을 막기 위해 근래에 선별적으로 제픽스(Zeffix, 라미부딘)나 헵세라(Hepsera) 같은 약을 투여하지만 효과를 기대할 수 있는 적응증이 많지 않다.

S 씨는 라미부딘 사용 적응증에 해당하지 않았다. 하지만 밑져야 본전이라는 생각으로 보험 적용이 안 되는 그 약을 몇 년간 복용했다. 간경변증 초기라는 진단도 받아 만성 간경변증으로 인한 간암을 조기에 발견하려고 했다. 그래서 5년째 개인 병원에서 혈액 검사와 초음파 검사를 6개월마다 받았다. 그런데 혈청 알파 태아 단백(AFP) 수치가 약간 높게 나왔다. 그리고 초음파 검사에서 간경변증 때문에 감별이 어렵기는 했으나 윤곽이 불명확한 종양이 의심되어 종합병원으로 갔다. 종합병원 혈액 검사에서는 혈

2부. 암을 치유하는 수술의 빛과 어둠

청 알파 태아 단백 수치가 정상을 조금 벗어났으나, CT를 찍어보니 지름 8센티미터인 종양이 오른쪽 간에서 발견되었다. 깜짝 놀란 S 씨는 입원하여 오른쪽 간 절제 수술을 받았다. 다행히 간경변증이 심하지 않아 수술 후 후유증 없이 퇴원했다. 이후 정기 검사를 받으며 15년째 건강하게 회사를 잘 경영하고 있다.

간암의 원인은 술인가, 바이러스인가?

원발성(질병이 해당 부위에서 기인하는) 간암은 세계적으로 발생 빈도가 높은 암으로, 간세포암과 간내 담관암이 대부분을 차지한다. 동북아시아에 속하는 우리나라, 중국, 일본은 간암 발생률이 매우 높은 국가이다. 통계청의 2003년 사망 원인 통계에 따르면 우리나라에서 원발성 간암으로 사망한 사람은 인구 10만 명당 22.8명으로 폐암, 위암에 이어 암 사망률 3위이다(2017년 10만 명당 20.9명으로 폐암에 이어 2위).

간세포암으로 진단받은 후 적절히 치료받지 않은 환자의 중앙생존기간(환자 100명의 생존 기간을 나열할 때 50번째 환자의 생존 기간)은 4개월이고, 6개월 누적생존율(관찰 기간을 일정 단위로 나누어 구한 구간생존율을 일정 기간 누적한 생존율)은 37.5퍼센트로 예후가 매우 불량하다. 첫 번째 이유는 질환 초기에 특이 증상 없이 서서히 진행되므로 진단 가능 시점에는 이미 적절한 치료를 할 수 없을 만큼 나빠져 있기 때문이다. 두 번째 이유는 간세포암의 약 80퍼센트가 기존의 간경변증에서 같이 진행되어 간경변증의 합병증으로 사망하는 경우가 많기 때문이다.[18]

간암 발생 원인 중 가장 비중이 큰 것은 B형과 C형 바이러스의 만성 감염 및 간경변증이다. 우리나라에서도 알코올성 간염이 증가하고 있기는 하나 아직은 그 비중이 낮다. 우리나라 간세포암 환자의 B형 간염 양성률은 대략 75퍼센트이다. 1989년 C형 간염 검사가 이루어지면서 C형 간염과 간세포암의 연관성에 대한 연구도 활발히 진행되었는데, C형 간염이 적잖게 관련되어 있는 것으로 드러났다. 간세포암 환자 중 C형 간염 환자는 17퍼센트인데, 간세포암과 B형 간염을 함께 앓는 환자가 C형 간염 환자인 경우는 42.7퍼센트였다. 유럽이나 일본에서는 간세포암 환자의 70~75퍼센트가 C형 간염이 양성이다. 일본은 우리나라보다 일찍 선진국에 진입하여 B형 간염보다는 C형 간염이 훨씬 더 많다. 우리나라와 중국은 B형 간염이 많다. B형이든 C형이든 간염 항원 보균 상태가 오래 지속되면 간경변증으로 진행할 확률이 높다.

우리나라에서는 30여 년 전부터 간염 예방 접종 사업이 진행되어왔다. 어릴 때부터 꾸준히 간염 예방 주사를 맞기 때문에 청년 이하 연령의 간염 유병률은 많이 낮아졌다. 간염 유병률을 낮춘 덕분에 만성 간염 발생률을 줄이는 보건 사업이 어느 정도 성공한 것이다. 선진국일수록 B형 간염보다는 C형 간염이 많은데, C형 간염은 아직 감염 경로조차 확실히 알려져 있지 않다. 귀화식물인 미국자리공이 번성하면서 자생식물이 말라 죽고 황소개구리가 늘어나면서 토종 개구리가 자취를 감추었듯 한 질병이 사라지면 새로운 질병이 나타나 지배력을 넓혀가는 듯하다.

만성 B형 및 C형 간염 보균자는 정기적으로 선별 검사를 받아야

2부. 암을 치유하는 수술의 빛과 어둠

한다. 첫째는 간경변증이 나타나지 않았는지, 둘째는 간암이 생기지 않았는지 확인해야 한다. 검사 방법은 크게 두 가지이다. 하나는 간 기능과 혈청 알파 태아 단백 수치를 확인하기 위한 혈액 검사이고, 다른 하나는 초음파나 CT를 이용한 영상학적 검사이다. 두 가지 검사는 상호 보완적이다. 초음파 검사나 CT에서 이상이 없더라도 혈청 검사에서 이상이 있으면 더욱 경계하면서 정밀 검사를 해야 하고 혈청 검사에서 정상이더라도 영상 검사에서 이상이 있으면 조직 검사나 다른 검사로 실체를 규명해야 한다.

앞서 언급한 대로 증상이 나타나서 진단된 경우에는 대개 손쓸 방법이 없기 때문에 선별 검사로 조기 진단해야 완치율을 높일 수 있다. 요즘은 애매한 종양의 경우 64채널 나선형 CT나 MRI까지 동원해 검사하므로 간 종양의 성상을 감별하는 데 큰 어려움이 없다.[19]

<u>case</u> 자동차 부품 회사의 부장인 38세 L 씨는 자신이 만성 B형 간염 보균자임을 알고 있었지만 아직 젊다는 생각에 대수롭지 않게 여기며 정기 검진도 받지 않았다. 그러다 회사에서 시행하는 건강 검진 중 초음파 검사를 받았는데 오른쪽 간에서 큼직한 종양이 발견되었다. 그는 수술을 받기 위하여 입원했고 부인은 건강하던 남편이 갑자기 사형선고 같은 간암 진단을 받았다는 소식에 안절부절못했다. 남편은 걱정하지 말라며 아내를 위로했다.

부부는 수술을 과연 지방의 사립 대학병원에서 받아도 될지 심각하게 고민했다. 부부는 가능한 모든 정보를 수집하여 검토하

고 담당 내과 전문의에게도 물어본 후 수술동의서에 서명했다. L 씨의 간은 암이 50퍼센트 넘게 차지하고 있었다. 오른쪽 간 65퍼센트를 절제해야 했다. 간 절제 수술 후 열흘 만에 퇴원한 L 씨는 정말 꿈꾸는 듯했다. 사실 간 수술을 하면 살아남기 힘들다며 양가 부모도 걱정을 많이 했고 지인들도 이구동성으로 간에 손대면 화를 입기 쉽다고 했기에 절망에서 해방된다는 느낌이 더욱 컸다.

그런데 수술 후 3개월마다 혈청 알파 태아 단백 검사와 CT로 남은 간에서 재발이 있는지를 검사해오다가 1년 만에 혈청 알파 태아 단백 수치가 급격히 증가했다. CT에서는 종양이 나타나지 않았다. 2주 후 혈청 알파 태아 단백 수치를 다시 측정했는데 정상이었다. 한 번 더 검사했으나 여전히 정상이었다. 환자는 의구심이 생기기 시작했다.

"선생님 죄송하지만 서울의 병원에서 진료를 받아보고 싶습니다. 선생님을 믿지 못해서가 아니라 한 번 더 확인하고 싶어서입니다." 수술 전이든 후든 환자가 서울의 큰 병원에 가고자 하면 미련 없이 보내야 한다는 게 그간의 경험으로 얻은 결론이었다. 환자가 부담을 갖지 않도록 흔쾌히 보냈다. 수술 전에 찍은 CT 사진을 포함한 진료 자료를 챙겨주었다.

환자는 서울의 유수한 대학병원에 재직 중인 간 내과의사 K 교수를 찾아갔다. 나보다 연배가 몇 년 높은 이름 있는 내과의사였다. 그는 미국간학회에서 세계의 간 전문의들을 상대로 강연을 하여 주목을 받았기에 나도 그를 신뢰해왔다. 그런데 그가 진료한

다음 환자에게 남긴 말은 "아이고, 우리 병원에서는 이 정도면 수술 안해드립니다. 수술이 위험하기 때문입니다."이었다. 환자는 내게 돌아왔다. "선생님이 열과 성을 다하여 저를 살려주셨는데 제가 생각이 모자랐습니다. 여기서 계속 진료받겠습니다." 이 환자역시 적절한 수술과 처치 덕분에 수술 후 계속 재발 없이 건강을 유지했다.

나는 K 교수가 진정으로 그렇게 판단했는지는 잘 모르겠으나나름의 철학을 가지고 말했다고 여긴다. 굳이 경비를 들여 서울까지 올 필요 없이 수술받은 병원에서 정기적으로 진료받는 편이 낫다는 신념을 가지고 있었을 것이다. 병원 사이에 경쟁이 심해지고환자들도 웬만하면 서울로 가서 진료받고 싶어한다. 이 점을 잘알기 때문에 서울의 유수한 병원들은 더 편안하게 빨리 진료할수 있는 시스템을 기반으로 환자 유치 경쟁을 벌이는 상황이다. 그렇지만 K 교수는 수술한 의사의 입장을 고려하여 환자를 돌려보낸 것 같다.

간암을 치료하는 다양한 방법

문제는 치료 방법 선택이다. 간암 치료법은 4가지로 대별된다. 첫째는 암 조직을 절제해내는 수술, 둘째는 암 조직을 고주파열로 익혀 죽이거나 99퍼센트 에탄올로 녹여버리는 국소치료법, 셋째 간동맥색전술, 넷째는 선택적으로 사용되는 간 이식법, 다섯째는 약물 치료, 여섯째는 방사선 치료다.

절제 수술이 가장 기본 치료법이지만 간경변증이 심한 경우가 많아 실제로 종양을 절제할 수 있는 경우는 많지 않다. 종양이 있는 부분을 절제할 경우 남은 부분이 기능을 얼마나 할 수 있는지 평가하는 몇 가지 간단한 검사가 있다. 이 검사들을 해보면 절제 수술 후 회복 가능성을 판단할 수 있다. 잘 회복할 수 있을 정도로 간 기능이 좋다면 절제 수술을 하는 것이 가장 좋은 치료법이다. 하지만 불행하게도 수술 가능 범주에 드는 간암은 10퍼센트 정도밖에 되지 않는다.

간은 두 종류의 혈액을 공급받는다. 하나는 간동맥으로 들어오고 다른 하나는 간문맥으로 들어온다. 간동맥으로는 폐에서 산소를 실어 심장으로 보낸 혈액이 대동맥을 거쳐 공급되고, 간문맥으로는 소장, 대장 같은 소화 기관에서 음식물을 소화하여 흡수한 영양분이 풍부한 혈액이 들어온다. 간세포는 간문맥 혈액을 주로 공급받고, 간안의 담관 계통은 간동맥 혈액을 주로 공급받는다. 간암은 간세포에 생기는 종양이다. 정상 간세포는 간문맥 혈액을 주로 공급받지만, 간암 조직은 간문맥 혈액에 의존하지 않고 거의 전적으로 간동맥 혈액을 공급받아서 자란다.

따라서 간암 조직에 혈액을 공급하는 혈관을 찾아서 색전 물질인 젤폼(gelfoam)으로 막아버리면 간암 조직이 고사해버린다. 먹고살 수 있는 영양원이 끊기기 때문이다. 해당 혈관을 막기 전에, 불포화 지방산인 양귀비씨 기름에 요오드를 부착해 만든 지방성 조영제 리피오돌(lipiodol)을 항암제와 함께 간암 세포에 밀어 넣는다. 그러면 간암 세포가 이것을 흡수한 후 배출하지 못한다. 결국 항암제가 간암

세포 내에서 지속적으로 작용하여 간암 세포를 죽인다. 그러나 모든 간암 조직이 똑같은 것은 아니다. 어떤 경우는 저혈관성이어서 이런 시술이 소용없을 수도 있다. 근래에 도입된 CT는 동맥 혈액을 공급 받는 정도를 추정할 수 있어서 첫 치료로서 간동맥색전술을 시행할지 국소치료법을 시행할지를 판단하는 데 도움이 된다.

만약 종양 절제 수술도 안 되고 간동맥색전술에도 잘 반응하지 않으면, 초음파나 CT 유도 하에 고주파열이나 에탄올로 죽이는 치료법을 선택한다. 이 치료법은 비교적 간단하지만 기술이 매우 뛰어나야 할 수 있다. 주로 영상의학과 전문의가 하는 이 시술은 잘하면 효과가 탁월하지만 잘못하면 암 조직이 잔존할 수도 있고 혈관이 녹을 수도 있으며 기타 합병증까지 생길 수 있다.

간암은 앞서 병리 기전에 관한 설명에서 기술했듯이 다른 종양과 달리 기본적으로 간 조직이 건강하지 못해서 생긴다. 간경변증을 앓지 않는 경우도 간혹 있지만 간경변증이 심한 경우가 대부분이다. 따라서 간암을 치료하더라도 간경변증이 악화해 세상을 떠나는 경우가 많기 때문에 간경변증이 심한 간에 발생한 암 조직은 없애는 것만이 능사가 아니다. 간경변증을 해결해주어야 생명을 건강하게 유지할 수 있다. 간경변증의 합병증 중 대표적인 증상은 약물로 조절할 수 없을 정도의 복수, 식도정맥류 출혈, 간성 혼수이다. 말기로 접어들면 황달이 점점 진행되어 사망에 이른다.

이 경우의 궁극적인 치료법은 간 이식이다. 간 이식은 초기에는 간암 없이 간경변증이 심한 환자들에게만 시행했으나, 심한 간경변증에 발생한 간암을 함께 치료하기 위한 방법으로도 쓰게 되었다. 여기에는 이탈리아 밀라노 그룹의 빈첸초 마차페로(Vincenzo Mazzaferro) 등의 공이 크다.[20] 왜냐하면 진행된 간암의 경우 의료진과 환자 가족들이 피 말리는 노력을 하고 많은 경비를 들여 간 이식 수술을 해도 일찍 재발하면 허사가 되기 때문이다.

밀라노 그룹은 암이 어느 정도까지 진행된 경우에 간 이식을 해야 재발 없이 생존할 수 있을지를 연구하여 기준을 제시했다. 연구 결과에 따르면 적절한 대상은 지름 5센티미터 이하의 종양 1개, 지름 3센티미터의 종양 3개 이하면서 간문맥이나 간정맥에 종양이 침범해 있지 않은 경우였다. 이것은 환자의 동의를 바탕으로 무작위 전향적 임상시험을 하여 얻은 귀중한 결과이다. 이 임상시험을 계획한 의사의 공로도 크지만 자기 몸을 기꺼이 실험에 내맡긴 환자와 가족의 공로도 빼놓을 수 없다.

이후 이 기준을 캘리포니아 대학교 샌프란시스코(UCSF)의 샌프란시스코 그룹은 '지름 6.5센티미터 이하 종양 1개, 지름 4.5센티미터 이하인 종양 3개 이하이되 지름의 합이 8센티미터 이하'까지 확대 적용하여 비교적 좋은 결과를 얻었다. 우리나라의 유수 기관에서도 밀라노 기준보다 샌프란시스코 기준을 적용하는 편이다. 왜냐하면 우리나라에는 이식 대기자와 이식 요청이 워낙 많기 때문이다.

그런데 위 치료법 중 어느 것도 적용할 수 없는 경우가 있다. 간의 중앙에 자리 잡은 큼직한 종양이 간문맥 안으로 자라 들어가서 절제 수술도, 국소치료법도, 간동맥색전술도, 간 이식도 할 수 없는 경우이다. 이때는 내과에서 사타구니 동맥을 통해 가는 관을 간동맥까지 넣은 뒤 암 조직 근처에 항암제를 집중 투여한다. 방사선 치료를 겸하면 결과가 좀 더 나을 수도 있다.

치료의 미래는 밝지만 예방이 최선책

간암은 비교적 느리게 자라는 암이다. 과거에는 간암 진단이 사망 진단이나 다름없었다. 수술이 어려우므로 평균 6개월 전후에 사망할 것이라는 선고를 받으면 집으로 돌아가야 했다. 그러나 이것은 증상이 발현할 때까지 기다린 경우이고 증상이 나타나기 전에 선별 검사로 진단된 경우에는 해당하지 않는다. 위에 든 치료법을 적절히 사용한 덕분에 5년 생존율이 50퍼센트 이상으로 향상했다. 간 이식을 활발히 시행하고 있는 지금은 간암 치료의 미래가 밝다.

간 이식을 비롯한 간 수술은 지난 20년간 눈부시게 발전했다. 간을 상당 부분 절제할 경우 과거에는 적어도 수혈을 5병 정도나 해야 했고 수술 후에도 출혈 때문에 노심초사해야 했다. 그러나 근래에는 수술 후 수혈을 하는 경우가 약 20퍼센트밖에 되지 않는다. 그리고 수술한 날만 중환자실에 머물고 다음 날 일반 병실로 옮기는 것이 보통이다. 간에 대한 해부학적 지식과 경험이 쌓였고 간 손상을 줄일 수 있는 수술 장비가 개발된 덕분이다.

모든 병이 그렇지만 치료보다는 예방이 더 효과적이다. 간암도 예방이 무엇보다 중요하다. 간암을 예방하려면 간염을 예방하는 것이 가장 중요하다. 앞서 언급한 것처럼 B형 간염 예방 접종이 30년 넘게 국가 차원의 사업으로 추진되어 유병률이 급격히 낮아졌다. 30년 전에는 소아병동에 바이러스성 간염 환자가 많이 입원했으나 요즘은 보기 드물다. B형 간염으로 인한 간경변증과 간암은 중년 이상에게 흔하고 청년 이하에게는 드물기 때문에 앞으로 간암 환자가 줄어들 것이다. 대신 선진국처럼 C형 간염 환자가 서서히 늘어나고 있다. 수혈이 C형 간염 감염의 주된 원인이라고 하지만 수혈 경험이 없는 환자들의 감염 경로에 관해서는 아직 역학적인 설명이 부족하다.

C형 간염은 우리나라에서는 B형 간염에 비해 발생 빈도가 낮지만 마땅한 치료제가 없어 오랫동안 환자나 간내과 의사들에게 큰 난제였다. 그런데 최근에 여러 가지 DAA(direct acting agent) 치료제가 개발되어 C형 간염 바리러스를 박멸시키기에 이르러 환자와 의사들을 흥분시키고 있다. 다클라다스비르(다클린자®), 아수나프레비르(순베프라®), 소포스부비르(소발디®) 등을 필두로 수십 가지의 약제가 개발되었으며, 부작용도 거의 없이 12주 내지 24주 요법으로 C형 간염을 완치하기에 이르렀다. 천문학적인 개발 비용이 투입되어 초기에는 감당하기 어려울 정도로 약가가 높았지만 가격이 점차 낮아져 이젠 의료보험 급여도 이루어지고 있다. 감염되면 얼굴에 곰보 자국을 남기는 천연두(small pox)가 백신에 의해 지구상에서 사라진 것처럼, 의사들은 이러한 약들이 개발된 덕분에 C형 간염도 영원히 사라질 것이라 기대하고 있다.

22장

담관암 수술은 어디까지 절제하는가?

case 전공의 시절 예순이 넘은 환자가 간문부(담관이 간 내로 갈라지는 부위) 담관암으로 입원했다. 담관은 간에서 만들어진 소화액인 담즙(쓸개즙)이 담낭으로 내려오는 관이다. 간문부 담관암이 생기면 담즙이 내려가는 길이 막힌다. 그러면 혈중 빌리루빈(bilirubin) 농도가 높아져 얼굴이 노랗게 변하는 황달이 온다. 또 담즙이 간에 고여 세균 감염으로 열이 발생하는 경우가 많다.

환자가 입원한 당시에는 안타깝게도 간문부 담관암에 대한 수술법이 확립되지 않아 적극 치료할 수 없었다. 간내 담관에 관을 꽂아서 담즙을 빼내(외배액술) 황달과 담관염을 완화해줄 뿐이었다. 간 안에 삽입한 관을 통해 담관 사진을 찍어보니 조직 검사를 하지 않아도 담관암일 가능성이 높았다. 그렇지만 조직 검사로 암세포를 확인하기 전에는 암이라고 단정할 수 없다.

환자는 담당의사인 내게 매달려 자기 병을 자세히 설명해달라고 하면서, 얼마를 더 살 수 있는지도 몇 번이나 애원하듯 물었다. 나는 아는 범위 안에서 설명을 했다. 엑스레이 사진을 걸어놓고 막힌 담관과 확장된 간내 담관을 보여주었다. 나는 "담관이 막혀 있습니다. 그래서 황달이 일어나고 식욕도 떨어졌습니다. 이제 관을 통해 담즙을 빼내면 증상이 호전될 것입니다."라고 설명했다. 환자는 다시 물었다. "그러면 왜 담관이 막혔죠? 암인가요?"

"잘 모르겠습니다. 암이라는 확실한 증거는 없습니다."라고 하자 환자는 갑자기 밝게 웃으며 내 손을 잡고 되물었다. "암이 아닐 수도 있단 말이죠?" 나는 다시 "예, 그렇습니다."라고 대답했다. 환자는 기뻐서 어쩔 줄 몰랐다. 암에 걸린 줄 알고 체념했는데 암이 아닐 수도 있다는 한마디에 희망을 갖게 되었다. 그날 이후 환자는 잃었던 식욕을 되찾았고 병실 회진 때마다 안색도 좋아 보였다. 담당 교수에게는 더 이상 자기의 병에 관해 물어보려고 하지도 않았다. 자기 병이 암이라는 것을 인정하고 싶지 않았고 암이 아닐 수 있다는 데 희망을 건 것이다.

얼마 후 환자는 퇴원하여 통원 치료를 받기 시작했다. 외래 진료실 대신 꼭 응급실로 와서 나를 찾았다. 나는 막힌 관을 세척하여 뚫어주고 항생제도 처방했는데, 환자는 비교적 큰 불편 없이 잘 지냈다. 이후 전문의 시험을 보고 군에 입대하기 전까지 3년 넘게 그 환자를 돌보았다. 마지막으로 만났을 때는 병이 많이 악화해 몸이 쇠약해져 있었다.

나는 군에 입대하여 3년간 전방 부대에 있었기 때문에 그 후 환자가 어떻게 되었는지 모른다. 나는 간문부 담관암의 병소를 제거하지 않고도 3년 넘게 산 그 환자를 볼 때마다 신기했다. 환자는 자기 병이 암이 아니고 단지 담관이 막힌 것일 뿐이라고 생각했다. 만약 환자에게 그런 희망이 없었다면 일찌감치 세상을 떠났을지 모른다. 희망과 긍정적 믿음이 비싼 약이나 수술보다 더 좋은 치료제였던 것 같다.

담관은 한 그루의 느티나무

간과 담관은 느티나무에 비유할 수 있다. 무성한 느티나무 잎을 간세포라고 한다면 잎을 지탱하는 가는 줄기는 간내담관, 가는 줄기가 모여 원줄기가 좌우로 크게 갈라지는 분지 부위는 간문부 담관, 그 아래에서 밑동까지는 상부, 중부, 하부 담관에 해당한다. 담관암은 나뭇잎을 달고 있는 가지 끝부터 밑동까지 어디서든 발생할 수 있지만 발생 위치에 따라 특성이 다르다.

가지 끝에 생긴 종양인 간내 담관암은 분류상 간암에 넣기도 한다. 여기서는 덩어리 형태로 간암과 같은 종괴를 형성하기 때문이다. 그래서 말초형 담관암 또는 종괴 형성형 담관암이라고도 한다. 이것은 간동맥 혈액을 공급받지 않기 때문에 64채널 나선형 CT 영상으로 보면 간세포암과 구별되며, 간암과는 임상적 특성이 아주 다르다. 비교적 빨리 자랄뿐더러 간내 전이도 빨리 되고 주위 림프샘으로도 전이되는 경우가 흔하기 때문에 예후가 매우 나쁘다.

간문부와 밑동, 즉 췌관과 합류하는 팽대부 사이에서 생기는 종양은 간외 담관암이라고 하는데, 대부분 담관을 막아 황달을 일으킨다. 간외 담관암은 오래전부터 췌장두부암이나 팽대부주위암처럼 췌십이지장 절제 수술(pancreaduodenectomy)로 완전히 제거할 수 있었다. 이 수술은 페르시아 출신의 컬럼비아 대학교 외과의사 앨런 휘플(Allen Oldfather Whipple)이 1935년 처음 발표한 것으로, 이후 꾸준히 시술되며 발전해왔다.

담관암은 서양, 특히 미국에는 흔치 않으나 우리나라와 일본에 많다. 담관암의 원인은 확실하지 않지만 담석과 관계있는 것으로 알려져 있다. 담관암 환자 중 20~30퍼센트에게는 담석도 있다. 그 외에 담관암 관련 질환으로 궤양성 대장염, 원발성 경화성 담관염, 선천성 간섬유증 등이 있으며 담관낭종(choledochal cyst)은 명확하게 연관이 있는 것으로 알려져 있다.

담관암은 기생충, 특히 간디스토마 감염(간흡충증 또는 간디스토마증)과 밀접한 관련이 있다. 1950~70년대 우리나라 남성, 특히 낙동강을 비롯한 하천 주변에 사는 남성은 민물고기를 날것으로 먹는 경우가 많았다. 하천에서 자라는 붕어나 잉어는 거의 대부분 간디스토마 유충을 가지고 있다. 이것을 날것으로 먹으면 간디스토마에 감염된다.

과거에는 담관암이나 간내 결석증으로 담관이 막힌 환자의 경우에 막혀서 늘어난 상부 담관으로 관을 삽입해 담즙을 배액하면 담즙과 함께 많은 간디스토마 성충이 줄줄 흘러내렸다. 지금은 이런 경우를 찾아보기 어렵다. 1970년대에는 간디스토마 구충제가 없었지만

2부. 암을 치유하는 수술의 빛과 어둠

나중에 빌트리시드(Biltricide)라는 약이 시판되어 간디스토마를 거의 퇴치했다. 독일에서 개발한 이 약은 우리나라에서도 개발해 지금은 중동이나 동남아시아 지역에 많이 수출하고 있다.

간문부 담관암과의 숨바꼭질

원래 간문부 담관암은 진단조차 쉽지 않았다. 1965년 간문부 담관암의 임상적 특징을 처음으로 보고한 사람은 예일 대학교의 간 전문 내과의사 제럴드 클라츠킨(Gerald Klatskin)이다. 그는 황달이 있고 감기, 몸살을 앓을 때처럼 열이 있으면서 서서히 간부전에 빠져 죽는 환자 13명을 사후에 부검하여 간을 관찰했다. 그리하여 좌우 간담관이 만나는 간문부 담관의 점막에 거친 암 조직이 가득하고 간내 담관이 많이 확장해 있다는 공통점을 찾아냈다. 의외로 간 안이나 주위 림프샘으로 전이한 경우는 드물었다.

그는 담관이 막히면서 담즙이 내려가지 않아 황달이 나타나고, 간 안의 정체된 담즙에서 세균이 자라 담관염이 되면서 고열이 발생하는 과정을 규명해냈다. 그래서 간문부 담관암은 일명 클라츠킨 종양이라고도 불린다. 클라츠킨은 의학 지식도 해박했지만, 특히 드문 질환을 찾아내는 데 귀재였다.

당시에는 CT나 MRI는커녕 초음파 기기도 없었다. 담관 안에 바늘로 조영액을 주입한 후 엑스레이를 찍어서 담관이 막혀 있는 것을 확인해야 진단을 대략 할 수 있었을 뿐이다. 초음파 검사가 활발히 이용되기 시작한 때는 1970년대이다. 1980년대 들어 CT가 뇌나 복부 진단에 엄청나게 기여했고 1990년대에는 MRI가 보급되기 시작하였다. 간문부 담관암은 CT나 MRI 덕분에 진단 기술이 거의 완성되었다.

간문부 담관암을 비롯한 담관암의 임상 증상은 황달이 가장 흔하며 전신 가려움증(소양감), 회색변 및 갈색뇨가 동반한다. 환자 중 30~50퍼센트는 복통을 호소하며, 막힌 상부 담관에 담즙이 정체해 담관염이 나타날 수 있다. 간문부에서 합쳐지는 두 담관 중 한쪽이 완전히 막힌 경우나 담관 벽 침윤만 심한 경화형 간문부 담관암일 경우에는 황달이 나타나지 않을 수도 있다. 어느 날 몸살기가 있는 것처럼 춥고 열이 나다가, 며칠 후 노란 소변이 나오고 얼굴이 약간 노랗게 되어 첫 증세가 나타난 지 10~14일 만에 병원을 찾는 경우가 가장 흔하다.

진단 시 가장 특징적인 소견은 담관 폐쇄 때문에 혈중 빌리루빈 농도가 올라가는 것이다. 또한 초음파나 CT를 이용하면 간 내외의 담관 확장을 관찰할 수 있고 병소의 위치도 대략 알 수 있다. 간문부 아래에 발생하는 종양은 담관에 조영제를 주입하는 경피경 간담관 조영술(PTC)과 내시경적 역행성 담췌관 조영술(ERCP)로 검사한다. 경피경 간담관 조영술은 상부 담관의 종양을 알아내는 데 도움이 되며, 담즙을 배액해 황달을 완화할 수 있기 때문에 수술 전 처치로도 유용하다. 내시경적 역행성 담췌관 조영술로는 하부 담관의 해부적 구조를 알 수 있다. 요즘에는 64채널 나선형 CT나 MRI를 이용한 담췌관 조영술로 주변 조직 또는 혈관으로 전이되었는지까지도 알 수 있다. 게다가 종양에서 만들어지는 단백 물질인 종양 표지자(CEA 혹은 CA19-9)를 혈액 검사로 확인하면 진단이 더 정확해진다. 그러나 담관암이라 하더라도 종양 표지자 수치가 상승하는 환자가 절반 정도밖에 되지 않는다는 한계는 있다.

담관암은 반드시 잘라내야 한다

담관암은 오직 근치적 절제 수술로만 완치할 수 있다. 수술 후 방사선 치료와 항암 화학 요법을 실시하기도 하나 효과는 기대할 만한 수준이 아니다. 간문부 담관암을 포함한 담관 종양을 절제하기 전에 담즙을 배액하는 것이 일반적이나 그러면 입원 기간이 길어진다. 입원비가 비싼 서양에서는 경비까지 고려하여 황달이 개선되기 전에 수술하는 경향이 많다. 수술 시 림프샘 전이가 확실하면 고식적인 담즙 배액만 할 수도 있다.

부위에 따른 수술법을 정리하면 다음과 같다. 하부 담관암은 담관과 함께 췌장과 십이지장을 함께 제거하는 췌십이지장 절제 수술을 한다. 중부 담관암은 담관 주위의 림프샘과 함께 광범위 절제를 하고 담관을 분절 절제한 후 담관공장문합술을 실시하는데, 암종을 광범위하게 절제하는 의미에서 하부 담관암 수술처럼 췌십이지장 절제 수술을 하기도 한다.

간문부 담관암 수술은 어렵기는 하지만, 간 수술이 발달한 덕분에 적극적으로 수술하는 경향이 있다. 그리고 병기에 따라 수술 방법이 달라진다. 간문부 담관 중 왼쪽 담관에 더 많이 치우쳐 있으면 미상엽을 포함한 왼쪽 간을 40퍼센트 정도 절제한다. 이 경우에는 수술 전 처치 없이 수술해도 별 무리 없이 회복할 수 있다. 반면에 오른쪽 담관에 암이 몰려 있으면 미상엽[21]을 포함한 오른쪽 간을 60퍼센트 정도 절제해야 한다. 물론 환자가 남은 40퍼센트의 간으로 회복할 수 있지만 자칫하면 간부전증에 빠질 수도 있다. 이것을 방지하려면 색전술로 왼쪽 간을 크게 한 다음, 오른쪽 간을 절제하는 것이 더 안전하다.

간의 일부가 절제되거나 손상되면 남은 간이 커진다. 앞 장에서 언급했듯이 간은 두 가지 혈관을 통해 혈액을 공급받는다. 그런데 좌우로 나누어지는 간문맥 중 어느 한쪽을 막으면 막힌 쪽은 간동맥 혈액만 공급받는다. 그러면 간문맥 혈액을 공급받지 못하는 쪽 간은 위축한다. 그리고 상대적으로 혈액 공급이 원활한 쪽의 간은 혈류량이 증가하여 3주 후에는 20~30퍼센트가량 커진다. 이것은 생명체의 생존 본능이라 할 수 있다. 이렇게 남길 간을 크게 하는 간문맥색전술을 이용하여 간 절제 수술을 하면 환자가 더욱 안전하게 회복할 수 있다. 간문부 담관암 진단을 받은 환자가 한 달 이상 지나야 수술을 받을 수 있는 것도 황달을 완화하는 데 2주, 간문맥색전술을 하는 데 3주 정도 걸리기 때문이다.

간문부 담관암 수술의 핵심은 나고야 대학병원의 니무라 유지(二村雄次) 교수팀이 1990년에 발표했듯이, 간암일 경우 간 절제 수술에서는 미상엽을 절제할 이유가 없지만 간문부 담관암일 경우에는 미상엽 절제가 완치를 위한 필요충분조건이라는 사실이다. 니무라 유

2부. 암을 치유하는 수술의 빛과 어둠

지 교수팀의 발표가 있기 전까지는 간문부 담관암을 근본적으로 치료하지 못했고 5년 생존율이 10퍼센트 미만이었다. 니무라 유지 교수팀의 보고에 따르면 미상엽을 함께 절제한 수술은 5년 생존율 40퍼센트라는 획기적인 성과를 보였다. 1990년대 중반 이후 우리나라 대학병원에서도 니무라 유지 교수팀의 수술법을 배우고 간 이식 수술 경험도 쌓아 이 수술에 열을 올렸다. 근래에 우리나라 간담췌외과학회에서 발표한 수술 성과는 니무라 유지 교수팀과 비슷한 수준 또는 그 이상으로 향상했다.

간문부 담관암을 비롯한 담관암이 간문맥이나 간동맥에 침투하여 수술이 곤란한 경우를 자주 볼 수 있다. 이런 경우에도 경험을 바탕으로 부분 절제 수술을 하기도 한다. 또한 여러 종류의 우회로 수술을 하거나, 담즙 배액을 위한 스텐트 삽입을 하여 종양은 그대로 두더라도 증상을 호전시킴으로써 환자가 일정 기간 큰 불편 없이 살도록 할 수도 있다. 간문부에서 종양이 좌우 간 안으로 자라 들어가 가지 여러 개가 막힌 경우에는 스텐트 삽입마저 못할 수도 있다. 이 경우에는 막힌 가지마다 외배액술을 하여 황달을 없애고 나면 식욕이 돌아와 환자가 몇 개월에서 몇 년까지 살 수도 있다.

근치적 절제 수술 후의 생존율은 병기와 병소의 위치에 따라 다르다. 담관암의 5년 생존율은 근치적 절제 수술의 경우 대략 25~40퍼센트이며, 진단 당시의 병기와 수술 범위에 따라 다소 다를 수 있다. 수술 후 방사선 치료나 항암 화학 요법도 일부 환자에게는 반응이 좋다.

나의 간문부 담관암 수술기

1990년 초반 이전에는 서두의 예처럼 간문부 담관암 치료가 대부분 외배액술로 황달을 줄이는 수준에서 그쳤다. 환자는 옆구리로 빼낸 관이 달린 주머니를 들거나 허리에 차고 다녀야 했다. 샤워도 마음대로 할 수 없어 몸이 근질거리고 답답하기 이를 데 없었다. 하지만 1990년 일본 나고야 대학교에서 간문부 담관암 수술법을 발표한 이후 상황이 완전히 달라졌다. 그 시점은 생체 부분 간 이식이 시작된 시기와 일치하는데, 생체 부분 간 이식 수술의 술기는 간문부 담관암 수술에서 많은 영향을 받았다고 할 수 있다. 즉 간 해부학에 해박해야 하고 간을 자르는 기술이 안정적이어야 했기 때문이다.

나는 나고야 대학병원에서 촬영한 간문부 담관암 수술 비디오를 보고 그 수술의 결과와 관련 문헌들을 탐독했다. 정확한 진단법, 수술 가능 여부에 대한 판단, 수술법, 결과를 여러 각도에서 검토한 후 간문부 담관암을 수술로 치료할 수 있다고 확신하게 되었다. 또 우리나라에서 가장 먼저 시도하여 안정적으로 수술해온 서울아산병원의 수술을 약 2주간 참관했다. 그리고 나고야 대학병원에서 짧은 기간이나마 수술을 참관하고 수술 전 처치부터 수술 기법까지 하나하나 익혔다.

지식은 책이나 논문을 읽으면 습득할 수 있지만, 수술은 아무리 설명을 들어도 직접 보지 않으면 이해하기 어려운 경우가 많다. 100여 년 전 존스 홉킨스 대학병원의 위대한 외과의사 윌리엄 홀스테드(William Stewart Halsted)도 자기 병원에서는 시행하지 못하는 위 절제 수술을 보기 위해 대서양을 건너 테오도르 빌로트(Christian Albert Theodor Billroth)가 있는 오스트리아 빈 대학교로 갔다. 이는 사진과 함께 유명한 기록으로 남아 있다. 테오도르 빌로트는 1872년에 최초로 식도 절제 수술에 성공하고, 1881년에 역시 최초로 위암 환자의 유문 절제 수술에 성공한 저명한 외과의사이다.

내가 본격적으로 간문부 담관암 수술을 계획하게 된 것은 1년간 미국에서 연수할 때였다. 연수 때 나는 간을 어떻게 다루어야 수술 중 출혈을 줄이면서 간 손상을 최소화할 수 있는지에 관한 지식과 실험실 경험을 쌓았다. 그리고 거기서 간의 재관류 손상 방지 방법에 관한 실험을 위해 실험용 쥐 수백 마리의 간을 해부했다. 간 조직을 현미경으로 관찰하고, 다양한 분자생물학적 기법을 통해 간 손상 정도를 측정했다. 또한 데이터로는 보여줄 수 없는 간 손상 방지 비법을 손끝으로 익힌 것이 지금 간 수술을 안정적으로 하는 데 밑거름이 되었다.

case 간 절제 수술을 받지 않았더라면 스텐트를 넣고 말았을 58세의 L 씨는 오른쪽 간문부 담관암 진단을 받았다. 우선 환자의 황달을 완화하기 위해 영상의학과에서 옆구리로 담관 상부에 관을 찔러 넣어 담즙을 밖으로 빼냈다. 황달이 좋아진 후에는 미상엽과 간문부 담관을 포함한 오른쪽 간을 절제하기 위해 오른쪽 간문맥색전술을 실시했다.

3주 후, 예상대로 왼쪽 간의 크기가 충분히 커져 수술에 들어갔다. 미상엽을 포함한 오른쪽 간을 절제한 후, 왼쪽 간에 소장을 끌어올려 연결하는 간관소장문합술로 수술을 마무리했다. 말로 하면 이렇게 간단하지만 수술은 장장 10시간이나 진행되었다. 마취 기술이 발달한 덕분에 수술 시간이 길더라도 수술 자체에 이상이 없으면 환자가 회복하는 데도 별 문제가 없다.

환자는 그리 노령이 아니어서인지 큰 수술을 받은 사람답지 않게 거뜬히 회복하여 열흘 후에 퇴원할 수가 있었다. 하지만 수술 동안 가슴을 졸인 환자의 부인이 불안한 마음에 퇴원을 늦추어달라고 하여 수술 후 2주 만에 퇴원했다. 그 후 환자의 부인은 환자와 함께 외래 진료실을 찾을 때마다 감사의 말을 늘어놓았다. 다행히 환자는 수술 후 3년이 지나서도 재발 없이 건강하게 인생의 후반을 살고 있다.

좋은 결과를 두고 환자가 의사에게 칭찬을 아끼지 않으면 의사도 같은 인간이기에 피그말리온 효과[22]를 보인다. 나는 간문부 담관암을 제대로 수술해보려고 연구와 준비를 많이 해오면서 때로는 환자에게 고통을 안기기도 했다. 하지만 지금은 안전하고 일상적인 수술 수준에 이르렀다. 모두 환자의 믿음 덕분이다.

췌장암은 왜 치료가 어려운가?

case   72세 할머니가 소화불량 증세가 있어 동네 병원에 갔다. 할머니를 진찰한 내과의사는 소화제 처방을 내리려다가 혹시나 하여 내시경 검사와 초음파 검사를 권했다. 하지만 할머니는 며느리한테 용돈을 받아 쓰는 터라 검사 비용이 부담되어 "아이고, 마. 검사는 놔두고 약만 좀 주이소."라고 했다. 어쩔 수 없이 의사는 소화제만 2주분을 처방했다.

그 후 며칠이 지났다. 할머니는 속이 좀 편해지는 듯했으나 뚜렷이 좋아지지는 않았다. 그렇다고 더 나빠지지도 않았다. 한 번 더 약을 타 몇 주간 버텼으나 속이 더 편해지지 않았다. 어느 날 몸이 축난 듯하여 목욕탕에 가서 체중을 재어보니 3킬로그램이나 줄어 있었다. 머리카락을 말리면서 거울을 보니 얼굴빛이 좀 누른 듯했다. 눈을 자세히 들여다보니 흰자위도 좀 노랗게 보였다. 며느리에게 눈치를 보며 이야기하니 며느리가 함께 병원에 가주었다.

며느리가 "원장님, 단순한 소화불량이 아닐지 모르니까 필요한 검사 좀 해주이소."라고 하여 의사는 내시경 검사와 초음파 검사를 했다. 내시경 검사에서는 별 이상이 없었다. 그런데 초음파 검사에서 췌장이 좀 커져 있고 희미하게나마 종양도 보이는 듯했다. 내과의사도 경험상 초음파 영상을 잘 보는 경우가 많으나, 늘 확실하게 말하기 힘든 부위가 바로 췌장이다. 췌장 주변에는 공기 음영이 있어서 혈관 구조를 명확히 파악하는 것은 숙련된 영상의학과 전문의에게도 어려운 일이다.

의사는 "할머니는 CT를 찍어서 종합 진단을 받아보셔야겠습니다. 제가 의뢰하는 영상의학과에서 CT를 찍거나 대학병원에 가서 종합 진단을 받아보세요."라고 했다. 그러자 할머니는 비용이 부담되어 우선 개인 영상의학과 의원에서 CT를 찍었다. 결과는 췌장두부암이었다. 할머니는 곧 대학병원의 소화기내과로 가서 며칠간 추가 검사를 받았다.

할머니의 병은 전형적인 췌장두부암이었다. 황달을 의미하는 혈중 빌리루빈 농도 상승, 췌장 종양을 시사하는 혈청 종양 표지자(CA19-9) 수치 상승, CT와 MRI에서 확인된 췌장 머리의 종양, 그리고 담관 및 췌관으로의 확장 소견이 나왔다. 그래도 다행히 혈관 침윤이 없었고, 주변 림프샘으로 전이되지도 않았다. 수술을 의뢰받은 나는 췌장두부암에 실시하는 췌십이지장 절제 수술인 유문 보존 췌십이지장 절제 수술(pylorus preserving

pancreatoduodenectomy, PPP)을 했다. 수술 후 위액 분비가 지연되는
경미한 초기 합병증이 있었으나 할머니는 수술 후 3주 만에 퇴원
했다.

췌장암은 왜 위험한가?

소화관을 통과하면서 음식물은 간에서 만들어지는 담즙에 의해,
그리고 췌장에서 분비되는 소화 효소를 비롯한 소장 분비물에 의해
주로 소화되고 흡수된다. 가장 많은 소화 효소를 분비하는 기관이 췌
장이다. 췌장액에는 담즙과 섞이면 활성화해 음식물을 분해하는 가
장 강력한 효소들이 들어 있다.

췌장(膵臟, pancreas)은 이자라고도 불린다. 지금도 췌장을 비장(脾
臟, spleen, 지라)과 구별하지 못하는 사람이 많다. 췌장은 위장 뒤쪽에
길쭉한 고구마 모양으로 놓여 있는 기관이다. 췌장은 외분비 기능과
내분비 기능을 한다. 외분비 기능이란 각종 소화 효소를 분비하는 것
이고 내분비 기능이란 인슐린을 비롯한 호르몬을 분비하는 것이다.

췌장의 내분비 기능 중 가장 중요한 것은 인슐린 분비이다. 췌장
의 랑게르한스섬(Islets of Langerhans)[23]이라는 분비샘에서 만들어지
는 인슐린은 소화관에서 흡수된 탄수화물을 간에 저장하는 기능을
한다. 인슐린이 적게 분비되거나 기능을 제대로 못하면 혈당이 높아
져 소변으로 당이 배출된다. 이것이 바로 당뇨병이다.

췌장암은 췌장액을 분비하는 췌관이 연결된 췌장 머리에 잘 생긴
다. 췌장액은 총담관과 췌관이 합류하는 지점에서 만나 담즙과 함께

십이지장으로 분비되는데, 이 합류 지점을 팽대부라고 한다. 따라서 팽대부, 십이지장, 췌장 머리 중 어느 곳에든 종양이 생기면 담관이 눌려 담즙이 배출되지 못하므로 황달이 발생한다. 얼굴과 손이 노랗게 되고 소변이 노란색 혹은 갈색으로 변한다. 눈 흰자위도 노란빛을 띠게 된다.

그런데 췌장 머리가 아니라 몸통이나 꼬리에 발생하는 종양은 늦게 발견된다. 종양이 췌장 머리에 발생하면 앞 예의 할머니처럼 담관이 눌려 황달이 생기므로 일찍 병원을 찾게 되지만 몸통이나 꼬리에 종양이 발생하면 림프샘으로 전이되고 혈관 침윤이 일어나도 대개 증상을 보이지 않는다. 나중에 몸무게가 줄고 허리 통증이 와야 병원을 찾게 되지만 수술할 수 없는 경우가 많다. 췌장암이 예후가 나쁜 암으로 알려진 것도 증상이 늦게 나타나 진단이 늦어지기 때문이다.

병기에 따라 다르지만 수술 후 평균 5년 생존율은 25퍼센트 정도다. 만약 수술하지 않으면 환자는 6개월을 넘기기 어렵다. 의사는 25퍼센트의 치료율에 기대를 걸고 열심히 수술하고 항암제 치료에 최선을 다할 뿐이다. 환자는 수술을 받을 수 있다면 그나마 다행이다. 운 좋은 환자는 건강 검진이나 다른 증상 때문에 병원을 찾았다가 무심코 췌장 초음파 검사를 받아 조기 발견하기도 한다.

췌장암을 유발하는 원인에는 여러 가지가 있는데 그중에서 흡연은 첫 번째로 꼽힌다. 각종 화학 물질이나 방사선도 장기적으로 췌장암 발병에 영향을 끼친다. 하지만 알코올, 커피는 췌장암 발생과 관계없는 것으로 알려져 있다. 유전적 소인은 5~10퍼센트의 환자에서 관찰되어 비중이 그리 높지 않다. 따라서 췌장암을 예방하려면 먼저 금연하고 유해 물질을 접촉하지 않아야 하며 조기 발견을 위해 정기 검진을 받는 것이 좋다.

췌십이지장 절제 수술

현재의 외과 수술에서 가장 큰 수술이라면 아마 간 이식 수술일 것이다. 특히 생체 부분 간 이식은 기증자의 수술을 포함하여 10~12시간 걸린다. 간 이식 수술이 활발하지 않던 1980년대까지만 해도 췌장 머리에 생기는 췌장두부암 수술, 즉 췌십이지장 절제 수술이 가장 긴 수술이었다. 7시간 정도 걸린다. 그러나 간문부 담관암 수술이 1990년대 초반에 확립, 보급되면서 더 오래 걸리는 수술로 자리 잡았다. 대략 8~10시간 걸린다.

담관암이나 십이지장암에 비해 췌장암은 종양 절제 후 남는 췌장 조직이 단단하다. 그래서 소장을 이어 붙이기가 비교적 쉬워 합병증도 적기 때문에 잘 낫는 편이다. 췌장두부암, 팽대부암, 하부담관암, 십이지장암은 암 발생 조직이 서로 다르지만 치료 방법은 췌십이지장 절제 수술로 똑같다. 췌장두부암 환자는 하부담관이 막혀 황달이 오고 췌관도 막혀 췌장 전체가 약간 단단하게 굳는다. 반면 하부담관암 환자 중 상당수는 담관만 막혀 황달이 오며 췌관과 췌장 조직에는 큰 이상이 없다.

그런데 췌십이지장 절제 수술 후 소화관을 재건하기 위해 췌장공장 문합술을 하면, 담관암의 경우 췌장 머리처럼 연한 정상 췌장 조직이 봉합 중에 잘 부서진다. 그래서 담관암 수술 후에는 췌장이 잘 아물지 않는다. 결국 췌장액이 누출되므로 합병증 발병률이 높은 편이다. 그런 이유로 외과의사는 췌장두부암보다 하부담관암 수술을 더 부담스러워한다.

모든 수술이 이론대로 되지는 않는다. 아무리 이론으로 무장하고 경험을 쌓아 똑같이 수술하려고 해도 예상치 않은 합병증이 일어나곤 한다. 그러면 수술을 할 때마다 지난번에 합병증이 왜 일어났는가를 반추하며 다음 수술에서 변화를 꾀한다. 그 변화 덕분에 환자의 불편이 줄어드는가 싶으면 또 다른 경미한 합병증이 발생한다. 다음에는 또 약간 수정해본다. 그렇게 몇 년이 지나야 비로소 안정되게 수술을 할 수 있다.

췌십이지장 절제 수술은 1980년대까지만 해도 합병증이 많았다. 수술로 인한 사망률이 5~20퍼센트로 상당히 높았다. 하지만 지금은 간담췌장외과 전문의에게 수술받으면 합병증은 다소 피할 수 없으나 수술 사망률이 1~3퍼센트로 낮아 안심할 수 있다.

췌장 수술의 선구자이자 뉴욕 카브리니 메디컬 센터 외과의사인 아브람 쿠퍼먼(Avram M. Cooperman)은 이런 말을 했다. "지금 알고 있는 것을 그때도 알았더라면!"[24] 류시화 시인의 시집 제목과 똑같다. 연륜이 쌓인 후에 돌아보면 젊은 날의 실수가 한탄스러울 수 있다. 췌장 수술을 오랫동안 해온 외과의사라면 누구나 이 말에 공감한다. 젊은 시절에는 합병증 발생률이 높지만 경험을 쌓으면서 문제점을 하나하나 해결해나가면 수술이 안정을 찾아가는 법이다.

2부. 암을 치유하는 수술의 빛과 어둠

항암제 그리고 견딜 수 없는 고통

췌장암에 대한 새로운 항암제인 젬사이타빈(gemcitabine)은 수술할 수 없거나 수술 후 재발한 환자한테 효과가 좋다. 단독으로 사용해도 좋고 방사선 치료를 하며 사용해도 좋다.

case 57세인 C 씨는 췌장의 중간 부위에서 지름 5센티미터의 종양이 발견되었다. 그래서 췌장 중간 부위와 꼬리는 물론이고 비장까지 절제하는 수술을 받았다. 나는 췌장 머리 부위까지 최대한 많이 잘랐으나, 췌장 전체를 제거하는 수술 후 발생할 수 있는 합병증을 고려하면 약간 불충분해 보이는 데서 멈추었다. 즉 손으로 만져지는 것들은 모두 제거했다. 절제된 조직을 현미경으로 관찰한 병리조직검사에서 암세포가 약간 남기는 했지만 말이다. 수술 후 항암제 젬사이타빈을 투여하고 방사선 치료를 해왔다. C 씨는 재발했지만 3년째 건강하게 살아가고 있다.

앞에서도 말했지만 췌장암은 예후가 매우 나쁘다. 수술할 수 없을 정도로 진행되거나 수술 후 재발하면 다른 암보다 통증이 훨씬 심하다. 췌장 바로 뒤쪽에는 대동맥에서 내장동맥이 가지 친 부위를 감싸는 복강신경총이 있다. 내장신경이 모두 모인 복강신경총은 횡격막을 지나 흉추 속 척수로 들어간다. 췌장암이 재발하면 대부분 복강신경총에 암 침윤이 일어나 견딜 수 없는 통증이 온다. 이때부터 환자는 마약성 진통제에 의존하게 되고 나날이 투약 용량을 점점 높여가야 통증이 완화한다. 그래도 환자는 극심한 통증에 시달린다. 경우에 따라서는 방사선 치료를 하면 일반 진통제로 진통 효과를 볼 수도 있다.

대개 이런 환자들은 "하루를 살더라도 통증 없이 살고 싶다."라고 절규한다. 나는 이런 환자들을 위해 복강경 수술을 응용해 흉강경 내장신경 차단 수술을 해왔다. 복강신경총에서 척수로 들어가는 기타 줄 같은 신경을 수술로 간단히 자르고 나면 환자의 통증은 감쪽같이 사라진다. 그러면 다음 날 회진 때 환자는 "이제야 살 것 같습니다."라거나 "이제는 아프지 않아요."라며 환하게 웃는다. 비록 환자는 몇 달 후에 운명하지만 얼마간이라도 통증 없이 살아보고 싶은 소원은 이룬 셈이다.

24장

후두암이 남성에게 흔한 이유는 무엇인가?

case　지금은 환갑이 넘은 외과 개원의 K 원장은 외과 전문의 과정을 마치고 군의관으로 3년 복무한 후 바로 개원했다. 전공의 시절부터 환자나 선배 외과의사 들로부터 착실하고 실력 있다고 인정받아 교수가 되기를 권유받았지만 이런저런 사정으로 개원을 선택했다. 그는 지금처럼 의사가 넘쳐나지 않던 시절에 대도시 주변 신흥 개발 지역에 외과의원을 열어 지역 주민들에게 신뢰받는 좋은 의사로 자리 매김했다. 인근에는 새 아파트가 들어서고 젊은 부부들이 늘어나 소아 환자도 많았다. 개원가에서는 입소문이 어떤 광고보다 위력적이다. 그는 소아 환자들을 진료할 때도 일일이 가슴이나 배에 청진하고 복부를 두드려보아 가스가 찼는지 대변이 찼는지를 확인한 후 진단과 처방을 내리는 습관이 몸에 배어 있었다. 또 진료 몇 번으로 가족 사항까지 훤하게 꿰어 가족의 안부와 가족력에 대해 이야기를 나누기도 했다.

그러니 아이 엄마들의 신뢰가 더할 수밖에 없었다. 그는 기억하는 데도 나름대로 요령이 있었다. 아무리 기억력이 좋더라도 환자의 가족까지 다 기억하는 것은 어려운 일이다. K 원장은 진료 기록에 가족의 특이 사항을 간단히 메모했다. 병증뿐 아니라 가족의 경조사까지 참고란에 적는 습관을 들인 것이다.

의사들은 대학병원으로 이송된 환자의 진료 소견서를 보면 지역 병원의 의사가 환자를 얼마나 관심 있게 진료했는지 알 수 있다. K 원장의 진료 소견서를 보면 환자의 초진 때부터 기록해온 자세한 진찰 내용과 그림 그리고 어떤 검사를 더 해봤으면 좋겠다는 의견까지 적혀 있다. 그는 진료 소견서를 틀린 글자 하나 없이 또박또박 기록한 후, 마지막에 반드시 서명하여 환자에게 건넨다. 그리고 진료받을 의사에게 전화까지 해준다. 이 정도 관심과 정성으로 진료하면 어느 환자든 진정으로 의사를 믿고 자기 몸을 맡기게 된다.

그런데 그런 K 원장이 사십대 후반에 접어들어 목소리가 좀 거칠어지면서 성대에 이물감을 느끼기 시작했다. 하지만 밀려드는 환자들 때문에 자기 목에 생긴 좋지 않은 변화가 호전되지 않는데도 이비인후과에 가기가 쉽지 않았다. 마침내 어느 날 오후 진료를 접고 대학병원의 이비인후과를 찾아갔다. 결과는 후두암이었다! 소리를 내는 성대에 암이 생긴 것이었다. 후두암의 90퍼센트 이상은 편평상피세포암으로, 소화 기관에 발생하는 선암과 조직 형태가 다르다.

K 원장은 다행히 2기 암이어서 영상의학과 항암제 치료로 종양을 깨끗이 없앴다. 하지만 치료 후 8년이 지나고 나서 그는 왼쪽 목에 뭔가 부자연스럽고 불편한 것이 있음을 느꼈다. 림프샘 전이가 있는지 의심스러워 우선 CT와 MRI 검사까지 받았으나 암이 전이된 림프샘을 발견하지 못했다. 그렇지만 K 원장은 자신이 느끼기에 뭔가 이물이 있는 것 같아 담당의사에게 주문하였다. "CT와 MRI에서는 보이지 않더라도 림프샘이 커져 있는 듯하네. 그냥 두기에 불안하고 불편할뿐더러 자네 공부 삼아 수술로 빗장뼈 아래를 확인해 주게."

환자가 이렇게 증상을 호소하며 수술을 요청하자 담당의사이자 대학 후배인 이비인후과 P 교수도 거절하기 쉽지 않아 "예, 참 집요하십니다. 선배님이 의사시니 아무 이상 없는 '꽝'이어도 이해하시겠죠? 그럼, 다음 주 월요일에 수술하시죠."라고 하며 수술을 받아들였다.

수술일에 P 교수는 K 원장이 지적한 부위를 표시한 다음 피부를 열고 근육층을 하나씩 벌리며 림프샘이 지나는 통로를 찾아 들어갔다. 그러다 P 교수는 깜짝 놀랐다. 암 전이로 보이는 지름 1.5센티미터의 단단한 림프샘 두 개가 보였다. P 교수는 큰 상처 없이 암을 깨끗이 절제해냈고, K 원장의 림프암이 이전에 앓은 후두암과 같은 편평상피세포암임을 병리조직학 검사를 통해 알아냈다. K 원장은 방사선 치료를 4주간 더 받았다. 이후 K 원장은 항상 재발을 우려해왔으나 20년 동안이나 재발이 없었다. K 원장의 경우처럼 조기에 발견하면 기능이나 형태를 보존하면서 제한적인 수술과 방사선으로 치료할 수 있는 암에는 자궁경부암, 림프암, 유방암, 직장항문암, 방광암, 두경부암(상악암, 구강암, 인두암, 후두암) 등이 있다.

언젠가 K 원장은 이렇게 고백했다. "내가 의사가 아니었다면, 그것도 외과의사가 아니었다면 지금 이 세상에 없었을지 모릅니다." 정밀 검사인 CT나 MRI로도 찾아내지 못한 전이된 림프암을 외과의사인 그는 자신의 감각과 경험으로 알아낸 것이다. 그는 분명 환자들을 진료할 때도 이처럼 주도면밀했기에 지역에서 인정받는 유능한 의사가 되었을 것이다.

후두, 숨쉬고 말하는 복잡한 기관

우리는 음식물을 잘못 삼키면 갑자기 재채기를 하듯 뱉어낸다. 이런 것을 '사레들리다'라고 한다. 입과 코는 분리되어 있지만 둘이 안쪽에서 만나 조금 내려가다가 식도와 기도로 분리되는데, 음식물이 길을 잘못 들어 식도로 가지 않고 기도로 넘어가려 하면 반사적으로 사레들리게 되는 것이다. 의학적으로 말하자면, 목에는 연골로 된 후두덮개가 있어서 숨을 쉴 때는 열리고 음식물을 먹을 때는 닫혀서 음식물이나 이물질이 기관으로 들어가는 것을 막아준다. 그런데 후두덮개가 잘못 열려 음식물이 입에서 입인두와 후두인두를 거쳐 식도로 넘어가지 않고 기도로 넘어가면 불수의근이 작용해 순식

2부. 암을 치유하는 수술의 빛과 어둠

간에 뿜어져 나오게 된다.

인두는 입과 코의 안쪽에서 후두인두(후인두 또는 하인두)에 이르는 통로이고, 후두는 인두와 기관을 연결하는 짧은 관이다. 후두는 공기가 드나드는 통로이면서 날숨으로 성대를 진동시켜 발성을 한다. 또한 입에서 넘어온 음식물이 기관 내로 들어가는 것을 막아준다. 후두는 모양과 크기가 다양한 연골, 근육, 막으로 된 복잡한 기관이다.

후두암의 주범은 술과 담배?

후두의 안쪽과 기관은 섬모가 많은 상피세포로 덮여 있지만, 성대는 매끄러운 편평상피세포로 덮여 있다. 후두암은 거의 편평상피세포암이다. 이물질의 지속적인 자극이 상피세포의 재생 빈도를 높여 유전자 이상이 생길 가능성을 증가시키기 때문에 암이 발생하는 것으로 추정된다. 후두암은 60세 이상에서 가장 많이 발생하며, 발생률은 10만 명당 3명 정도이다(2015년 10만 명당 2.2명). 남녀 발생률은 10대 1로 남성이 압도적으로 높다. 후두암의 주요 원인은 흡연과 음주이다. 후두암에 걸린 환자의 흡연율은 90퍼센트가 넘는다. 알코올은 성대 위에 발생하는 암과 관계있다.

후두암은 발생 부위에 따라 증상이 다르나 거의 모든 환자한테서 목이 쉬는 증상이 나타난다. 즉 목소리가 거칠고 투박해진다. 한 달 넘게 계속 목이 쉬면 빨리 전문의에게 진찰받아야 한다. 후두암이 진행되면 목은 더 심하게 쉬며, 성대가 좁아져서 호흡 곤란 증상이 나타나고, 가래에 혈액이 섞여 나온다. 후두암이 성대 상부에 발생하면 음식물을 삼킬 때 통증과 이물감이 나타나다가 점차 통증이 귀로 퍼진다. 한편 성대 아래쪽에 생기는 암은 어느 정도 진행되기 전까지 증상이 없어 늦게 발견하기 쉽다. 후두에 암 소견이 없는데도 목이 계속 쉬어 있으면 갑상샘과 식도를 정밀하게 검사해보아야 한다.

목림프샘이 부어 병원을 찾은 환자의 성대 위에서 암이 발견되는 경우도 간혹 있다. 성문암은 자각 증상이 일찍부터 나타나 대체로 조기에 발견되기도 하지만 이처럼 후두의 구조적 특징 덕분에 조기에 발견되기도 한다. 과거에는 목 부위에서 림프샘이 만져지면 곧바로 조직 검사부터 했으나, 후두암 유무를 확인하기 위해 후두경으로 목 안을 들여다보거나 목 CT를 찍고 나서 조직 검사를 해야 하는 경우도 있다. 후두암은 크지 않고 목에 전이된 림프샘이 더 클 수 있기 때문이다.

후두암은 후두경 관찰과 조직 검사(생검)로 진단한다. 먼저 의사는 환자가 "에에, 이이" 등의 발성을 하는 동안 후두경으로 후두 안의 종양성 병변 유무를 살펴본다. 하지만 혀를 당기면서 후두경을 입 안으로 넣으면 토할 듯한 인두 반사가 강하게 일어나 관찰하기 어려울 때도 많다. 이럴 때는 코로 가느다란 내시경을 집어넣어 관찰한다. 다음으로 조직 검사를 하려면 먼저 인두와 후두를 국소 마취하여 인두 반사를 억제해야 한다. 그리고 나서 굵은 내시경으로 세세한 부위까지 관찰하고, 겸자(鉗子)[25]로 병소의 일부를 채취하여 병리과 전문의에게 분석을 의뢰한다. 또한 전신 마취 후에 병변을 직접 눈으로 보면서 조직 검사를 하는 경우도 많다.

2부. 암을 치유하는 수술의 빛과 어둠

후두암의 진행(전이) 범위를 파악하는 데에는 시진 외에 CT나 MRI 검사가 필요할 수 있다. 이 검사는 잘 보이지 않는 부위와 심부로 얼마나 전이했는지 잘 볼 수 있어서 매우 유용하다. 또 성대의 진동 양식을 보고 후두의 병을 진단하는 후두 스트로보스코피(stroboscopy)라는 검사를 이용하기도 한다.

후두암 치료에서도 다른 암과 마찬가지로 조기 발견이 매우 중요하다. 1기는 방사선 치료로 90퍼센트 이상 치료할 수 있다. 후두암은 1기부터 4기까지 통틀어 평균 5년 생존율이 60~70퍼센트로 예후가 좋은 편이지만, 조기 발견해야 목소리를 잃지 않고 치료할 수 있다.

방사선 치료로 목소리를 살릴 수 있을까?

암은 전이 유무에 따라 원발암(原發癌)과 전이암(轉移癌)으로 나눈다. 암이 처음 발생한 부위에 한정되어 있으면 원발암이고 다른 부위로 진행되어 옮아가면 전이암이다. 원발암인 후두암을 치료하는 데에는 외과적 수술과 방사선 치료가 주된 방법이다. 항암 화학 요법은 후두를 보존하기 위해 수술이나 방사선 치료 전에 실시하거나 수술할 수 없는 경우 또는 재발이 일어나 다른 치료법이 불가능할 경우에 실시한다.

외과적 수술에는 후두암의 원발 부위 주변만 잘라내는 후두 부분 절제 수술과, 인두와 후두 즉 인후부를 모두 잘라내는 인후두 전적출술이 있다. 대개 조기암에는 후두 부분 절제 수술을, 진행 암에는 인후두 전적출술을 실시한다. 후두 부분 절제에서는 절제 범위에 따라

목이 쉬기도 하는데, 대체로 원래 목소리와 비슷한 수준으로 회복한다. 절제 범위가 넓어지면 나중에 환자가 식사할 때 음식물이 기도로 들어가 호흡 곤란을 겪을 수도 있다. 하지만 거의 일시적인 현상이며 먹는 방법에 신경을 쓰면 괜찮아진다. 후두 전적출술을 하면 환자가 원래의 목소리를 잃게 된다. 인공전기후두를 목에 대어 전기음을 내야 하므로 상당히 불편하게 살게 된다. 그래도 다행히 후두 전적출술 후에도 치료 전과 거의 비슷하게 음식물은 삼킬 수 있다.

목림프샘으로 전이되면 한쪽 또는 양쪽 귀 뒷부분에서 쇄골(빗장뼈)까지 림프 조직이 포함된 주변부를 잘라내는 경부 림프샘 절제 수술을 실시한다. 하지만 수술을 할 수 없으면 그냥 방사선 치료를 하기도 한다. 방사선 치료는 목소리를 거의 원래대로 회복할 수 있기 때문에 좋은 치료법이라고 할 수 있지만, 나중에 방사선을 조사한 부위에서 2차 암이 생길 수도 있다.

암세포는 방사선을 쬐면 왜 죽는가? 인체 조직 중에 세포 분열이 활발한 세포는 방사선 조사(照射)에 약하다. 그러한 세포로는 소장 상피세포, 골수에서 혈액 세포를 만드는 조혈모세포, 암세포가 있다. 소장 상피세포는 수명이 5~7일로, 가장 빨리 탈락하고 재생하는 상피세포이다. 혈액 세포의 수명은 백혈구가 20~30일, 적혈구가 120일 정도이다. 반면 근육 세포나 신경 세포 등은 평생 죽지 않고 재생도 거의 되지 않는다.

하지만 암세포가 빨리 분열해도 소장 상피세포나 골수 조혈모세포만큼 빠르지는 않다. 따라서 방사선에 많이 노출되면 가장 먼저 소장 상피세포가 손상되어 설사가 올 수 있다. 그 다음으로 골수 조혈 모세포가 손상되어 백혈구와 적혈구가 적게 생성될 수 있다. 그러면 빈혈이 생기고 면역력이 떨어진다. 이 증상은 새로운 혈구 세포가 생겨날 동안 적절한 수혈 치료를 받으면 회복할 수 있지만, 장기적으로는 생식 세포에도 이상이 와서 염색체나 유전자의 이상을 초래할 수 있다.

방사선 치료에 잘 반응하여 치료 효과가 높은 암에는 후두암을 비롯하여 조기 두경부암, 자궁경부암, 호지킨스 림프종, 전립샘암 등이 있다. 치료 효과는 높지 않으나 다른 방법에 비해 방사선 치료가 유리한 암으로는 비소세포성 폐암, 진행된 두경부암 등이 있다.

갑상샘암은 수술하지 않고 고칠 수 있는가?

<u>case</u> 52세 여성 L 씨는 담석증 수술을 받기 위해 입원했다. 마취 과정에서 목 양쪽에 뭔가 튀어나와 있는 것이 발견되었다. 외래 진료나 입원 후 기본적인 검사 과정에서는 눈에 띄지 않던 것이었다. 옆에서 마취를 지켜보던 나는 아차, 싶었다. 양손으로 만져보니 약간 단단하면서 두툼하게 커진 갑상샘이었다. 갑상샘 질환이 있을 가능성이 높았다.

의사는 환자가 호소하는 증상 외에도 비정상적인 부분을 의심하고 찾아낼 수 있어야 한다. 그만큼 의사는 환자를 꼼꼼하고 세밀하게 진찰해야 한다. 환자가 대수롭지 않게 여기는 증상이 아주 위험한 것일 수도 있기 때문이다. 물론 갑상샘 질환은 담석증과 무관하고 환자가 어떤 증상을 호소하지도 않았다.

의대 시절 진단학 시간에 배운 바에 따르면, 환자를 진찰할 때

의사는 머리끝부터 발끝까지 눈으로 관찰하고 좀 이상한 부위는 만져보고 눌러보고 두드려보아야 한다. 그리고 폐나 심장이나 내장의 움직임과 기능을 파악할 의도로 청진을 한 다음, 혈액 검사나 배설물 검사를 의뢰하거나 영상 검사를 지시해야 한다. 그런데 L 씨는 목을 진찰받는 과정을 거치지 않은 것이다.

사실 진찰실 밖에서 서로 먼저라고 목소리를 높이며 순서를 기다리는 환자들을 생각하면 진료 시간을 지켜야 한다는 압박감이 적지 않다. 당연히 환자를 머리끝부터 발끝까지 여유 있게 진찰하기란 불가능하다.

L 씨는 담석증 수술에서 회복한 후 갑상샘 호르몬 검사를 받았다. 호르몬 수치가 낮아 갑상샘기능저하증의 흔한 원인인 하시모토 갑상샘염(만성 갑상샘염)으로 진단받았다. 지금은 갑상샘 클리닉에서 약물 치료를 하고 있다.

case 마흔이 갓 넘은 여성 P 씨는 목이 부은 것은 L 씨와 같았지만 증상은 판이했다. 뚱뚱하지도 않은 체격인데 계절에 관계없이 땀을 줄줄 흘렸다. 밥을 많이 먹어도 몸무게가 현저히 줄었다. 가벼운 운동에도 가슴이 두근거렸고 더위를 많이 탔다. 신경이 예민하고 쉽게 흥분하여 손을 떨기도 했다. 근육에 힘이 없고 다리도 자주 마비되었으며 갱년기 여성처럼 생리량이 줄었다. 어느 날 오랜만에 만난 친구가 "너, 눈이 왜 그리 튀어나왔어?"라고 하며 놀랐다.

이것은 전형적인 갑상샘기능항진증이다. 갑상샘 호르몬이 지나치게 많이 분비되는 질환이다. 자동차로 말하자면 필요 이상의 가솔린을 연소해 엔진이 과열된 상태와 비슷하다. 엔진이 과열되면 열이 나는 것은 당연하고 차체에 떨림 현상이 생긴다. 머플러가 심하게 떨리듯 손이 덜덜 떨릴 수 있다. 또 신체 각 부위에 필요한 만큼 에너지가 전달되어야 하는데 엔진 자체에서 과다하게 써버려 몸이 마르면서 고장 나게 된다.

그런데 중년 이후 환자는 위에서 언급한 전형적인 증상과 다른 양상을 띠어 간혹 오진되기도 한다. 중년 이후의 갑상샘기능항진증 환자 중 대부분은 갑상샘이 크지 않고 안구 증상이 없으면서 현저하게 몸무게가 줄고 식욕이 감소하는 경우가 많다. 따라서 중년 이후의 갑상샘기능항진증 환자는 갑작스러운 몸무게 감소와 식욕 부진, 무기력감, 근력 감퇴 같은 증상이 나타나면 으레 자신의 병을 암으로 오해하고 죽을병에 걸렸다며 겁을 먹기도 한다.

갑상샘, 물질대사 연주의 지휘자

남성을 기준으로 볼 때 갑상샘은 후두의 갑상연골(Adam's apple) 바로 아래 양쪽에 나비넥타이 모양으로 기관을 감싸고 있다. 갑상샘에서 분비되는 갑상샘 호르몬은 엔진의 백금 점화 플러그에 비유할 수 있다. 백금 플러그는 일반 점화 플러그에 비해 열전도성, 내열성이 우수하여 쉽게 마모되지 않고 백금의 촉매 작용으로 연소를 가속화한다. 또한 낮은 전압에서도 불꽃이 잘 발생하여 추운 지역에서도 엔진 시동이 잘 걸리게 하고 실린더 내의 에너지 손실을 줄여준다. 갑상샘 호르몬은 신체 내에서 영양소들이 원활하게 연소되도록 하는 점화 플러그이자 촉매이다. 갑상샘 호르몬이 부족하면 신체로 흡수된 영양소가 적절히 이용되지 못한다.

갑상샘 호르몬은 동물의 발육과 성장과 기초대사를 유지하고 신체 각 기관이 액체성 또는 신경성 자극에 따라 적절한 물질대사를 하는 데 필요한 호르몬이다. 이 호르몬의 혈중 농도가 떨어지면 시상하부에서 갑상샘 자극 호르몬 방출 호르몬(TSH-RH)을 뇌하수체 전엽으로 보내 갑상샘 자극 호르몬(TSH)을 분비시킨다. 그러면 갑상샘 자극 호르몬의 작용으로 갑상샘이 갑상샘 호르몬을 분비하여 혈중 농도를 일정하게 유지한다.

갑상샘 호르몬은 요오드(iodine)라는 물질로 만들어진다. 요오드는 김이나 미역 같은 해조류에 많이 들어 있다. 그래서 미역이 아카칭키(赤チンキ) 또는 옥도정기(沃度丁幾)라 불리는 빨간 소독약 요오드팅크(iodine tincture)의 재료로 쓰였다. 우리 몸에서 요오드가 모자라면 갑상샘 호르몬이 적게 생성된다. 그러면 앞에서 언급한 것처럼 시상하부에서 갑상샘 호르몬을 더 만들라는 신호를 보낸다. 이에 따라 갑상샘이 갑상샘 호르몬을 많이 만들다 보면 크기가 커진다. 갑상샘이 비대해져서 목이 불룩해지는 것이다. 이런 자극이 오래 지속되면 유치원생에게 맞는 크기의 나비넥타이(갑상샘)가 어른에게 맞는 크기 정도로 커지면서 단단해진다. 이때 갑상샘에 바늘을 찔러서 조직을 떼어내 검사해보면 갑상샘염이 보인다. 만성 염증 세포가 조직 사이

에 침투해 있는 것이다. 1912년 일본의 외과의사 하카루 하시모토(橋本策)가 처음 보고한 자가면역성 만성 갑상샘염인 하시모토병 또는 하시모토 갑상샘염도 이 범주에 속한다.

오래전에는 하시모토 갑상샘염을 암과 잘 구별하지 못해 대부분 절제했다. 100년 전에는 국가 간 교역이 지금처럼 수월하지 않았다. 바다와 멀리 떨어진 알프스 산악의 스위스 사람들은 해조류를 접하기 어려웠을뿐더러 바다에서 생산된 천일염 대신 인근 산악에서 채굴된 암염을 조미료로 사용했다. 그렇다 보니 해조류나 천일염 속에 함유된 요오드를 충분히 섭취할 수 없었다. 사정은 암염 산지 잘츠부르크(Salzburg, '소금 성'이라는 뜻)가 있는 주변국 오스트리아도 마찬가지였다. 당시에는 갑상샘 호르몬의 생성 원리를 몰라서 요오드를 직접 섭취하려는 노력도 하지 않았다. 갑상샘이 커지고 단단해지면 외과의사는 그저 잘라내기만 했다.

요오드 결핍증 문제가 심각했거나 지금도 심각한 나라로 스위스와 오스트리아 외에 러시아와 중앙아시아 내륙 국가들을 들 수 있다. 유니세프의 통계에 따르면, 서유럽과 중유럽 주민들의 절반 이상은 요오드 결핍으로 고통받고 있다. 2006년 기준으로 100개 나라 16억 명 이상이 요오드 결핍 상태다. 러시아와 우크라이나에서만 요오드 결핍증을 앓는 신생아가 1년에 130만 명씩 태어나고 있으며, 이들 국가를 포함한 이 지역 22개 나라에서는 모두 500만 명의 신생아가 요오드 결핍증을 갖고 태어난다. 이들은 엄마가 임신 중에 요오드를 충분히 섭취하지 못해 뱃속에서 발달이 지연된다. 그러면 출생 후

2부. 암을 치유하는 수술의 빛과 어둠

에 선천성 갑상샘기능저하증인 크레틴병을 앓게 되고, 결국 신체 발육 부전과 정신 지체 때문에 평생 불행하게 살아야 한다.

이런 지역에서 요오드 결핍을 막을 수 있는 가장 중요하고 간단한 방법은 요오드가 첨가된 소금을 먹는 것이다. 한 사람이 1년에 단돈 몇 푼만 들이면 되는 정말 저렴한 예방책이다. 서양의 고급 호텔 레스토랑에는 요오드가 없는 암염과 요오드가 들어 있는 천일염이 모두 비치되어 있다. 하지만 이것은 천일염 섭취가 건강에 더 좋아서 제공되는 서비스가 아니다. 해수 오염 때문에 천일염보다 암염이 더 고급한 조미료로 인식되어 이런 불필요할 법한 배려가 등장했을 뿐이다.

삼면이 바다로 둘러싸인 우리나라는 깊고 푸른 동해에서 자연산 미역을, 얕고 청정한 서남해안에서 싱싱한 김과 부드럽고 쓴맛 적은 천일염을 넉넉하게 생산해낼 수 있어서 요오드 결핍이 별 문제가 되지 않는다. 과거에 우리 선조들은 갑상샘 호르몬이 어떻게 생성되는지는 몰랐지만 나름대로 쌓은 경험과 지혜가 있어서 임신하거나 아이를 낳은 며느리에게 시어머니가 미역국을 넉넉하게 끓여주었다. 임신 중에 미역국을 많이 먹으면 자궁 수축으로 조산할 수도 있다는 소문이 있는데, 이는 사실이 아니다. 오히려 필요한 영양소를 공급하고 변비를 완화해주므로 권할 만한 음식이다.

갑상샘 호르몬이 과다하게 분비되는 갑상샘기능항진증은 갑상샘 호르몬의 작용을 억제하는 약을, 갑상샘기능저하증은 갑상샘 호르몬 약을 복용하면 아무런 문제없이 살아갈 수 있다. 다만 평생 복용해야 할 경우에 귀찮거나 스트레스를 받을 수 있다.

갑상샘 연구에 노벨상을 수여하다

갑상샘학은 1650년 호와톤(Howaton)의 육안 해부학적 관찰에서 시작되었으며 이후 갑상샘의 기능, 갑상샘과 질병의 관계가 알려진 것은 2세기 후인 19세기에 들어서였다.[26] 갑상샘기능항진증이 갑상샘 비대와 관계있음을 과학적으로 처음 기술한 것은 1835년 아일랜드 내과의사 로버트 그레이브스(Robert James Graves)와 1840년 독일 내과의사 카를 아돌프 폰 바제도(Carl Adolph von Basedow)였다. 그래서 오늘날 영국이나 미국 쪽에서는 이 병을 그레이브스병이라 하고 독일 쪽에서는 바제도병이라 부른다. 나는 초등학교 때 바제도병이라 배운 기억이 있는데, 이것은 우리의 교육이 독일 의학을 수입한 일제의 영향을 받았기 때문인 듯하다.

스위스의 베른 의과대학 외과 주임교수인 에밀 테오도르 코허(Emil Theodor Kocher)는 갑상샘 호르몬의 분비 체계에 관심을 갖고 45년간 5,000명이 넘는 환자들의 갑상샘 절제 수술을 하면서 갑상샘 질환의 원인과 증상을 면밀히 조사했다. 그가 발표한 연구 결과는 엄청난 반향을 일으켰다. 그는 1909년에 외과의사로서는 처음으로 노벨 생리의학상을 받았다.

초기의 갑상샘 수술에는 심각한 합병증이 두 가지 있었다. 하나는 갑상샘 주위에 팥알만 하게 서너 개 붙어 있어 맨눈으로 구별하기 힘든 부갑상샘이 수술 중 부주의로 손상되면 부갑상샘기능저하증이 생기는 문제였다. 부갑상샘 호르몬은 장내의 칼슘 섭취를 증가하고 뼈 속에 저장해 둔 칼슘을 혈액으로 녹여내어 혈중 칼슘 농도를 적절하게 유지한다. 수술 중 부주의로 부갑상샘이 절제되면 부갑상샘 기능이 떨어져 혈중 칼슘 농도가 낮아진다. 혈중 칼슘 농도가 낮아지면 감각 이상이 오고 입가가 저리면서 손이 떨리게 된다. 이것은 심각한 부작용이어서 비타민 D와 칼슘을 지속적으로 섭취해야 한다.

다른 하나는 수술 중 부주의나 암 때문에 성대의 긴장도를 조절하는 되돌이후두신경이 손상되어 발성 장애가 생기는 문제였다. 이 신경을 다치면 인대가 성대를 팽팽하게 당기지 못해 목소리가 쉬게 된다. 나중에 약간은 호전될 수 있지만 다치기 전과 같은 소리는 낼 수 없다.

코허는 이 두 합병증이 생기지 않게 수술하는 법을 터득하여 유럽 전역에서 명성을 떨쳤다. 일설에 의하면, 노벨상을 주관하는 스웨덴 한림원의 한 위원이 코허가 있는 베른 의과대학에 와서 갑상샘 수술을 받았는데 아무 합병증 없이 완치해 보답으로 노벨상을 주었다고도 한다. 하지만 코허는 대단히 열정적이고 뛰어난 외과의사였음이 분명하다. 그는 갑상샘 수술뿐 아니라 총기 창상, 관절 탈구, 탈장, 외과적 감염증, 담관 수술, 외과수술학 등 여러 분야에 걸쳐 많은 논문과 저술을 남겼다. 특히 그가 고안한 지혈용 수술 기구인 코허 겸자(Kocher's forceps)는 전 세계의 수많은 수술실에서 사용되고 있다. 또 위, 십이지장, 췌장 등의 수술 기법인 십이지장 수동법(手動法,

mobilization), 즉 코허 기법(Kocher's maneuver 또는 Kocherization)은 췌십
이지장 수술을 하는 외과의사에게 영원히 전수될 것이다.

갑상샘암은 착한 암?

갑상샘 질환 중 가장 우려되는 것은 역시 갑상샘암이다. 하지만
갑상샘암은 다행히도 암 중에서 가장 '착한' 암이다. 공격적이지도
않다. 갑상샘암은 조직학적으로 볼 때 세포 종류에 따라 유두형, 여
포형, 수질형, 미분화형으로 나뉘는데, 이 중에서 수질형은 유전되는
경향이 있고 대단히 공격적이다. 하지만 가장 흔한 유두형은 매우 느
리게 진행되고 치료 후 예후도 가장 좋다. 수술로 완전 절제하면 5년
생존율이 거의 100퍼센트이며 10년 생존율도 90~98퍼센트나 된다.
여포형도 10년 생존율이 70~90퍼센트에 달한다. 이 정도면 겁낼 필
요가 없는 암이라 할 수도 있다. 갑상샘암으로 유명을 달리한 환자는
본 기억이 거의 없다. 동위원소를 이용한 방사선 치료로도 수술에 버
금가는 효과를 거둘 수 있지만 젊은 여성에게는 임신 계획 등에 따
라 사용하지 못하는 경우도 있다.

갑상샘암에는 여타 암과 다른 또 하나의 특징이 있다. 대부분의
암은 세포 분열이 왕성한 젊은 나이에 발생하면 늘어서 발생한 암보
다 더 빨리 진행되거나 수술 후 재발률이 높다. 하지만 갑상샘암은
젊은 나이에 발생한 것이 예후가 더 좋은 편이다. 의과대학을 졸업하
면서 갑상샘암 수술을 받은 선배 의사 B 선생도 쉰 살이 넘도록 아무
탈 없이 의사 생활을 잘하고 있다.

근래에는 갑상샘암 환자가 급격히 증가하면서 진단과 치료에 대한 관심도 높아지고 있다. 갑상샘암 환자가 증가하는 이유를 명확하게 설명할 수는 없다. 하지만 초정밀 초음파 기기가 많이 보급되면서 의사들이 열심히 병소를 찾으려 노력해온 것이 가장 큰 요인으로 추정된다. 초음파 기기를 이용하면 조직 검사를 위한 세침 흡인 검사를 쉽게 할 수 있어서 수술 전 병리 진단을 할 수 있기 때문에 진단율이 급격히 증가하는 것 같다. 갑상샘암은 대부분 매우 느리게 진행되므로 설령 환자가 갑상샘암을 앓고 있더라도 수명이 다할 때까지 살 수도 있다. 특히 미세 갑상샘암은 초음파 검사를 받아보지 않으면 있는지 없는지 알 수도 없다. 그렇다 보니 지름 1센티미터 이하의 미세 갑상샘암에 대해서는 관찰 후 수술하지 말아야 한다는 주장부터 갑상샘을 전부 절제해야 한다는 주장까지 의견이 분분하다(2018년 최근에는 갑상샘암 조기 진단 및 수술의 효과에 대해 회의적이어서 갑상샘암 검진을 적극 권하지 않고 있다.).[27]

갑상샘 절제 수술 후 올 수 있는 가장 흔하고 심각한 합병증은 앞서 언급한 두 가지이다. 코허가 많이 기여하여 위험이 줄기는 했으나 수술자의 부주의 또는 불가피한 절제에서 비롯하는 것이기 때문에 언제나 안심할 수 없다. 되돌이후두신경의 손상에 의한 발성 장애와 부갑상샘 절제로 인한 부갑상샘기능저하증은 너무나 심각한 합병증이다. 양쪽 갑상샘 중 한쪽만 절제한 경우에는 갑상샘 호르몬 약을 복용할 필요가 없지만 전부 절제한 경우에는 평생 갑상샘 호르몬 약을 매일 아침 복용해야 한다.

여성의 경우에는 목에 남는 절개 흔적(수술 흉터)이 합병증이라 할 수도 있다. 특히 여름철에 목이 드러나는 옷을 입으려 할 때 스트레스를 받을 수 있다. 이 문제를 해결하는 방법은 최근에 개발되었다. 바로 내시경 수술이다. 목에 상처를 남기지 않고 겨드랑이나 유두(젖꼭지) 부근을 조그맣게 절개한 뒤 갑상샘까지 내시경을 밀어 넣어 수술하는 것이다. 숙달된 의사는 목을 절개한 것과 거의 같은 수준으로 수술할 수 있다. 그러나 되돌이후두신경 손상과 부갑상샘 절제에 대한 위험은 여전히 남아 있다.

case　이탈리아 밀라노 출신의 오페라 가수인 아멜리타 쿠르치(Amelita Galli Curci)는 타고난 미성으로 20세기 초에 세계적인 명성을 얻은 프리마 돈나이다. 그녀는 고국에서 거둔 성공에 힘입어 스페인, 러시아, 남미 순회 공연을 했으며 미국으로 건너가서는 시카고 오페라 하우스와 뉴욕 메트로폴리탄 극장을 중심으로 활동했다. 하지만 그녀는 1930년에 갑상샘에 이상이 생겨 발성이 어려워지자 은퇴를 선언했고 1935년에 국소마취를 통한 갑상샘 절제 수술을 받았다.

수술 후 4일 만에 그녀는 《시카고 트리뷴》의 기자와 인터뷰하면서 이렇게 말했다. "수술을 하고 나니 얼마나 기쁜지 몰라요! 이놈의 감자와 수년간 싸웠는데, 아직 충분히 회복하지는 않았지만 얼마나 목이 가벼운지 모르겠어요!" 수술 결과에 만족하며 활동을 재개한 그녀는 다음 해에 시카고 오페라 하우스의 무대에 올려진 오

2부. 암을 치유하는 수술의 빛과 어둠

페라 「라보엠」에서 가장 고음을 내야 하는 미미 역을 맡았다.

그러나 이날 공연에 대해 《타임》은 이렇게 전했다. "유명한 가수의 아름다운 노래에 박수를 보내기 위하여 3,400명의 관객이 오페라 하우스에 모여들었다. 막이 열리자 뒤에서는 소리를 질렀고 박수가 끊이지 않았다. 그런데 공연이 끝나자 박수 대신 실망만 남았고 그녀를 아끼는 노장들은 그녀의 부서진 목소리에 슬퍼했다. 그녀 목소리는 희망을 주기에는 역부족이었다. 비평가들은 '그녀의 목소리는 이제 끝났다.'는 기사를 쓰기 위하여 데스크로 달려갔다."[28]

갑상샘 뒤로 올라가는 되돌이후두신경을 다치면 목소리가 쉰다. 그중 주된 가지를 다치지 않으면 평소에 대화하는 음성은 변하지 않는다. 하지만 고음을 낼 때 성대를 한 번 더 팽팽하게 당기도록 하는 가장 위쪽 가지를 다치면 그야말로 '고음 불가'가 된다. 성악가를 비롯한 가수에게는 치명적이다.

갑상샘암 절제 수술 후 림프샘에 종양이 남아 있거나 재발하면 방사선 동위원소 ^{131}I를 혈관 안에 주사하여 갑상샘 조직을 파괴하는 방사선 치료를 하기도 한다. 어떤 내과의사는 수술 부작용을 피하기 위해 처음부터 ^{125}I를 투여하기도 하지만 고용량의 방사선 동위원소 치료는 또 다른 부작용을 낳을 수 있다. 즉 갑상샘염, 타액선염, 골수나 생식샘 손상, 다른 암의 유발, 폐의 섬유화 같은 합병증이 생길 수 있다.[29]

한방과 양방의 조화를 꿈꾸며

case 20년 전쯤 고등학교 동기인 한의사 C 원장을 만나러 갔을 때 마침 다른 동기가 아내와 함께 왔다. 아내의 증상에 대해 친구 한의사에게 상담하러 온 것이다. C 원장은 친구 부부를 데리고 진찰실로 들어갔다. 혼자 거실에 남아 있던 나는 한방 진료를 어떻게 하는지 궁금하여 방문을 두드렸다. 그리고 "한방 진료를 어떻게 하는지 한 수 배워볼까 하네."라고 하며 들어갔다.

친구의 아내는 "3년 전 둘째 아기를 낳고 나서 몸무게가 10킬로그램이나 불었어요. 온몸이 쑤시고 아프고 식욕도 없고 만사에 의욕도 없어졌어요. 경도(월경 또는 생리)도 불규칙하고 밤에 남편이 가까이 오는 게 두려워요."라고 했다. 그러자 C 원장은 "몸의 기(氣)가 허(虛)해져서 그런 겁니다. 기를 보(補)해 주어야 합니다. 그리고 음식은 가리지 말고 많이 드셔야 합니다. 보약을 한 제만 드시고 나면 차도가 있을 겁니다." 다시 그녀는 "저는 이미 몸이 너무 무겁고 움직이기도 거북한데 더 많이 먹고 거기다 보약까지 먹으면 이 몸이 어떻게 될까요?"라며 난색을 보였다. C 원장은 "어느 한곳이 막혀 있으면 몸의 기운이 정체해 그것을 뚫어주어야 물질대사가 원활해집니다. 보약과 영양가 높은 음식을 많이 드셔야 그 막힌 기운을 뚫어줄 수 있는 거죠."라고 대답했다.

나는 그녀의 병증에 대해 듣고 나자 어떤 질환이 떠올랐다. 하지만 환자가 한방 진료를 받으러 왔고 한의사가 처방을 내리려는 찰나에 끼어들기가 미안했다. 그래도 막역한 고등학교 동기간이라 조심스레 내 의견을 이야기했다. "그 증세는 갑상샘기능저하증과 일치하는 것 같은데요."

그녀가 대답했다. "네, 갑상샘 수술을 받았어요. 갑상샘에 혹이 생겨 서울의 대학병원에서 갑상샘 우엽 절제 수술을 받았습니다." 나는 약간 머뭇거리다가 한의사 친구와는 막역한 사이이기에 설명을 덧붙였다. 그리고 감히 한의사 앞에서 명의가 된 듯 진단을 내렸다. "갑상샘 호르몬은 영양소, 특히 탄수화물과 지방의 이화작용을 조절하여 온몸의 물질대사가 잘 이루어지도록 하는 중요한 기능을 합니다. 갑상샘 호르몬이 부족하니까 적당량을 보충해 주면 군살도 빠져서 몸이 가벼워질 겁니다."

아무튼 그때 C 원장은 처방을 내렸고 친구의 아내는 한 달가량 그 약제를 다 달여 먹었다. 하지만 여전히 차도가 없자 그녀는 내가 근무하는 병원으로 찾아왔다. 갑상샘 호르몬 검사를 해보니 갑상샘 호르몬(T3, T4) 수치가 낮았고 갑상샘 자극 호르몬 수치가 높았다. 갑상샘 호르몬을 투여하는 처방을 갑상샘 전문의에게 받았다. 그러자 그녀는 증상이 호전되어 몸이 가벼워졌고 그 후로도 계속 갑상샘 전문의에게 진료를 받았다.

나는 나중에 한의사 친구를 만나 "나도 기가 허하니 보해주어야 한다는 자네의 생각에 공감하네."라고 먼저 운을 뗐다. 그러자 친구는 "나도 자네의 설명이 내 이론과 부합하지만 자네가 좀더 분석적으로 설명한 것이라고 보네."라고 했다. 그렇게 이 병에 대해 서로의 다른 관점을 나누며 접점을 찾으려 했으나 아쉽게도 허사였다.

대학 시절에 나는 심하게 독감을 앓은 적이 있다. 코가 꽉 막히고 오한이 나 아랫목에서 두꺼운 이불을 뒤집어쓴 채 끙끙거리고 있었는데, 마침 그 친구가 나를 찾아왔다. 그는 한의학도라서 침통을 지니고 다녔다. 그가 "내가 침을 한번 놓아볼까?"라고 해서 나는 "그래 숨도 잘 못 쉴 정도로 코가 꽉 막혀 갑갑한데 어디 한 번 놔볼래?"라고 했다. 그런데 그가 내 양팔과 양손에 중침 3개를 꽂은 지 5분도 되지 않아 코가 뻥 뚫렸다. 날아갈 듯했다. 침을 뽑고 나서 30분이 지나자 다시 막히긴 했으나 잠시나마 침의 신통함에 놀랐다. 한의학과 서양 의학은 그 출발점이 달라 서로를 이해하고 접목시키기에는 아직도 장벽이 너무 높지만, 둘의 조화 속에서 인간이 더욱 행복해질 수 있는 날을 꿈꿔본다.

26장

유방암은 왜 자가 진단이 중요한가?

case　58세 여성 J 씨는 종합병원에서 유방암 치료를 위해 오른쪽 유방 절제 수술을 받았다. 그러나 7년 만에 수술 부위와 오른쪽 경부림프샘에서 암이 재발했다. 또 왼쪽 유방에도 새로운 종양이 생겼다. 나는 환자와 협의하여 수술하지 않고 항암제 치료만 하기로 했다. 9개월 후 종양이 많이 줄어드는 듯했으나 경부림프샘 종양이 신경 조직을 침범한 듯 통증이 심했다.

　그래서 2개월가량 방사선 치료를 했다. 오른쪽 경부림프샘 종양이 감쪽같이 사라졌고 통증도 없어졌다. 그런데 방사선 치료가 끝나갈 무렵 호흡 곤란 증세가 나타났다. 원인이 분명하지는 않았으나 방사선 조사(照査)에 따른 폐렴 같았다. 내과에 의뢰하여 항암제 독성 때문에 생길 수 있는 심부전증을 검사하고 각종 치료를 했으나 호흡 곤란은 점점 심해졌다. 기관지 확장제와 스테로이

드까지 사용해도 증상이 좋아지지 않았다.

결국 환자는 일주일간 중환자실에서 치료받다가 세상을 떠나고 말았다. 그녀는 치료비를 감당하기에 힘겨운 형편인데도 악착같이 항암제 치료와 방사선 치료를 받았다. 웃옷을 벗은 채 30분 이상 치료방사선사 앞에 서 있는 수치도 참았다. 의사가 권하는 대로 모든 치료를 받아왔는데 치료를 마치자 생명도 끝난 것이다. 항암제와 방사선 치료 덕분에 종양은 사라졌는데 환자는 죽었다. 그녀에게는 의술도 허망하고 인생도 허망했다.

유방암이 생기는 4가지 주요 원인

유방은 여성의 성과 아름다움의 상징으로서 정체성에도 깊은 영향을 끼친다. 특히 젊은 여성에게는 유방이 생식과 성적 매력에서 매우 중요한 의미를 지닌다. 따라서 유방암 진단으로 받는 충격은 젊은 여성일수록 더 크다. 우선 젊은 나이에 생명을 위협받는 것이기 때문에 공포와 절망에 빠지게 된다. 그리고 유방을 절제하고 나면 신체의 결손에서 오는 상실감을 감당하기가 어렵다.

유방암은 우리나라 여성의 암 중 위암 다음으로 많이 발생한다. 서양인에 비해서는 발생률이 아직 낮지만 1980년대 이후 급증하고 있다. 특히 대도시에서 서구화한 환경에 거주하는 여성의 경우에 발생률이 높다. 유방암 발생률은 사회, 경제 수준과 밀접한 관계가 있다. 구체적으로 말하자면 출산율 저하와 식생활의 서구화가 가장 직접적으로 영향을 끼친다.

유방암의 발병 원인은 여러 가지이다. 첫 번째로 들 수 있는 주요 원인은 여성 호르몬이다. 유방 조직의 상피세포는 생리 주기 중 여포기에는 에스트로겐의 자극으로 비교적 천천히 증식하다가 황체기 중간부터 말기까지는 에스트로겐과 프로게스테론의 자극을 받아 증식한다. 이 두 호르몬의 유기적 작용이 유방암의 발생에 영향을 준다. 즉 에스트로겐과 프로게스테론에 노출되는 기간이 길수록 유방암이 쉽게 발생한다. 유방암이 호르몬과 관련 있다는 증거는 충분하다. 폐경이 일찍 시작된 여성은 유방암 발생 위험이 감소하고, 폐경기 여성에게 호르몬 요법을 사용하면 유방암 발생 위험이 높아진다. 또 초경이 일찍 시작되거나 월경 기간이 긴 여성일수록 유방암 발병률이 높고, 폐경 연령이 55세 이후로 늦어져도 발병 위험이 높아진다.

두 번째는 식생활이다. 유방암은 동양인보다 서양인에게 월등히 많이 발생한다. 또한 동양인이 미국이나 오스트레일리아 등지로 이민을 가면 유방암이 현저히 증가한다. 즉 고열량, 고지방 식사가 유방암 발병률을 높인다고 할 수 있다. 육체 활동이 많거나 과일, 채소를 많이 섭취하는 여성은 유방암 발생률이 낮다. 음주는 유방암 발생률을 1.5배 높이지만 흡연이 직접 발암 작용을 한다는 증거는 없다.

세 번째는 유전적 요인이다. 유방암은 가족력의 영향을 받는다. 뿐만 아니라 서양인은 유방암 진단 시 평균 연령이 59세이지만 우리나라 여성은 47세로 10년 이상 젊다. 이러한 인종 간의 발병 연령 차이로 볼 때 인종에 따른 유전적 특성이 유방암 발생에 영향을 끼친다고 볼 수 있다.

네 번째는 출산과 모유 수유이다. 출산을 많이 한 여성과 모유 수유를 한 여성은 대체적으로 유방암 발병률이 낮다. 이에 대해서는 모유 수유를 하면 월경 주기가 지연되고 여성 호르몬에 의해 분열하는 유방 세포의 주기가 변화해 발암 과정이 억제되기 때문이라는 해석이 있다. 한편 아기가 모유를 흡인하는 과정에서 발암 물질이 물리적으로 배출되기 때문일 것이라는 설명도 있다.

자가 진단이 가장 중요하다!

유방암은 암 중에서 느리게 진행되는 편이다. 유방암의 진행 속도에 관한 연구를 보면 재미있는 사실을 발견할 수 있다. 유방암 세포 1개가 2개, 2개가 4개, 4개가 8개로 자라는 데 걸리는 시간을 2배화 기간이라 하는데 간암은 2배화 기간이 약 100일, 유방암은 200일 정도이다. 즉 유방암은 암세포가 2배로 늘어나는 데 걸리는 시간이 6개월이 넘는다.

유방암 세포 1개가 증식하여 1밀리미터로 자라는 데는 약 7년이 걸리고 이것이 1센티미터로 자라는 데는 약 3년이 더 걸린다. 1센티미터가 되면 대개 손으로 촉진할 수 있다. 다시 말해 1센티미터의 종양이 만져지면 그것은 이미 10년 전에 암이 싹텄다는 의미이다. 유방암을 예방하려는 현재의 노력은 10년 후에나 효과를 나타낼 것이라는 계산도 가능하다.

무슨 암이든 완치율을 높이고 사망률을 낮추려면 조기에 발견하는 것이 최선이다. 특히 유방암은 조기에 발견하면 유방 보존 수술이 가능하기 때문에 심리적 안정을 유지할 수 있다. 조기 발견을 위해서는 자가 진단도 해야 하고, 유방암 전문의에게 초음파 검사와 엑스레이 검사도 정기적으로 받아야 한다. 최근에는 초음파 검사가 일반 엑스레이 검사보다 진단율이 높아 많이 이용하고 있다.[30]

유방암 진단 방법에서 가장 기본이고 가장 중요한 것은 돈이 들지 않는 자가 진단이다. 생리가 끝난 후 샤워할 때나 침실에 누워 있을 때 유방을 동심원을 그리며 안에서 밖으로 혹은 밖에서 안으로 만져봐서 멍울 같은 것이 있는지 확인하면 된다. 그런데 자기 손으로 자기 유방을 만지다 보면 얼마나 단단해야 종양이라고 판단해야 할지 모를 경우가 많다. 만져지는 종양은 대부분 섬유선종이며, 5월의 설익은 완두콩 같은 결절(結節, nodule, 멍울)이다. 악성 종양은 10월의 다 익은 콩처럼 딱딱한 결절로 만져진다.

설익든 무르익든 콩알만 한 결절이 만져지면 초음파 검사나 엑스레이 촬영으로 종양의 특징을 확인해야 한다. 유방 엑스레이 촬영을 했을 때 미세한 석회화 음영이 있거나 성게 모양으로 경계가 삐죽한 종괴의 음영이 있다면 유방암을 의심해봐야 한다. 만약 종양이 있는 것 같다면 세침 흡인 세포 검사(Fine Needle Aspiration Biopsy, FNAB)나 바늘 조직 검사(needle biopsy)를 하여 정확한 진단을 내린다. 세침 흡인 세포 검사는 초음파 영상을 보면서 종양에 가는 바늘을 찔러 세포를 떼어내는 것이고, 바늘 조직 검사는 굵은 바늘로 조직을 떼어내는 것이다.

하지만 바늘로 하는 검사로는 정확히 진단할 수 없어서 의심 부위를 떼어내야만 하는 경우도 있다. 특히 유방관상피내암은 결절이 만져지지 않고 초음파 영상과 엑스레이 사진에서 작은 석회화 음영 몇 개만 나타나기 때문에 석회화 음영에 해당하는 부위를 포함한 조직을 절제한 후 병리 조직 검사를 해보아야 한다.

조기 발견하면 유방을 보존할 수 있다

유방암으로 확진되면 어떤 치료법을 선택할지도 진단 못지않게 중요하다. 유방암 치료는 절제 수술, 항암 화학 요법, 호르몬제 투여, 방사선 치료 중에서 적절한 방법을 골라 조합하면 5년 생존율을 70퍼센트 이상으로 높일 수 있고 부작용도 최소화할 수 있다. 병기에 따라 치료 방법이 달라지기는 하지만 기본 치료법은 종양 절제 수술이다.

1804년 일본의 하나오카 세이슈(華岡青州)가 마비산(麻沸散)으로 전신 마취한 상태에서 유방암 절제 수술을 했다는 기록도 있지만 근대적 개념의 유방암 수술은 19세기 말에 이루어졌다. 1894년 존스홉킨스 의과대학의 윌리엄 홀스테드는 유방암 환자 50명에게 시술한 유방근치수술법을 발표했다. 이 수술법은 유방 조직뿐 아니라 유방 밑 근육인 대흉근과 소흉근을 모두 절제하는 것으로 1970년대 중반까지 널리 이용되었다. 오늘날 대흉근과 소흉근은 남기고 유방 조직과 주위 림프샘만 절제하는 변형유방근치수술법은 1940년대에 개발되었다. 가슴의 근육을 보존하더라도 생존율이나 재발률에 별 차이가 없음을 알아낸 것이다. 특히 1980년대 들어 환자의 85퍼센트가 1, 2기의 조기 유방암이고, 유방암 재발 환자 중 90퍼센트가 전신 재발로 밝혀지면서 수술 방법이 유방근치수술법에서 변형유방근치 수술법으로 바뀌어갔다. 또한 항암 화학 요법과 방사선 치료가 주요 치료 수단으로 인정받았다.

윌리엄 홀스테드가 유방암 수술의 태두라면, 이탈리아 밀라노의 움베르토 베로네시(Umberto Veronesi)와 미국의 버나드 피셔(Bernard Fisher)는 유방 보존 수술의 선구자이다. 1973년부터 1976년까지 밀라노에 있는 유럽암연구소 소속 외과의사 움베르토 베로네시의 연구팀은 무작위로 뽑은 조기 유방암 환자 352명에게 유방 보존 수술을 하고 349명에게 유방근치수술을 했다. 모든 환자는 수술 후 방사선 치료를 받았다. 이후 5년간 한 추적 조사에서 두 군 간에 생존율의 차이가 없었으며[31] 수술 후 20년 생존율도 두 그룹의 환자들 모두 40퍼센트로 비슷했다.[32]

피츠버그 대학교 소속 외과의사 버나드 피셔는 1976년부터 1984년까지 조기 유방암 환자 589명에게 유방근치수술을, 634명에게 유방 보존 수술을, 628명에게 유방 보존 수술과 방사선 치료를 하였다. 역시 수술 후 5년,[33] 10년 및 20년 생존율을 분석했더니 수술 방법에 상관없이 50퍼센트 정도로 비슷했다. 그리고 수술 후 방사선 치료를 받은 환자의 재발률이 낮았다.[34]

베로네시와 피셔는 둘 다 위험을 무릅쓰고 무작위 전향적 비교 임상시험을 했으며, 1980년대 이후 지름 2센티미터 이하인 조기암에 대한 유방 보존 수술을 정착시키는 데 지대하게 공헌했다. 20년

간 추적 조사한 이들의 보고가 2002년 발표되면서 전 세계에서 유방 보존 수술과 방사선 치료는 조기 유방암 치료의 원칙으로 재확인되었다. 무작위 전향적 비교 임상시험은 사람의 생명을 담보로 치료법을 환자 분류군마다 달리 적용해야 하는 위험을 안고 있다. 비록 당시까지 시범적으로 시행된 좋은 결과를 토대로 환자의 동의를 구하지만 새로운 치료법이 더 나은 결과를 낳을 수도 있고 그렇지 않을 수도 있다. 하지만 이러한 임상시험은 그만큼 가치가 크다. 이후의 많은 환자들은 축복 같은 혜택을 입을 수 있기 때문이다. 우리는 늘 임상시험을 진행한 연구진과 자신의 몸을 기꺼이 헌신한 환자들에게 감사해야 한다.

유방암 치료에서는 수술이 근간이지만 이에 못지않게 항암 화학 요법도 큰 비중을 차지한다. 유방암은 항암제 치료에 비교적 잘 반응하여 항암제의 종류가 다양하고 현재 임상시험 단계에 있는 항암제도 많다. 항암제를 써야 할지 쓰지 않아도 될지, 어떤 항암제를 얼마 동안 사용할지 등은 경험 많은 유방암 전문의가 판단해야 할 몫이다. 진행성 유방암은 다른 장기로 비교적 잘 전이된다. 주변 림프샘은 물론이고 혈류를 통해 뼈, 폐, 간, 뇌 등으로 전이된다. 이 때문에 유방암은 전신 질환으로 취급되어 항암 화학 요법의 비중이 크다.

항암 화학 요법과 더불어 호르몬제 투여 또한 중요한 치료 방법 중 하나이다. 우선 떼어낸 유방암 조직에서 여성 호르몬인 에스트로겐이나 프로게스테론 수용체가 있는지를 알아내야 암이 호르몬 제재에 반응할지를 미리 판단할 수 있다. 그리고 나서 환자가 폐경 전

2부. 암을 치유하는 수술의 빛과 어둠

인지 후인지도 고려하여 항(抗)여성 호르몬인 타목시펜(Tamoxifen)을 사용하면, 항암 화학 요법에 비해 부작용이 훨씬 적게 잘 치료할 수 있다.

여성은 폐경기가 되면 난소가 위축하면서 여성 호르몬 분비가 줄어든다. 이때 나타나는 현상이 안면 홍조 같은 혈관 운동성 불안, 비뇨·생식기의 위축, 골다공증, 심혈관계 질환의 증가 등이다. 그러다 보니 심혈관계 질환과 골다공증의 예방을 위한 호르몬 대체 요법이 거대한 의료 시장을 형성하고 있다. 호르몬 대체 요법을 이용하면 안면 홍조, 골다공증, 심혈관계 질환은 예방할 수 있지만 유방암, 자궁암, 담낭 질환 등이 부작용으로 나타날 수도 있다. 호르몬 대체 요법을 이용하면 여성 호르몬을 폐경 이후에도 계속 공급하게 되므로 유방암 발생을 유도할 수 있다. 따라서 필요에 따라 항여성 호르몬을 투여하면 유방 조직에 여성 호르몬이 작용하지 못하게 하여 유방암 재발을 막을 수 있다.

유방암의 또 다른 치료법으로 방사선 치료가 있다. 앞서 언급한 것처럼 비교적 조기에 발견한 암은 유방 보존 수술을 한 뒤 남은 유방 조직에 약한 방사선을 조사하여 국소 재발을 막을 수 있다. 또한 암이 많이 진행되어 해당 장기와 전이된 부위의 종양을 충분히 제거할 수 없거나 국소 재발로 더 이상 절제 수술을 할 수 없는 경우에 방사선 치료에 기대를 걸 수도 있다. 방사선 치료는 항암 화학 요법에 비해 부작용이 적기 때문에 삶의 질을 높이고 합병증을 최소화할 수 있는 게 장점이다.

27장

품위 있는 죽음

심리학에서 말하는 자아 방어기제(防禦機制, defense mechanism) 중에는 부인(否認 또는 否定, denial)이라는 것이 있다. '부인'은 감당할 수 없는 어떤 생각, 욕구나 사실 자체를 무의식적으로 부정해버림으로써 마음의 평정을 찾고 스스로 불안을 피하려는 심리를 말한다. 가령 객지에 사는 아들이 죽었다는 소식을 갑자기 전해 들은 어머니는 "아니에요. 그럴 리 없어요. 뭔가 착오가 있었을 거예요."라고 말하며 부고를 인정하려 들지 않는다.

친구들끼리 바둑을 둘 때도 '부인' 심리가 작동한다. 초반에 한쪽 귀를 다 잡아먹고 중반 이후 절대적으로 유리했는데 한 수를 잘못 둬서 중앙 대마가 죽어 역전패하면 패자는 돌을 바둑판 위에 탁 놓으면서 "졌다, 졌어."라고 소리친다. 이때 "졌다, 졌어."라는 표현은 전체적으로 내용상 지지 않았는데 단지 실수를 저질러 지게 되었다는 의미이다. 말로는 졌다고 하지만 마음속으로는 지지 않았다고 위로하는 것이다.

더 가까운 일상에서도 '부인'을 찾아볼 수 있다. 나이가 들면 안경을 끼지 않던 사람이나 근시 안경을 끼던 사람 모두 눈이 원시안으로 바뀐다. 그런데 원시 안경이나 다초점 렌즈를 끼고 남들 앞에서 강의하면 나이 들어 보이는 것 같아 일부러 원시 안경을 거부하려 한다. 하지만 어느 날 어두운 곳에서 집담회를 하다가 깨알 같은 글씨가 보이지 않아 근시 안경을 벗고 자료를 가까이 당겨 읽게 된다. 그 순간, 자기 눈이 원시안으로 바뀐 것을 깨닫는다.

안과를 방문하여 단안 돋보기 렌즈나 다초점 렌즈를 착용하라는 처방을 받더라도 안경 맞추는 것은 몇 달 내지 몇 년을 미룬다. 비록 생활이 조금 불편하더라도 나이 들어 보이는 원시 안경을 주변 사람들에게 보이지 않으려는 심리 때문이다. 이것은 나만의 일이 아니다. 친구 L도, P도 똑같은 경험을 했지만 원시 안경 구입을 미루고 있다고 했다. 나이 들었음을 인정하지 않으려는 '부인'의 심리이다.

암 환자는 어떠할까? 의사나 보호자가 암 환자에게 병명을 정확하게 알려주지 않는 경우가 많다. CT에서 종양이 발견되고 혈액 검사에서도 종양 표지자가 증가한 게 확인되더라도 담당 의사는 악성 종양일 가능성은 높지만 암으로 확진되지는 않았다고 설명한다. 그러면 환자는 자신의 병이 아직 암으로 확진되지 않았다는 데 기대를 건다. 암으로 확진되어도 의사는 보호자에게만 이 사실을 알려준다. 그러면 보호자는 환자에게 수술이나 항암제 또는 방사선 치료를 받으면 암으로 진행되는 것을 막을 수 있다고 말한다. 환자는 의사와 보호자의 말을 믿고 싶어한다.

간암에 걸려 거의 말기에 이른 어느 환자는 간암이 림프샘으로 전이되어 하루에도 수십 번씩 화장실을 들락거렸다. 그는 어느 겨울날 진지한 표정으로 "따뜻한 봄이 와서 산책이라도 하면 곧 좋아질 것 같다."라는 희망 가득한 말을 했다. 하지만 그는 이 말을 하고 일주일 만에 세상을 떠났다. 만약 일주일 후에 세상을 떠나야 한다는 사실을 알았다면 얼마나 초조했을까?

단지 바둑에서 지거나 나이 들어 눈이 원시안으로 바뀌어도 무의식적으로 부정하려 드는데 하물며 삶이 끝에 이르렀음을 아는 사람이 어찌 그것을 인정할 수 있겠는가? 사람은 태어나면서부터 죽음이라는 종착역을 향하여 달리는 기차와 같지만 죽음을 자연스럽게 받아들이는 데는 상당한 고통과 수양이 필요하다.

내가 왜 이런 죽을병에 걸렸을까? 나쁜 일도 별로 하지 않았고 음식도 고루고루 섭취하며 건전하게 살아왔고 고기를 많이 먹거나 짜게 먹거나 과식하지도 않았는데 말이다! 환자가 아무리 하소연해도 의사는 납득할 만한 설명을 할 수 없는 경우가 대부분이다. 그래서 죽음에 임하는 연습이 필요하다.

죽음의 이유

인간의 죽음은 질병사, 사고사, 자살로 대별할 수 있다. 정치인, 기업가, 고위 공무원 등 유명 인사들이 스스로 죽음을 택하는 것을

2부. 암을 치유하는 수술의 빛과 어둠

볼 때마다 어떻게 살아온 삶인데 한순간에 저렇게 갈까라고 생각했다. 그들은 대부분 자기 삶의 어두운 부분이 밝은 세상에 공개되어 무참히 짓밟힐 위기에 처하자 스스로 생명을 버렸다. 그런 모습을 볼 때마다 나는 "사람이 만일 온 천하를 얻고도 제 목숨을 잃으면 무엇이 유익하리요."(「마가복음」 8 : 38)라는 성경 구절을 떠올린다. 이 구절은 자살이 아닌 경우에도 떠올린다. 정상을 밟는 기쁨을 위해 죽음을 각오하고 에베레스트 등정에 나섰다가 사고사를 당하는 산악인들을 보면 무척이나 안타깝다. 하지만 가장 안타까운 죽음은 재해사나 사고사, 타살 등 자기 의지와 무관하게 맞는 죽음이다.

아울러 현대인은 관계에서 오는 스트레스로 죽음을 맞기도 한다. 사람은 대인 관계가 너무 소원하거나 복잡해도 심한 스트레스를 받아 우울증에 빠지거나 자살하기도 한다. 이것은 의사소통의 문제이기도 하다. 인터넷과 이동전화를 기반으로 한 네트워크가 발달한 현대 사회에서 부정확하거나 불량한 정보의 흐름 때문에 수많은 문제가 발생하고 있다. 생명체를 구성하는 세포 간에도 사이토카인(cytokine)이나 호르몬 같은 신호 전달 물질이 부족하거나 과다하면 부적절한 의사소통 때문에 이상이 생긴다. 특히 신호 전달 물질이 너무 많이 분비되면 세포가 이상하게 성장하다가 암이 되기도 하여 항상성(恒常性, homeostasis)에 이상이 온다. 또한 신호 전달 물질이 부족하거나 과도하면 세포 자멸(apoptosis) 과정을 거쳐 한 세포가 죽고 건강한 세포가 새로 태어난다.

나는 날마다 암 환자, 그것도 수술 후 재발하여 어찌해볼 수 없는 상황에 처한 환자들을 대하면서 어떻게 그들을 위로하고 의사소통을 할 수 있을지 깊이 고민해왔다. 특히 근년에 그들을 향한 심적 갈등은 가장 무거운 마음의 짐이 되었다. 지푸라기라도 잡고 싶은 그들에게 진정 눈앞의 마지막 지푸라기는 의사이기에, 그들은 의사의 미세한 표정과 뉘앙스조차 놓치지 않는다. 그래서 나는 말기암 환자의 병실 회진을 마치고 돌아나올 때가 가장 힘들다.

난치성 암 환자의 가족들이 가장 많이 하는 질문은 "앞으로 얼마나 살 수 있나요?"이다. 그때마다 나의 대답은 "잘 모르겠습니다."이다. 가끔 "3개월밖에 못 산다.", "6개월 정도 살 수 있다."라고 다른 의사들이 내린 사망 선고를 환자들에게 전해 듣는다. 암 환자의 예후에 관하여 대략 예측은 할 수 있지만 그 예측을 환자나 가족에게 단정적으로 말하는 것은 옳지 않다는 것이 나의 오랜 생각이다. 대략의 기간을 수치로 이야기하지 않고 적당히 얼버무린다. 아무리 유능한 의사라도 남은 삶의 기간을 정확히 예측할 수는 없다고 생각한다. 설령 환자가 그 기간을 살다 죽는다 하더라도 환자나 가족이 죽음의 그림자 속에서 하루하루를 살아야 하는 고통을 생각하면 모르는 것보다 나을 게 없다. 간혹 통계치를 벗어나 훨씬 오래 사는 환자도 있다.

품위 있는 죽음?

'죽음이 가장 큰 선물'이라고 규정한 네덜란드 출신의 예수회 신부이자 심리학자인 헨리 나웬(Henry J. M. Nouwen)은 우리에게 갑자기 다가오는 죽음을 어떻게 두려움 없이 평화롭게 맞이할 수 있는가를 역설했다. 핵심은 그동안 깊은 관계를 가지며 살아온 사람들이 '당신이 떠난 후에도 계속 당신을 그리워하고 당신이 사랑한 것을 사랑하고 당신이 지키고자 한 귀한 가치를 우리가 기억하고 지키겠노라.'고 다짐하고 고백하면서 조용히 떠나보내는 것에 가치를 부여한 것이다.

어쩌면 떠나는 자와 보내는 자에게 마음의 안식을 줄 수 있는 것은 종교적 의지뿐인지도 모른다. 다시 돌아오지 못할, 죽음이라는 나락을 앞두고 벼랑 끝에 서서 인간의 위엄과 품위를 유지하기란 어려운 일이다. 특히 명(命)이 다하여 맞이하는 죽음이 아니라 자의와 상관없이 죽어야 하는 상황에서는 더욱 그러할 것이다. 예수도 이 땅에서 마지막이 가까웠을 때 "할 수 있거든 이 잔을 내게서 지나가게 하옵소서."라고 하지 않았던가?

대장암이 간으로 전이해 고생하던 어느 교회 장로는 육체적 고통 속에서도 "지금까지 팔십 가까이 이 땅에서 살아오고 이 좋은 계절에 떠나게 되어 감사하다."라고 병실에서 고백했다. 그리고 더 이상의 수술은 마다하며 죽음을 거역하지 않고 감사로 받아들였다. 나는 그분의 임종을 지켜보면서 잔잔한 감동을 느꼈다. 그리고 간암으로 투병하는 아버지 목사와 그저 지켜볼 수밖에 없는 아들 목사가 3개월간 나눈 대화를 실은 『빛, 색깔, 공기』를 읽으면서도 나는 이 땅에서 마지막을 어떻게 맞이할 것인가에 대해 큰 가르침을 얻었다. 수채화처럼 삶을 마무리하는 장로와 목회자의 마지막 모습은 품위 있는 죽음의 표본으로 다가왔다.

어떻게 품위 있는 죽음을 맞이할 수 있는가? 심장병 전문의이면서 노벨 평화상을 받은 버나드 라운은 『잃어버린 치유의 본질에 대하여』에서 "환자의 생존 기간을 예측할 입장이 될 때면 틀리더라도 언제나 낙관적으로 말하는데, 그것은 남은 기간을 살아가는 데 삶의 충실성이 더해지기 때문이다."라고 했다. 또한 "좋은 죽음은 좋은 삶을 살아왔음을 보여주는 거울이다."라고 했다. 예일 대학교 임상외과 교수인 셔윈 널랜드도 『사람은 어떻게 죽음을 맞이하는가』에서 '품위 있는 삶'을 살면 '품위 있는 죽음'을 맞을 가능성이 높아진다고 했다. 그는 또 "좀 더 편안한 죽음을 맞이하기 위해서는 오랜 기간에 걸쳐 죽음을 준비하는 방법밖에 없다. 죽음 안에서 우리가 찾는 존엄성은 우리 삶의 과정 속에서 나온다."라고 이야기한다.

외과의사가 들려주는
수술의 비밀

28장

수술중독증

case　지방의 파견지 병원에서 근무할 때였다. 22세 여성 J 씨는 복통을 호소하며 외과를 찾았다. J 씨는 과거에 여러 번 복부 수술을 받은 적이 있었다. 간헐적으로 통증이 있다고 해서 장 유착에 의한 장폐색증일지도 몰라 입원시켰다. J 씨가 입원하자 병동에서는 간호사들 사이에 한바탕 소동이 일었다. J 씨는 과거에 외과에서는 한 번도 진찰받은 적이 없었지만 내과와 산부인과에 입원한 전력이 있었다. 그래서 병실 간호사들이 J 씨가 전에 어떤 증세를 호소했고 입원실에서 어떤 행동을 했는지 잘 알고 있었다. 간호사들은 외과 과장이 그것을 몰라 환자에게 속았다고 생각했다. 물론 나도 그 사실을 몰랐다.

　J 씨는 열세 살에 뇌수두증을 앓아 뇌실-복강루 수술을 받은 적이 있었다. 뇌수두증은 뇌에서 만들어진 척수액이 척추로 흘러

들어가는 입구가 막혔을 때 생기는 병이다. 뇌실이 풍선처럼 부풀어 대뇌를 압박하기 때문에 두통이나, 심한 경우 뇌부종과 여러 신경 증세가 나타난다. 이 경우 뇌실에 실리콘 관을 꽂아 피하로 통로를 만든다. 그리고 목, 가슴을 지나 복부 피하까지 관을 내린 후, 그 끝을 복강에 집어넣어 뇌압 상승을 방지하는 수술을 해야 한다.

J 씨는 이 수술을 받은 후 가슴이 답답하여 끊임없이 이 병원 저 병원을 드나들었다. 서울의 유명 대학병원에서는 심장 판막증이 있다는 얘기를 들었다고 했다. 파견지 병원의 내과에 와서는 기관지에서 피가 자꾸 나온다고 했다(객혈). 내과 과장은 J 씨를 입원시켰고, J 씨는 간호사들에게도 객혈 때문에 손에 피가 약간 묻었다고 말했지만 피를 본 사람은 아무도 없었다. 입원해 있는 동안 J 씨는 병실마다 다니면서 자신의 증세를 설명하고 병원을 섭렵한 이야기를 늘어놓았다. 심지어 다른 병원에 입원했을 때 내과 전공의 누구와 산부인과 전공의 누구가 자기에게 특별히 관심을 많이 보이더라는 둥의 이야기를 자주 했다. 담당 의사가 2~3주간의 입원 진료에서 치료받을 만한 병을 발견하지 못하여 퇴원을 권유해도 J 씨는 2~3주 더 미뤘다가 퇴원했다. 배가 아프다고 각각 다른 병원의 외과를 방문하여 최근 3년 동안 3번이나 수술을 받았다. 수술 전 진단은 장유착증이었다. 실제로 장 유착이 어느 정도였는지는 알 수 없고, J 씨는 이 병원, 저 병원을 다니며 배가 아프다고 죽는 시늉을 해서 수술을 받은 것이다.

그리고 나서 J 씨는 팔목이 부러져 파견지 병원의 정형외과로 입원했다. 그런데 팔이 부러진 경위가 좀 미심쩍었다. J 씨는 집에서 방문을 드나들다가 벽에 부딪혔다고 했다. 하지만 정형외과 과장은 J 씨의 행동 양상과 뼈에 금이 간 형태로 보아 환자가 스스로 벽을 쳐서 금이 간 것으로 판단했다. J 씨는 그것을 구실로 또한 달 넘게 입원했다.

그리고 다시 배가 아프다고 입원한 것이다. J 씨는 장이 유착되면 어떤 증상을 호소해야 하는지 알고 있었다. 배가 심하게 아팠다가 좋아졌다가 하는 식의 주기적인 통증을 호소했다.

J 씨는 전에도 그렇게 아파서 장유착증 수술을 했다고 내게 말해주었다. 그러나 장음을 청진해보면 장 운동이 정상이었다. J 씨는 수술해야 할 것 같다고 하면서 만약 수술하지 않으면 장이 썩을지도 모른다고 했다. 객관적으로 봐서는 수술할 증세가 아닌데도 환자 본인이 그토록 통증을 호소하니 개복하여 확인하지 않을 수 없었다.

며칠간 관찰하다가 개복 수술을 했다. 배 안에는 아무 이상이 없었다. 그제야 의무 기록을 뒤져 J 씨의 병력을 자세히 알아보았다. 결국 그것은 기질적 질환이 아니라 일종의 정신과적 질환임을 알게 되었다. 바로 뮌히하우젠 증후군(Münchhausen syndrome)이었다. 이것은 꾀병과 다르다. 꾀병은 가짜로 아프다고 하여 이차적인 이득을 보려는 정상 상태의 행위이다. 우리나라 젊은이들이 군대에 가지 않으려고 간혹 신체검사 때 거짓으로 소리가 잘 안 들리거나 가슴이 아프다고 하는 것도 꾀병이다. 반면에 뮌히하우젠 증후군은 관심을 받기 위해 환자인 척 가장하여 병원을 들락거리는 정신질환이다. 꾀병과 달리 실익을 목적으로 하지 않는다. 이 증후군을 앓는 환자는 대개 부모에게 사랑을 많이 못 받는 청소년이나 그런 환경에서 우울하게 성장기를 보낸 성인이다.

위의 환자는 뮌히하우젠 증후군의 전형적인 패턴대로 병적인 거짓말을 늘어놓는다. 소설 『허풍선이 남작의 모험』에 등장하는 뮌히하우젠 남작과 비슷하다. 작품 속에는 특급열차로 달나라에 갔다 온 이야기나, 늪에 빠졌는데 자신이 자기 귀를 잡아당겨 건져냈다는 이야기도 들어 있다.

뮌히하우젠(Karl Friedrich Hieronymus Freiherr von Münchhausen)은 1720년 독일 보덴베르더에서 태어나 1797년 하노버에서 죽은 군인이자 작가였다. 1740년 러시아군 장교로 임관하여 오스만투르크와의 전투 등 여러 전투에 참가했다. 그러다 1760년 퇴역 후 귀향하여 친구들에게 온갖 이야기를 들려주었는데, 기록에 따르면 사실 그는 만담가 정도였지 허풍선이 수준은 아니었다. 그를 허풍선이로 만든 것은 여러 판본을 만들어낸 작가와 출판업자들일 것이라고 한다.

case 어느 가을 저녁 늦게 55세 여성 A 씨가 구토를 하다가 구급차에 실려 응급실로 들어왔다. A 씨는 낮에 간간이 배가 아프다가 저녁이 되자 구토를 하고 복통도 심해졌다. 밤에는 견딜 수 없는 통증이 지속되었다.

24시간 아무것도 먹지 못해 초췌한 모습에 배가 많이 부어 있었다. 배의 흉터로 보아 A 씨는 과거에 여러 번 수술받은 적이 있었다.

심한 탈수로 소변이 노랬고 적혈구 농축 소견도 있었다. 복부 엑스레이 사진에서는 소장에 가스가 찬 것이 보였다. 대장에는 가스가 없었다. 오래전에 받은 복부 수술 때문에 장이 유착해 발생한 장폐색증으로 진단받았다.

우선 A 씨의 위장에 고무관을 넣어, 막혀서 내려가지 못하는 소화액을 배출시켰다. 방광에도 고무관을 삽입하여 소변이 나오는지 점검했다. 정맥으로는 탈수를 교정하기 위해 수액을 급속히 주사했다. 백혈구 수치가 정상의 3배 이상으로 증가하여 심한 염증 소견도 있었다. 통증이 끊이지 않아 어떤 수술 조치를 하지 않으면 안 되는 곤란한 상태였다. 연락을 받고 나온 연구강사 P 선생은 새벽 한시에 A 씨의 배를 절개했다. 대장 바로 앞 소장에 유착이 생겨 장폐색으로 그 위쪽 장이 부분적으로 손상되기 직전이었다. P 선생은 유착된 소장을 떼어내서 펼친 뒤, 폐색 상태를 해결했다. 그렇게 해서 수술을 어렵지 않게 마무리했다.

이틀 후 이 증례가 전체 집담회에서 논의되었다. P 선생은 "대부분의 유착이 자궁 절제 수술 부위 중 골반 내 깊은 곳에 있었습니다."라고 발표했다. 또 그는 이렇게 덧붙였다. "과거에 담낭 절제 수술과 부분 위 절제 수술을 한 부위에도 약간 유착이 있었지만 그로 인한 장폐색은 없었습니다."

"과거에 복부 수술을 몇 번 받았나요?" 회의를 진행하던 K 교수는 P 선생의 증례를 맡은 전공의 H 선생을 향해 물었다. "확실히 알 수 없습니다. 환자 자신도 기억이 희미합니다. 수술을 하도 많이 받았기 때문입니다. 담낭 수술, 궤양으로 인한 위 절제 수술, 정확한 이유를 알 수 없는 자궁 절제 수술, 그리고 장 유착 교정 수술 두 번. 이 모든 수술을 각기 다른 병원에서 받았습니다. 또 있습니다. 신장이 전위되어 개복 수술도 했고, 절개 부위 탈장으로 5년 전에 탈장 수술도 받았습니다. 아, 그리고 주름살 제거 수술까지, 대략 이 정도입니다."

그러자 K 교수가 말했다. "이 환자는 마치 쇼핑하듯 이 병원, 저 병원 다니면서 수술을 사들인 것처럼 들립니다. 아마 이 환자는 다음에 또 어느 병원에 수술받으러 갈 겁니다. 이것을 '뮌히하우젠 증후군'이라고 하죠. 심리학자인 칼 메닝거(Karl Menninger)는 이것을 '수술중독증(mania operativa)'이라고 불렀습니다. 다른 중독증과 마찬가지로, 아니 그보다 더 위험할 수 있습니다. 수술중독자는 다른 병원에서 다른 수술을 주문할 가능성이 높습니다."

P 선생은 긴장하며 가만히 앉아 있는데, 언제나 세상사를 바라보는 눈이 비판적이며 때론 풍자적인 K 교수가 "이번 경우는 좀 다르다고 볼 수 있습니다만, 수술중독자는 자발적인 경향을 띕니다. 그러나 더 큰 문제는 이런 환자가 의료보험과 여러 생명보험을 믿고 자신이 원하는 어떤 수술이든 또 요구하고 받을 거라는 것입

3부. 외과의사가 들려주는 수술의 진실

니다. 이런 환자를 담당하는 의사도 경제적 이득이 생기기 때문에 수술 요구를 거절하지 않을 것입니다. 이번 수술은 피할 수 없는 것이었습니다만, 이 환자가 문제의 원인이 된 자궁 절제 수술을 꼭 받았어야 했는지는 생각해봐야 할 것입니다."라고 하며 토의를 마무리했다.

수술 후 5일이 지나자 가스 배출이 시작되고 배가 편안해지면서 회복했다. A 씨는 병원을 떠나기 전에 전공의에게 자신의 편도선이 부어 있는지 봐달라고 부탁했다. A 씨는 목구멍이 아프다고 하면서 편도선을 떼어내야 하는 것 아니냐고 물었다.

사람들은 대부분 수술을 겁낸다. 내 몸에 칼을 대느니 차라리 그냥 죽겠다는 사람들도 있다. 그러다 보니 수술하면 정상으로 회복해 건강한 삶을 누릴 수 있을 법한 병도 방치했다가 손쓸 수 없는 지경에 이른 경우를 흔히 볼 수 있다.

하지만 이와 반대로 자신이 원하는 외모를 위해 수없이 성형외과를 드나드는 성형수술 중독증 환자가 있는가 하면, 단지 자신의 심리적 결핍을 채우기 위해 이 병원, 저 병원을 전전하며 수술로 육체를 학대하는 뮌히하우젠 증후군 환자도 간혹 볼 수 있다. 의사에게는 수술하지 않아도 될 환자를 감별해내는 것도 중요한 의료 행위이다.

case 얼마 전 자기 병이 담석증이 분명하니 수술받아야겠다고 찾아온 일흔이 넘은 약사가 있었다. 하지만 초음파와 CT 검사에서 담석은 발견되지 않았다. 그래도 환자는 이따금 견딜 수 없는 통증이 오는 것으로 보아 담석증이 틀림없다고 주장했다. 나는 "증거가 없는데 어떻게 수술하겠습니까?"라고 했지만 환자는 계속 그냥 담낭을 떼달라고 간청했다.

듣다 못해 나는 "위 내시경 검사를 하여 혹시 십이지장궤양이나 위궤양은 아닌지 확인해본 후 수술을 결정하겠습니다."라고 했다. 그러자 환자는 "궤양은 아닙니다. 제가 그 정도는 압니다."라고 대답했다. 어쩔 수 없이 내가 "그러면 수술 날짜 잡아놓고 입원해서 검사해보시죠."라고 하자 환자가 받아들였다.

며칠 후 입원 예약일이 되었는데 환자가 입원하지 않았다. 알아보니 전날 내시경 검사를 받았는데 위에서 커다란 궤양이 발견되어 그냥 돌아갔다고 했다. 환자는 약사이기에 위궤양 치료법을 알고 있었고 담석증 수술은 단념한 것이다.

의사든 환자든 질병에 대해 정확히 진단을 내리려면 확실한 증거가 있어야 한다. 수술해야 할 병은 수술하고, 수술하지 않아야 할 병은 수술해서는 안 되기 때문이다.

29장

VIP 증후군

야구에서 홈런 타자가 기록과 관중을 지나치게 의식하면 온몸에 힘이 들어가 공을 헛치는 경우가 많다. 그러면 관중들은 "힘 들어갔다. 힘 빼라."라고 주문한다. 하지만 타자는 계속 긴장해서 결국 삼진을 당하고 만다. 결승전 동점 상황에서 경기 종료 전의 페널티킥을 실축하는 축구 선수도 마찬가지다.

유명한 사람이나 특별히 관계 있는 환자를 수술할 때 외과의사는 야구 선수처럼 자신도 모르게 더 긴장한다. 그러면 무난하게 수술하여 별 탈 없이 회복시킬 수 있는 환자에게 예상치 못한 일이 발생할 수 있다. 특별히 신경 써서 잘해주려다가 오히려 의외의 합병증이나 실수 때문에 결과가 나빠질 수 있다. 의료인들은 이러한 경향이나 징크스를 일컬어 VIP(Very Important Person) 증후군이라 한다.

사람들은 대개 아무 연줄이나 후광 없이 관공서나 병원을 찾아가면 제대로 대접받지 못한다고 생각한다. 그래서 아는 사람이 있으면 꼭 미리 연락해서 잘 봐달라는 부탁을 한다.

하지만 병원에서는 기대와 반대되는 결과가 생길 경우가 많기 때문에 가능하면 부탁을 하지 않는 것이 바람직하다. 외과의사가 수술이나 처치를 하면서 짧은 시간 내에 과감하게 결단을 내려야 할 경우가 많다. 그렇기 때문에 감정이 개입되면 잘라내야 할 것을 자르지 못하거나, 망설이느라 시간을 지체하여 예기치 못한 사고나 합병증이 발생할 수 있다. 누군가의 부탁이 생각나면 수술 중에 의학적 판단이 흐려질 수 있다. 외과의사가 자기 가족을 수술하지 못하는 것도 바로 이 때문이다. VIP 증후군은 엄연히 연구 논문으로도 발표된 사실이다.

평범한 '중증' 환자

늘 그랬듯이 진료와 수술이 반복되는 나날 가운데 몇 주째 계속 신경 쓰이는 환자가 있었다. 부산에서 온 사십대 초반의 여성 S 씨였다. 환자는 서울의 유명 병원에서 간경변증 치료를 받다가 8개월 전 중국으로 가서 간 이식을 받고 돌아왔다. 이후 서울에서 면역 억제제와 C형 간염 치료를 받았다. 그런데 환자는 계속 몸 상태가 나빠져서, 회복해서 살 수 있을 거라는 자신감이 생기지 않았다. 급기야 간 이식 6개월 만에 간부전이 와서 간성 혼수에 빠지고 말았다.

환자는 의식이 혼미한 간성 혼수 상태에서도 다시 중국행을 결심했다. 비행기에 오르려다 탑승을 거부당하기도 했지만 간곡히 사정하여 중국으로 가 간을 재이식받고 돌아왔다. 그런데 우리나라에 흔한 B형 간염도 아닌 C형 간염에다가 간을 재이식한 환자가 왜 서울의 유명한 간 이식 센터에 가지 않고 대구에 왔는지는 설명하기도, 이해하기도 쉽지 않았다.

내게 이 환자를 잘 봐달라고 부탁한 사람은 아무도 없었다. 다만 중국에서 간 이식 수술을 받고 와서 서로 조언을 주고받는 환자 중 한 명이 내게 간략하게 소개해주었을 뿐이다. 환자는 처음에 진찰실에서 또박또박 자신의 투병 과정을 설명하였다. 나는 C형 간염 때문에 간 이식을 두 번이나 받은 환자를 치료한 경험이 없어서 서울의 전문 병원에서 치료받기를 권했지만 환자는 받아들이지 않았다. 환자는 "부산에서 서울로 가던 KTX(고속열차)가 타이어가 펑크 나서 대구에 내릴 수밖에 없었습니다."라는 농담을 진담처럼 말했다.

나는 부담이 되었지만 간 전문의 H 교수와 긴밀히 논의하며 치료해보기로 했다. 간 기능 검사에서 간염 효소 수치가 처음에는 300~500(정상은 40 이하)을 오르내리고 C형 간염 RNA 수치도 70만 단위 이상으로 매우 높아 C형 간염 바이러스 재감염이 확실했다. 그런데 두 번이나 실시한 간 조직 검사 결과에서는 C형 간염 악화보다는 가벼운 급성 조직 거부 반응으로 해석되었다.

일반적으로 간 이식 수술 후 급성 조직 거부 반응이 일어나면 스테로이드를 다량 주사한 후 서서히 주사 용량을 줄여가는 펄스 스테로이드 치료(Pulse Steroid Treatment)를 한다. 그런데 조직 거부 반응을 막기 위해 면역 억제제를 많이 사용하면 필연적으로 감염에 대한 면역력이 떨어진다. 당연히 C형 간염에 대한 면역력도 떨어지므로 이 치료는 신중히 결정해야 한다. 또한 조직 검사에서도 간염 재발과 조직 거부 반응을 감별하기 어렵다는 것이 중론이다.

요즘에는 주사 후 급속하게 혈중 농도가 떨어지는 기존 인터페론의 단점을 보완한 페그인터페론(Peg-Interferon)[1]이 개발되어 C형 간염 치료의 표준 약제로 자리 잡아가고 있다. 그러나 간 이식 후의 페그인터페론 처방은 아직 확립되지 않았다. 간 이식 후 C형 간염을 치료하기 위해 페그인터페론을 사용하면 약 자체의 부작용과 더불어 조직 거부 반응이 심해질 우려가 있다.

몇몇 증례를 경험한 국내 전문가들에게 자문을 구해보니 명확하게 답해줄 수 있는 사람은 아무도 없었다. 조직 거부 반응인지 C형 간염의 재감염인지 감별하기 대단히 어려우므로 확실하지 않으면 그냥 지켜보는 것이 좋겠다는 결론에 도달했다. 환자를 맡아서 돌보기에는 지식과 경험이 부족하여 공부가 필요했다. 마침 다가오는 제주도 간학회에서 B형 및 C형 간염 치료에 대한 심포지엄이 열릴 예정이어서 조금이나마 기대를 걸어보았다. 최신 치료 경향이라도 귀동냥하고 싶었다.

특별한 '보통' 환자

그런데 학회를 일주일 앞두고 내과에서 여러 환자의 수술을 의뢰했다. 그중 한 환자는 내과에서 진단을 받기 위해 벌써 열흘가량 입원한 70세의 간암 환자였다. 그는 교회의 장로이자, 나와 동년배인 목회자의 아버지였다. 아들의 친구는 나와 의과대학 동기였고 그 사촌도 나와 동기이자 종합병원 원장이었다. 그렇다 보니 이 환자의 수술을 맡게 된 데는 부담이 적지 않았다. 일반적으로 큰 수술을 할 때마다 여러 부류의 사람이 특별히 신경 써 달라는 부탁을 한다. 그중에서 다른 의사나 목회자로부터 부탁받을 때는 부담이 만만치 않다. 이 수술은 두 대학 동기 의사와 목회자가 함께 지켜보니 그 심리적 부담은 이만저만이 아니었다.

환자는 간 우엽에 12센티미터나 되는 큰 종양이 있었다. 진단 결과를 보니 간 우엽을 절제해야 했다. 경험상 수술 자체에 대한 걱정은 없었다. 다만 수술 일정이 복잡했고, 수술할 때 손발이 맞는 연구강사인 K 선생이 해외 학회에 가서 2주 후에 수술하는 것이 적절했다. 그러나 환자는 암 환자의 수술을 2주나 미루면 되겠느냐며 수술 날짜를 당겨달라고 했다. 종합병원 원장인 친구도 전화를 걸어 같은 부탁을 했다.

간혹 암 진단을 받은 환자가 수술을 2주나 미루어도 괜찮은지 물으면 나는 "수술을 빨리 하는 것도 중요하지만 잘하는 것이 더 중요합니다."라고 대답하면서 예정일까지 기다려달라고 한다. 이 수술도 그렇게 미루고 싶었으나 미루는 것 자체가 부담으로 다가왔다. 그래서 다른 연구강사의 도움을 받아 3일 후에 수술하기로 결정했다.

그런데 수술에 들어가서 초음파 검사를 해보니 간 좌엽에서도 작은 결절 하나가 발견되었다. 따라서 간 우엽 절제 수술과 좌엽 종양 절제 수술을 같이 해야 했다. B형 간염이 오래되었으나 간경변증은 없는 것 같았다. 나는 간 절제 수술을 할 때 회복에 주안점을 두고 수술해왔다. 즉 암을 포함한 절제 부위를 해부학적으로 잘 잘라내면서도, 혈액 덩어리나 다름없는 간 조직을 자를 때 출혈을 줄이는 데 주력했다. 간을 60퍼센트 이상 잘라내는 대량 간 절제 수술 환자를 포함하여 간 절제 수술 환자의 80퍼센트를 수혈 없이 수술했다. 그 환자들은 수술 후 열흘 만에 퇴원했다.

이 환자의 간 병변은 해부학적으로 볼 때 전형적인 수술을 하는 게 나았다. 출혈을 많이 하지 않고 비교적 안전하게 수술할 수 있었다. 그러나 장기적으로 재발을 줄이려면 간문맥 차단 시간을 최소로 하거나 아예 차단하지 않고 수술하는 편이 바람직하다고 생각했다. 그래서 간으로 유입되는 혈류를 차단하지 않고 수술했다. 다른 때보다 출혈이 약간 더 있었지만 큰 무리 없이 수술을 마무리했다.

피하지 못한 VIP 증후군

그런데 수술 다음 날 아침 회진 때 환자가 다소 기운을 차리지 못하는 듯했다. 오후 진료를 마치고 다시 회진했을 때는 이해할 수 없는 아랫배 통증을 호소하였다. 활력징후(Vital Sign)는 혈압이 약간 오른 것 말고는 이상이 없어서 수술 상처에서 오는 통증이라고 생각하고 좀 지켜보기로 했다.

아홉시가 되어갈 즈음 병원에서 전화가 왔다. 환자의 복통이 낫지 않는다고 했다. 낌새가 이상해 병원으로 달려갔다. 통증은 오후와 비슷했지만 지속적이었다. 뭔가 이상한 느낌이 들어 응급으로 복부 CT

3부. 외과의사가 들려주는 수술의 진실

검사를 해보았다. 절제하고 남은 간에 이상이 없는지, 혈류가 정상인지, 아랫배 통증이 무엇 때문인지 알아보고자 했다. CT 영상에서는 간 혈류에 이상이 없는 듯해서 안도의 한숨을 쉬었지만 아랫배 통증의 원인은 알 수 없었다. 복부영상의학과 K 교수의 CT 영상 판독 소견이 필요했다. 자정이 넘어가는 시간에 K 교수에게 연락했으나 서울로 출장 가서 연락이 닿지 않았다. 하룻밤 더 지켜보기로 했다.

다음 날 나는 첫 비행기로 간학회 참석차 제주도로 갈 예정이었으나 아침 일찍 환자의 상태를 확인한 후 학회 참석 여부를 결정하기로 했다. 새벽 여섯시에 일어나 중환자실로 전화를 걸었다. 당직 의사 B 선생이 큰 변화는 없으나 아랫배 통증은 지속되고 있다고 했다. 나는 제주도행을 포기하고 환자를 직접 보기 위해 병원으로 발길을 돌렸다. 출근 시간 전이었지만 영상의학과 K 교수에게도 급하게 병원으로 나와줄 것을 간청하여 CT 판독을 의뢰했다.

그런데 맙소사! 아랫배 통증은 소장으로 흘러가는 혈류가 감소해 허혈성 소장 손상이 왔기 때문이었다. 굵은 소장동맥이 폐쇄된 것은 보이지 않았으나 소장을 돌아 나오는 장간막정맥의 일부 혈류가 가늘어져 있었다. 진단명은 비폐쇄성 장간막 허혈 증후군(Non-Occlusive Mesenteric Ischemia, NOMI)이었다. 혈액이 부족하게 공급돼 소장의 반 정도가 괴사한 것으로 추정되었다. 이 질환은 동맥경화증 환자나, 혈관이 좁은데 혈류가 감소할 경우에 발생하는 드문 질환이다. 나는 2년 전쯤 이 질환을 처음 알았다. CT의 성능이 좋아지면서 알게 된 질환이며, 과거에는 환자가 원인도 모른 채 사망한 예가 많았다.

나는 즉각 수술을 결정했다. 수술실이 준비되는 대로 환자를 수술실로 옮겼다. 개복해본 결과 소장의 위쪽 반은 괜찮은 듯했으나 아래쪽 반이 허혈성 변화로 썩어가고 있었다. 상한 부위를 잘라내더라도 소장이 회복할지는 미지수였다. 우선 상한 소장에서 간으로 가는 혈관을 겸자로 압박하여, 독성 물질이 간을 거쳐 전신으로 퍼지는 것을 막았다. 그리고 상한 소장을 신속하게 잘라냈다.

남은 소장의 색깔이 분홍빛으로 돌아온다면 회복을 기대할 수 있었다. 하지만 분홍빛으로 돌아오지 않았다. 소장동맥을 손으로 만져보니 대동맥에서 가지 쳐 나온 굵은 동맥의 맥박은 느껴졌으나 소장과 가까운 동맥 말단부의 맥박은 감지되지 않았다. 환자의 혈압이 한 번도 떨어지지 않았고 오히려 고혈압이었는데도 소장의 혈류가 일시 감소했다는 것이 믿기지 않았다.

집도 외과의사로서 나는 괴로운 심정을 가눌 길이 없었다. 윌리엄 셰익스피어의 작품 『햄릿』에서 주인공 햄릿이 비극을 헤쳐나갈 용기도 지혜도 없는 어머니에게 "약한 자여, 그대 이름은 여자니라."라고 외친 것을 빗대어, 같은 과의 원로교수가 강의 중에 "약한 자여, 그대 이름은 외과의사니라."라고 한 말이 순간적으로 떠올랐다. 백척간두(百尺竿頭)의 위기에 처한 생명의 주인은 마취되어 의식이 없었고, 그의 가족은 초조하게 밖에서 기도하며 기다리고 있었다.

그 상황에서 나는 가족 또는 보호자 중 대표를 수술실로 불러 상황을 보여주고 설명하면서 이후의 수술에 대해 동의를 구할 수밖에 없었다. 목회자인 환자의 아들이 들어왔다.

나는 차분하게 설명했다. "우선 많이 상한 부위는 잘라냈습니다. 지금이라도 혈류가 흐른다면 소장의 색깔이 돌아올 것입니다. 그러나 혈관이 동맥경화증으로 딱딱하게 굳어 있으니 피가 잘 통하지 않습니다. 일단 잘린 소장을 잇지 않고 끝을 밖으로 꺼내 인공항문을 만든 다음 지켜볼 예정입니다." 아들은 물었다. "그럼, 혹시 생명이 위험할 수도 있습니까?" 나는 낮은 목소리로 대답했다. "예, 그렇습니다. 회복을 장담할 수 없습니다. 최선을 다하겠습니다. 수술을 마치고 나서 다시 말씀드리겠습니다."

아들이 조용히 밖으로 나간 후 나는 다시 소장을 요리조리 살펴보며 묘안을 찾아보았다. 굵은 소장동맥이 막혔다면 뚫어보거나 다른 동맥을 이식하는 것도 대안이 될 수 있지만 가능성이 높지 않았다. 전반적인 동맥경화증이었기 때문이다. 다른 수술실에서 신장 이식을 마무리하고 있던 이식혈관외과 K 교수에게 자문을 구했다. 하지만 수술실을 건너온 K 교수는 소장을 자세히 관찰하더니 "방법이 없네요."라고 하고는 돌아가버렸다.

나는 무거운 마음으로 수술을 마무리했다. 피부 봉합은 전공의 선생에게 맡기고 밖으로 나가 다시 보호자를 불렀다. 아직 희망 반, 절망 반인 아들의 얼굴을 보며 말했다. "목사님, 제가 어떻게 위로해야 할지 모르겠습니다. 혈관확장제도 투여해보고 필요한 조치를 다 해보겠지만 아무래도 어렵겠습니다. 두 친구 의사들에게도 설명하기가 쉽지 않을 것 같습니다."

아들은 갑자기 "소장 이식은 안 됩니까? 제 소장을 반쯤 잘라서 옮겨 심으면 되지 않습니까?"라고 제안했다. 그는 일흔이 넘은 아버지의 생명에 대해 애정과 애착이 대단했다. 아들은 북받치는 감정을 억누르기 힘든 듯했다. 나도 눈가가 젖어왔다. 얼마간 침묵이 흐른 후 아들은 이내 마음을 정리한 듯, 오히려 나를 위로하려 했다. "너무 부담 갖지 마세요. 생명은 하나님 손에 달렸습니다. 저는 강단으로 가서 계속 기도하겠습니다." 아들은 '약한 자'인 나를 위로하며 힘없는 발걸음을 천천히 돌렸다.

나는 환자를 중환자실로 옮긴 후 점심시간을 훌쩍 넘긴 시간에 수술진과 함께 구내 분식집으로 칼국수를 먹으러 갔다. 수술실 밖에서 가슴 졸이며 기다리던 환자 가족도 그곳에서 식사를 하고 있었다. 환자의 아들이 환하게 웃으며 일어나 우리를 보고 "수고들 하셨습니다. 강 교수님, 칼국수는 제가 사겠습니다."라고 했다. 나는 표현할 수 없는 묘한 감정에 휩싸인 채 가족의 호의를 받아들였다. '내가 무슨 염치로 칼국수를 얻어먹겠는가. 하필이면 가락이 긴 칼국수를! 그런데 또 무슨 이유로 거절하겠는가. 짐짓 거절하면 환자의 회복을 기원하는 저들의 희망을 꺾을 수도 있지 않은가! 그렇다면 비싸지 않은 음식이니 호의를 받아들이는 것이 좋겠지?' 우리는 그냥 맛있게 먹었다.

치료가 질병보다 해가 되지 않도록 하라!

식사를 마치고 나서 중환자실부터 회진을 시작했다. 회진 전에

3부. 외과의사가 들려주는 수술의 진실

혹시라도 제주행 마지막 비행기 표를 구할 수 있는지 사무원에게 알아보도록 했다. 비행기 표가 있다면 다음 날 학회에 꼭 참석하여 C형 간염과 간 이식 후 치료에 관한 최신 지식을 더 얻고 싶었다.

환자는 밖으로 낸 인공항문이 분홍빛을 조금 더 띠어 혈류가 개선되는 듯했다. 하지만 그것은 위안받고 싶은 마음에서 오는 착시나 다름없었다. 나는 이미 혈류가 회복할 가능성이 거의 없다는 쪽으로 판단을 굳히고 있었다.

다른 환자들을 회진하던 중 사무실에서 연락이 왔다. 제주행 마지막 비행기 표 한 장을 어렵사리 구했다고 했다. 나는 회진을 마친 후 제주로 가기로 했다. 사실 며칠째 잠을 제대로 못 자 피로가 누적된 터라 잠시라도 병원을 떠나 쉬고 싶은 마음도 있었다. 또 환자의 치료가 이제 내 손을 떠났다는 절망감에 빠져 있기도 했다.

병원에서 환자의 임종을 지켜보는 것도 의사가 해야 할 중요한 일 중 하나다. 특히 직접 수술한 환자에게는 더욱 그러해야 한다. 그렇지만 대학병원에서 경력이 쌓여갈수록 감당해야 할 일도 늘어나기 때문에 그동안은 하는 수 없이 임종을 전공의 선생에게 맡겨왔다.

나는 함께 수술한 대장항문외과 연구강사 B 선생과 전공의 선생들에게 환자의 치료를 부탁하고 공항으로 향했다. 비행기는 거센 바람 때문에 결항했다가 한 시간 반 늦게 여덟시경에 대구공항을 이륙했다. 나는 기내에서 레이첼 레먼(Rachel Naomi Remen)의 『할아버지의 기도』를 읽으며 위안을 얻었다.

비행기가 이륙하기 직전 스튜어디스는 기내방송을 한다. "기체가 압력을 잃으면 산소 마스크가 위에서 떨어질 것입니다. 그러면 옆에 있는 사람을 도와주기 전에 먼저 당신의 마스크를 착용하십시오." 봉사란 모든 생명이 우리의 보호와 헌신을 받을 가치가 있다는 전제 하에서 이루어져야 한다.…… 진정으로 생명을 축복하려면 먼저 자신의 삶을 축복으로 채워야 한다.

비행기가 이륙하기 전에 스튜어디스는 레먼이 말한 대로 승객들을 바라보며 산소 마스크 쓰는 방법, 구명 조끼에 바람을 넣는 방법 등을 동작으로 설명했다.

제주공항에 아홉시에 내려 서귀포의 호텔에 도착하니 열시였다. 그로기 상태에 빠진 나는 하룻밤이라도 푹 쉬어야 했다. 시장기와 갈증을 달래기 위해 호텔 앞 야외 레스토랑에 앉아 요리를 주문했다.

월드컵 대비 축구 평가전 중계가 막 끝난 시각이라 야외 레스토랑은 테이블마다 안주와 맥주잔만 가득했고 패잔병 같은 손님 몇 사람이 큰 소리로 떠들고 있었다. 어디를 봐도 어수선했다. 나는 호숫가의 테이블에 앉아 숨 가쁘게 보낸 며칠을 돌아보았다. 그러다 어느새 외과의사에게 전해 내려오는 "치료가 질병보다 해가 되지 않도록 하라."라는 격언을 되새기며 닭튀김과 입술을 함께 깨물고 있었다.

나는 객실로 돌아와 푹신한 침대 위에 파김치가 된 육신을 눕혔다. 그리고 아침 일찍 일어나 체육복을 입고 운동화 끈을 맸다. 비가 부슬부슬 내리는 야자수 도로를 30분간 달리고 나서 샤워를 하니 심신이 한층 가벼워졌다.

오전 학회에서는 B형 간염과 C형 간염에 관한 여러 발표가 있었다. 나는 C형 간염 치료의 반응률과 부작용에 관한 경험들을 귀담아들었다. C형 간염 치료제를 소개하는 제약회사의 부스도 돌았다. C형 간염 치료제를 간 이식 후 적용할 때 지켜야 할 주의사항과 약전들을 주로 챙겼다.

오후에는 간 이식과 간암 수술 그리고 간의 실험적 연구 등에 관한 발표가 이어졌다. 우리 병원 소화기내과와 영상의학과 팀이 하는 두 편의 공동 연구 결과 발표도 지켜보았다. 나는 학회 중간중간 병원으로 전화를 걸어 환자들의 상태를 확인하고 필요한 지시를 내렸다. 환자는 오후 한시경에 한 차례 심장 박동이 멎었으나 심폐소생술로 호흡을 되찾았다. 그러나 오후 다섯시경에 끝내 숨을 거두고 말았다.

나는 소화기내과 팀과 영상의학과 팀의 성공적인 발표를 축하하며 그들과 함께 마지막 비행기를 타고 대구공항에 도착했다. 휴대전화의 배터리가 이미 제주에서 다 닳아 병원과 연락도 주고받지 못한 상태였다. 바로 영안실로 갔으나 망인의 이름이 보이지 않았다. 확인해보니 망인은 다니던 교회에서 가까운 영안실에 안치되었다고 했다.

12센티미터로 자란 간암을 치료하기 위해 많은 의료진이 매달리고 온 가족이 애를 태웠는데 망인은 허망하게도 간이 아닌 소장이 괴사해 수술 후 3일 만에 세상을 떠나고 말았다. 유언도 한마디 남기지 못한 채. 유족의 상실감은 그들이 섬기는 하나님만이 위로할 수 있을 것이다.

나는 바로 조문을 가지 못하고 환자들을 회진한 후 집으로 향했다. 자정이 넘은 시간에야 휴대전화 배터리를 바꾼 후 아들의 휴대전화에 위로의 메시지를 남길 수 있었다. "목사님, 위로 드릴 방법이 없습니다. 오직 하나님만이 위로자가 되실 수 있겠지요?"

이내 아들한테서 전화가 왔다. 밝은 목소리였다. "강 교수님, 참 감사합니다. 아버지는 내가 강 교수님을 알도록 하고 떠나갔습니다. 교수님을 알게 된 것이 얼마나 감사한지요!"라고 하며 오히려 나를 위로했다. 나는 신앙의 힘이 이런 것임을 생각하며 다시 위로의 인사를 했다.

VIP가 아니어서 다행인가?

그 후 나는 간을 재이식받은 후 C형 간염이 재발한 환자 S 씨를 치료하기 위해 노력했다. 최신 논문들을 찾아 읽고 학회에서 얻은 지식을 바탕으로 내과, 영상의학과, 병리과 교수들과 치료 방법을 모색했다. 스테로이드 펄스 치료 대신 간염 치료를 위한 개량형 인터페론과 리바비린(ribavirin)[2]병합 요법을 시작하기로 했다. 또 치료를 하면서 두 달 간격으로 간 조직 생검을 해 조직 거부 반응과 간섬유화의 경과를 비교하는 프로토콜 조직 검사를 해보기로 했다.

환자는 전반적인 상태는 나쁘지 않았으나 약물 부작용으로 골수 세포가 손상을 입어 백혈구, 적혈구, 혈소판 수치가 모두 바닥을 헤

맺다. 골수 자극 약물을 투여해야 했고 다리에 부종도 생겼다. 교사인 남편의 월급으로 살아온 가정 형편에 간 이식을 두 번이나 하여 경제적으로도 거의 바닥상태에 이르렀다. 인터페론 치료에 비용이 많이 들었지만 어려운 형편을 한 번도 내게 내색하지 않았다.

이 평범한 중증 환자에게 인근 교회의 여러 뜻있는 분들로부터 수천만 원의 치료비가 답지했다. 수개월간 고통스러운 약물 치료를 받으며 어려운 과정을 견뎌낸 이 환자는 나날이 상태가 안정되어갔다. 6개월 후 간 조직 생검에서는 간섬유화 상태가 호전되고 있는 것으로 나타났다. 간염 효소 수치도 100 이하로 안정을 되찾았다.

병원에 온 지 1년이 지난 무렵에 환자는 첫 간 이식 때부터 지금까지 투병해온 과정을 상세히 담은 간증문을 내게 건넸다. 한마디로 "살아온 과정이 하나님의 은혜이며 기적의 연속"이라고 했다. 삶을 향한 좁은 문을 두 차례 통과한 환자가 환한 모습으로 외래 진료실에 들어설 때마다 삶은 기적이며 축복이라는 생각이 들었다.

30장

외과의사의 실수

부신(신상체)은 양쪽 신장(콩팥) 위에 놓여 있는 3.5센티미터 길이의 작고 납작한 장기이다. 이름이 부신(副腎)이라서 신장의 부속기처럼 생각될 수 있지만 신장과는 아주 다른 중요한 역할을 한다. 부신은 몸의 항상성을 유지하는 데 필수적인 호르몬을 분비한다.

우선 부신 안쪽 수질에서는 부신수질호르몬인 에피네프린(epinephri-ne, 아드레날린)과 노르에피네프린(norepinephrine, 노르아드레날린)을 분비한다. 이 호르몬들은 쉽게 말해 길을 가다가 갑자기 무서운 개나 강도를 만났을 때 급격히 분비되는 호르몬이다. 누구나 한 번쯤 영화 광고 포스터에서 "아드레날린이 솟구치는 블록버스터"라는 표현을 보았을 것이다. 이 호르몬들이 분비되면 교감신경이 자극을 받아 긴장하게 되므로 심장 박동이 빨라지고 혈압이 올라가며 혈당량이 증가하고 손에 땀이 난다. 하지만 평소에는 조금씩 적정량이 분비되어 심장 박동, 혈압, 혈당량을 유지하는 역할을 한다. 만약 부신 수질 역할을 하는 기능성 종양이 생기면 부신수질호르몬이 지속적으로 많이 분비되어 고혈압이 생긴다. 반대로 너무 적게 분비되면 저혈압이 와서 신체가 무기력해진다.

한편 부신의 바깥쪽 피질에서는 부신피질호르몬이 분비된다. 부신피질호르몬은 탄수화물과 무기질 대사에 주로 관여하며, 크게 무기질피질호르몬과 당질피질호르몬으로 나뉜다. 무기질피질호르몬 중에서 가장 대표적인 것은 알도스테론(aldosterone)이다. 알도스테론은 신장의 세뇨관에서 소금(나트륨) 흡수를 촉진한다. 엄밀히 말하자면 나트륨 배설을 억제한다. 이 호르몬은 우리가 소금을 적게 섭취하면 많이 분비되고 소금을 많이 섭취하면 적게 분비된다. 소금을 흡수하면 삼투압을 맞추기 위해 물도 함께 흡수되므로 혈압 조절에도 영향을 끼친다.

만약 부신 피질 역할을 하는 기능성 종양이 생기면 알도스테론이 지속적으로 많이 분비되어 혈액 속에 소금과 물이 많아지므로 고혈압이 발생한다. 또한 불필요한 소금 흡수의 증가를 해결하기 위해 신장의 세뇨관에서 삼투압 유지에 필수적인 칼륨을 소금 대신 배설하게 되므로 혈중 칼륨 농도를 현저하게 떨어뜨려 무기력증을 유발한다.

부신에 흔히 발생하는 종양은 부신수질호르몬이나 알도스테론을 분비하는 종양이다. 종양 중 작은 것은 삶은 메추리 알의 노른자, 큰 것은 삶은 계란의 노른자와 모양과 크기가 비슷하다. 부신 종양은 양성과 악성으로 볼 때 십중팔구는 양성이다. 악성은 열 중 하나뿐이다. 양성 종양 중 대부분은 기능성 종양이다. 부신수질호르몬이든 부신피질호르몬이든 과다하게 분비되면 고혈압을 일으킨다.

고혈압 중 90퍼센트가량은 본태성 고혈압(primary hypertension)이다. '본태성'이란 원인을 알 수 없고 가족력이 있음을 의미한다. 반대는 원인을 분명히 알 수 있는 속발성 고혈압(secondary hypertension)이다. 본태성 고혈압을 앓으면 평생 혈압약을 복용하여 혈압을 낮춰주어야 한다. 그런데 고혈압 환자 중 5퍼센트는 부신의 양성 종양과 관계가 있다. 만약 고혈압 환자가 부신에 생긴 양성 종양을 수술로 제거하여 완치한다면 5퍼센트의 확률에 당첨되는 행운을 누리는 셈이다. 흔한 경우는 아니지만 환자의 혈중 전해질 검사를 하여 저칼륨증이 나타나면 초음파 검사로 대추 알만 한 부신 종양을 발견해내기도 한다. 그러면 환자는 부신 절제 수술을 받아 건강을 회복하는 행운을 얻게 된다.

부신 절제 수술은 절벽 타기?

부신은 후복막 안쪽, 옆구리 뒤쪽에 있다. 과거에는 조그마한 부신을 절제하기 위해 개복 수술을 했지만 복강경 수술이 보급된 뒤로는 수술 흉터가 작아지고 회복도 빨라졌다. 부신 절제 수술을 받고 나서 별다른 합병증이 없으면 이틀 만에 가뿐하게 퇴원할 수 있다.

부신 절제 수술을 할 때마다 늘 연상되는 장면이 있다. 제주도로 대학 졸업 여행을 갔을 때 나는 성산 일출봉에 있는 커다란 화채 그릇 모양 분화구를 통과하여 바다 앞까지 걸어갔다. 그릇의 가장자리인 일출봉 정상의 바위에 올라서자 182미터 높이의 낭떠러지에 소름이 끼쳤다. 그래도 머리 위의 갈매기들은 바람을 타며 즐겁게 놀고 있었다. 나는 문득 보이지 않는 저기 어느 바위틈엔가 갈매기가 알을 낳은 둥지가 있을 거라 생각했다. 이어서 둥지 안의 알을 하나 꺼내오기 위해 가파른 절벽을 타는 상상을 했다. 만약 발을 잘못 디디거나 썩은 나뭇가지를 잡았다가는 백 길 낭떠러지로 떨어지리라. 또 자칫하면 둥지를 망가뜨리거나 알을 낭떠러지로 떨어뜨릴 수도 있으리라.

피라미드 모양의 오른쪽 부신은 간의 오른쪽 아래 뒤, 대정맥의 오른쪽에 있다. 복강경으로 부신을 찾는 것은 그리 어렵지 않다. 그러나 간을 위로 밀어올리면서 대정맥에 이어진 부신정맥을 찾아 클립으로 묶고 황금색 부신을 떼어낼 때는 등줄기에 식은땀이 흐른다. 성공하면 기분도 그만이다. 절제된 부신은 매미채처럼 생긴 비닐 망에 담아 꺼낸다. 그러나 부침용 두부 같은 간을 위로 밀어 올리다가 잘못하여 찢으면 출혈이 있을 수 있다. 가장 심각한 사태는 대정맥에 붙어 있는 부신정맥을 자르다가 실수하는 경우이다. 대정맥 출혈로 피가 도랑물처럼 콸콸 흘러나오게 된다. 그래서 성산 일출봉의 절벽을 타는 심정으로 항상 조심해야 한다. 다행히 나는 오른쪽 부신을 떼다가 대정맥 출혈을 일으킨 적은 없다. 다만 간을 싸고 있는 섬유성 피막을 찢은 적이 있다. 그 환자는 수술 후 출혈 때문에 퇴원이 늦어졌다.

반달 모양의 왼쪽 부신 주위에는 다른 장애물이 있다. 아래쪽에는 신장정맥, 위쪽에는 비장정맥과 췌장, 오른쪽에는 하장간막정맥, 왼쪽 위에는 비장이 있다. 그 앞에는 앞치마처럼 장을 감싸는 대망이 있다. 대망 위에는 위, 아래에는 대장이 있다. 그래서 왼쪽 부신을 찾으려면 위와 대장을 싸고 있는 대망을 열고 들어가서 췌장과 비장정맥을 위로 젖히고 신장 위를 탐색해야 한다. 이때는 대정맥보다 덜 위험하지만 여러 개의 정맥을 특히 조심해야 한다.

'인간' 외과의사의 실수

case 62세 여성 A 씨는 당뇨병을 치료하던 중 신장 기능에 이상이 있어 신장내과에서 진료를 받았다. 그런데 CT 영상에서 왼쪽 부신에 생긴 작은 종양이 우연히 발견되었다. 그 종양은 호르몬을 분비하지 않았고 악성일 가능성이 10퍼센트 정도 있었다. 겨우 10퍼센트의 가능성이니 이 종양을 그냥 두어야 할까? 의학적 판단으로는 그냥 둘 수 없다. 그렇다면 먼저 조직 검사를 해봐야 하지 않을까? 아니다. 부신은 작은 종양 조직을 가지고 악성 여부를 판단하기에 무리가 있다. 그래서 조직 검사를 하지 않고 복강경으로 부신 절제 수술을 하는 것이 보통이다.

수술은 여느 경우처럼 잘 진행되었다. 다만 대망을 자를 때 전에 사용하던 전기소작기 대신 초음파 가위(harmonic scalpel)를 사용했다. 초음파 가위는 연기가 나지 않는 새로운 기구인데, 비싼 일회용 소모품이 필요해서 그동안 사용을 꺼려왔으나 이 환자에게는 사용했다. 그렇게 공막을 자르고 부신을 찾아가는 도중에 정맥에서 출혈이 약간 있었지만 부신을 잘 잘라냈다. 절제된 부신은 정상인 노란색이 아니라 썩은 메추리 알처럼 희끄무레했다. 나는 종양이 악성일 수도 있으므로 부신을 조심스럽게 남김없이 잘 절제했다.

수술 후 첫날, 환자는 약간의 통증이 있었다. 별일 없다면 통증이 줄어 다음 날 퇴원하는 것이 보통이었다. 그런데 환자는 밤새 통증이 심해지더니 그 다음 날 아침에는 꼼짝도 못할 만큼 배가 아프고 열이 났다. 배가 약간 불러오기도 했다. 급히 CT를 찍었다. 배 안에 공기가 가득 차 있었다. CT를 판독한 K 교수는 틀림없이 대장에 구멍이 생겼을 것(대장 천공)이라 확진했다.

나는 덜컥 겁이 났다. 비록 20년 넘게 어려운 수술을 수없이 해내면서 담력이 쌓였지만 중환자 수술 후에 갖는 심리적 중압감과는 다른 스트레스가 엄습했다. 병원에 왔다가 우연히 발견한 질병 때문에 비교적 쉬운 수술을 받고 나서 원래의 병보다 더 심한 합병증이 생겼다면 환자나 환자 가족은 그 사실을 어떻게 받아들일 것인가? 환자 가족 중에 '누구'도 있다고 소개한 내과 교수의 말이 떠올랐다. 고난이도의 간암, 췌장암, 간 이식 수술을 성공적으로 마친 후에 오는 일말의 불안감과는 다른 불길한 예감이 심장을 파고들었다.

환자의 가족을 불렀다. 여러 형제자매가 왔다. 나는 그들 앞에서 차분히 설명했다. "부신을 찾아 들어갈 때 대장 위에 붙어 있는 장막(omentum, 대망)을 자르기 위해 초음파 기구를 사용합니다. 그런데 아마 그 기구에서 나온 열이 주위에 화상을 입혀 대장에 구멍이 난 것 같습니다. 재수술을 해야겠습니다. 죄송합니다."

그러자 곧바로 "야, 이 사람아. 간단하다고 한 부신 수술을 하면서 대장을 터뜨려놓다니, 그게 말이 되는 소리요?"라는 비난이 날아왔다. "어떻게 책임질 거요? 변명만 하면 어쩌겠다는 거야?" 험한 인상이 금방이라도 달려들 것처럼 다가왔다.

가족 중에서 그나마 사태의 심각성을 인식한 환자의 딸이 한 발짝 뒤에서 "그럼, 어떻게 되나요? 회복하지 못할 수도 있나요?"라고 물었다. 나는 그들을 안심시킬 수 있는 입장이 아니었다. "최악의 경우도 생각해야 합니다." 모두들 어이없는 듯한 표정을 지었다. 잠시 침묵이 흐르고 나서 환자의 아들이 다가와 "어찌 되었든 수술해야 하니 최선을 다해주세요."라고 말했다.

흥분하여 거칠게 항의하는 환자나 그 가족을 향해 외과의사가 똑같이 흥분해서는 안 된다. 결과만 놓고 보면 그들은 억울하고 원통하기만 하다. 일을 저지른 외과의사의 멱살을 잡고 싶은 그들의 심정을 이해한다. 외과의사는 그들의 항의를 모두 들어주어야 하고 적절한 해결책을 제시하여 사태를 수습해나가야 한다.

수술실 사정으로 저녁 여덟시나 되어서야 수술을 시작할 수 있었다. CT 영상에서 나타난 천공 부위와 가장 가까운 쪽을 절개하여 확인해보니 예상한 대로 왼쪽 대장에 구멍이 나 있었다. 당

3부. 외과의사가 들려주는 수술의 진실

연히 장 속의 오물도 복강에 흘러나와 있었다. 어떻게 해야 할지 결정하기가 쉽지 않았다.

이때 가장 확실한 방법은 임시로 인공항문을 만들었다가 다 낫고 나면 나중에 인공항문을 다시 집어넣는 것이다. 가능한 다른 방법은 천공 부위를 우선 봉합하고 기다려보는 것이지만 이 방법은 위험을 감수해야 한다. 만약 천공 부위가 아물지 않고 다시 터지면 그때 가서 인공항문을 내야 한다. 어떤 방법을 선택할지는 전적으로 조직의 건강도와 천공 후 경과 시간 등을 복합적으로 고려하여 수술 집도의가 해야 했다. 하지만 어느 쪽이든 부담은 마찬가지였다.

손쉬운 부신 절제 수술을 하고 나서 난데없이 왼쪽 배에 인공항문을 낸다면 환자와 그 가족이 어떻게 받아들일까. 또 만약 봉합한 천공 부위가 다시 터져 그때 가서 인공항문을 낸다면 어떻겠는가? 어려운 상황이었다. 이럴 때 나는 가족에게 있는 그대로 설명하고, 필요한 경우 동의도 구하고 나서 진행한다. 가족에게 결정을 떠넘기려는 것이 아니다. 내가 최선을 다하겠지만 어느 쪽을 선택하여 수술하든 발생할 수 있는 나쁜 결과를 미리 알려주어 대비시키려는 것이다.

나는 우선 대장항문외과의 젊은 L 교수를 찾았다. L 교수는 20분 후에 수술실로 들어왔다. 그리고 가족을 불렀다. 아들을 불렀지만 처음 보는 환자의 남동생이 들어왔다. 나는 환자의 남동생에게 수술 상황과 두 가지 수술 방법에 대해 설명했다. 어느 쪽이

든지 쉽지 않다고도 했다.

덧가운에 수술모와 마스크를 착용하여 얼굴은 잘 보이지 않았으나 그의 말씨는 다른 가족보다 더 거칠었다. "나, 원, 참. 환장하겠네. 누님은 나보다 더 괄괄한 성격이오. 마취에서 깨고 나면 뭐라 할지 나도 모르겠소. 그러면 멀쩡한 사람한테 인공항문을 내겠다는 말이오? 또, 꿰맸다가 안 되면 그때 가서 인공항문을 내겠다니, 어디 이런 일이 있을 수 있는 거요? 죽을 수도 있단 말이오? 그래서 어쩌겠다는 거요? 나보고 결정하란 말이오? 죽이든 살리든 마음대로 하시오!"

나는 차분히 말했다. "그래서야 안 되겠지만 발생할 수 있는 문제점을 설명드렸습니다. 여기 대장항문외과 전문의 선생님도 와 계시니 함께 상의하여 적절한 방법으로 최선을 다해 수술하겠습니다." 그제야 환자의 남동생은 외과의사에게 달려들어 항의만 한다고 될 일이 아님을 조금은 알아챈 듯했다. 그는 "우리가 뭘 알겠습니까. 알아서 최선의 방법으로 해주세요."라고 말하고는 나가버렸다.

L 교수는 나와 함께 천공 부위를 찬찬히 관찰하다가 자기 의견을 내놓았다. "과거에는 대장 천공이 생기면 주저 없이 인공항문을 냈지만 최근에는 웬만하면 일차 봉합 후 기다려봅니다. 터진지 하루가 되지 않았고 조직 부종도 심하지 않고 대장으로 혈액을 공급하는 장간막의 반대편이니까 일차 봉합 후 기다려보는 것이 어떨까 싶습니다."

자문받는 외과의사는 결정할 때 단정적인 의견을 가급적 피한다. 어떤 일이 발생할지 모르는 상황에서 심적인 부담을 안고 싶지 않은 것이 인지상정이다. 성격이 화끈한 편인 L 교수는 80퍼센트 이상의 성공 가능성을 염두에 두고 일차 봉합 쪽으로 의견을 내주었다. 나는 그의 의견에 따라 일차 봉합을 했다. 장 내용물로 오염된 복강을 엄청나게 많은 생리식염수로 수없이 씻어냈다. 또한 봉합 부위가 샐 것에 대비해 복강에서 밖으로 실리콘 관을 낸 후 수술을 마무리했다.

환자는 수술 후에 중환자실에 오랫동안 머물렀다. 폐 기능이 나빴기 때문이다. 폐 기능이 회복되지 않아 인공호흡기를 떼지 못한 채로 열흘이 흘렀다. 다행히 봉합 부위가 터진 증거는 없었다. 복강에서 염증성 삼출물이 조금씩 계속 흘러나오기는 했지만 폐기능도 조금씩 좋아졌다. 결국 2주 후에 환자 스스로 인공호흡기를 떼어냈다.

그런데 기쁨은 잠시뿐이었다. 실리콘 관을 통해 복강에서 오물처럼 보이는 짙은 색 액체가 흘러나오기 시작했다. 가슴이 다시 철렁 내려앉았지만 액체의 양이 적어서 그냥 기다려보기로 했다. 하지만 하루가 더 흐르자 양이 많아졌다. 봉합 부위가 터진 것이 확실했다. 다시 수술에 들어갔다. 봉합 수술 후 보름 만이었다. 인공항문을 내는 데 대한 부담 때문에 일차 봉합하고 그대로 둔 것이 결과적으로 손해였다.

수술에 들어가보니 봉합했던 대장이 완전히 녹아서 터져 있었다. 하는 수 없이 먼저 오른쪽 회장을 밖으로 들어내어 인공항문을 만들었다. 터진 대장 부위는 꿰맬 수 없을 정도로 부종이 생겨 그 부위에서 밖으로 인공항문을 두 개 냈다. 대장 천공 수술은 잘못 선택하면 나중에 훨씬 더 힘든 상황에 직면하게 된다. 뼈아픈 경험의 와중에서 나는 L 교수의 도움을 받아 그리 어렵지 않게 수술을 마쳤다. 수술실 밖으로 나와 환자 가족에게 수술 결과를 설명했다.

환자가 진단이나 치료를 위해 검사나 처치를 받다가 불의의 큰 고통을 겪게 되면 담당의사는 어떻게 해야 하는가? 내 실수가 없었다고 변명할 수는 없다.

부신 종양의 조직 검사 결과가 나왔다. 양성 종양이었다. 환자의 딸은 며칠 전부터 조직 검사 결과에 관해 몇 차례나 물었던 터라 결과를 알고 나서 더욱 실망스러워했다. 악성 종양이었다면 그나마 서로에게 조금이라도 위로가 되었을지 모른다.

오랫동안 오염된 내장과 복부의 상처 부위는 항생제에 내성이 있는 반코마이신 내성 장구균(Vancomycin resistant enterococci, VRE)에 감염되어 있었다. 가장 강력한 항생제에도 내성을 보였다. 감염 정도를 알 수 있는 백혈구 수치도 정상의 두 배가 넘어 20,000 이하로 내려오지 않았다. 따라서 비록 내성을 보여도 항생제 투여를 중단할 수 없었다.

환자의 상태는 아주 천천히 호전되었다. 멍한 얼굴로 약간 웃기도 했다. 전에는 불편한지 물으면 아무런 반응이 없었는데 이제는 고개를 끄덕이거나 저으며 의사 표시도 했다. 또 오랫동안 인공호흡을 위해 기관지에 삽입한 튜브 때문에 성대가 많이 지쳐 목소리를 내지 못했는데 한 주가 더 지나자 모기 소리만 하게 말도 했다. 또 한 주가 지나자 물을 마실 수 있었다. 곧 미음과 죽까지 먹을 수 있게 되었다. 얼마 후에는 누워 있는 동안 약해진 팔과 다리의 재활 운동을 계속하여 휠체어를 탈 수 있었다. 그리고 수술 후 57일 만에 드디어 환자는 감옥 같다고 여기던 중환자실에서 벗어나 일반 병실로 갔다. 일주일 후 환자는 물리 치료실에서 보행 보조기를 잡고 몇 발짝씩 걸음 연습까지 했다. 식사량이 조금씩 늘어나면서 백혈구 수치도 서서히 떨어졌다.

그런데 환자는 겨울에 첫 수술을 받고 나서 9개월이 지난 무렵에 의식이 희미해지기 시작했다. 헛소리도 했으며 지난달에는 종일 울기도 했다. 신경과와 정신과 교수들이 번갈아 회진을 하며 증상을 분석하고 해결책을 모색했다. 가끔씩 발생하는 경련, 의식 혼탁 등은 뇌세포 이상일 수 있으므로 신경학적 문제인 듯했고, 종일 울거나 혼자서 어설프게 웃는 증상은 정신과적 문제인 듯했다. 하지만 MRI, 뇌파 검사 등을 종합하여 분석한 신경과 교수는 신경 질환이 아니라 대사성 질환이라고 했고, 정신과 교수는 우울증을 포함한 일반 정신적 질환은 아니라고 했다.

병원에서는 이 환자의 증상을 해결하기 위해 관련 교수들의 회의를 소집했다. 나를 포함해 신경과, 정신과, 내분비내과, 신장내과, 영상의학과 교수가 모두 한자리에 모여 그동안의 경과를 재검

토하며 토의했다. 결론은 대사성 질환으로 나왔다. 즉 신경세포의 이상이나 정신과적 원인이 아닌 영양분과 전해질의 대사 이상 때문이라는 것이다.

하지만 간병인이 열심히 식사와 영양 공급을 돕고 운동을 시켜도 환자의 증상이 호전될 기미를 보이지 않았다. 추석 연휴가 지난 어느 날, 급기야 와서는 안 될 것이 오고야 말았다. 갑자기 호흡이 거칠어지다가 멎었다. 새벽 두시였다. 나는 한 시간 전에 잠이 들었다가 깨서 무거워진 눈꺼풀을 치켜뜨며 중환자실로 들어섰다. 당직이던 전공의 3년차 H 선생은 심폐소생술(cardiopulmonary resuscitation, CPR)을 하고 나서 환자의 상태를 지켜보고 있었다.

그런데 회생할 수 없을 것 같던 환자가 아침이 되자 전과 같은 상태로 돌아왔다. 환자는 중환자실에 이틀간 머물다가 거짓말처럼 일반 병실로 돌아왔다. 오히려 의식이 좀 더 좋아진 듯했다. 환자의 상태가 개선되자 드디어 MRI 검사도 할 수 있었다. 다시 회의를 소집하려고 날짜를 봤는데 3일 연휴가 코앞에 있어 바로 날짜를 잡을 수 없었다.

연휴 두 번째 날 오후였다. 입 안에 출혈이 약간 있어서 전날 당직의사가 환자를 중환자실로 옮겨놓았다. 확인해보니 혈소판 수치가 많이 떨어졌고 코 뒤쪽에 출혈이 있었다. 보기에는 전날과 별로 차이가 없는 듯했다. 여전히 멍한 표정으로 바라보고 음식도 잘 먹지 못했다. 약간씩 스며 나오는 출혈을 막으려고 이비인후과 전공의가 몇 차례 거즈로 압박 처치를 했으나 출혈이 완전히 멎지는 않았다. 간간이 간호사들이 코 뒤로 넘어가는 혈액을 흡인해내곤 했다.

그런데 의료진의 심신 상태가 가장 가라앉은 시간대인 새벽 두 시 반에 환자는 다시 새파랗게 넘어갔다. 기도가 막혔다. 다른 환자 때문에 중환자실에 있던 전공의 S 선생이 급히 기관지 삽관을 하고 심폐소생술을 실시하여 겨우 호흡을 되돌렸다. 나는 새벽 세시에 응급 호출을 받고 병원으로 달려갔다. 이미 보호자인 가족이 환자 곁에 와 있었다. 환자는 호흡은 돌아왔으나 의식이 불분명하고 운동 반응이 없었다. 인공호흡기를 달아주고 아침까지 기다려보기로 했다.

하지만 아침이 되어도 환자는 의식이 없었다. 뇌사 상태였다. 오후에 가족을 만났다. 거의 열 달간 시달리다 보니 가족도 너무나 지쳐서 초반처럼 거칠게 항의하지도 못했다. 왜 이 병원에 왔을까 하는 자조적인 푸념까지 했다. 나는 "전적으로 보호자 분의 말씀이 맞습니다. 저의 실수로 이 지경까지 오게 되어 정말 송구스럽고 죄송합니다. 하지만 희망이 완전히 없는 것은 아니니까 끝까지 최선을 다하겠습니다."라고 사과와 위로밖에 할 수 없었다.

그 후 며칠 만에 한 번씩 혈압이 떨어졌다. 강심제를 투여해 가까스로 혈압을 올리곤 했는데 어느 날 오후에 갑자기 운명의 순간이 닥쳐왔다. 혈압이 40까지 떨어졌다. 심장 박동과 혈압을 유지하기 위해 마지막 단계에서 사용하는 에피네프린과 노르에피네프린을 저용량에서 고용량까지 투여했다. 하지만 혈압은 올라가지 않았고 생명의 엔진이 서서히 꺼져갔다.

이 사실을 가족에게 알렸다. 그들은 차례로 중환자실에 들어와 환자를 보고 갔다. 그들 중 재수술 때 "죽이든 살리든 마음대로 하시오!"라고 했던 환자의 동생과 딸이 중환자실 한구석의 작은 칸막이 방에서 나를 기다리고 있었다. 나는 오전 내내 수술에 매달리다가 오후 두시가 넘어서야 수술복을 벗지도 못하고 마스크만 앞으로 내린 채 중환자실로 달려갔다. 환자의 가족은 긴밀하게 이야기를 나누고 있었고 나를 맞는 표정이 예상보다는 편했다.

내가 먼저 말문을 열었다. "면목 없습니다. 저의 실수로 환자분이 생명을 잃을 상황이 되어 뭐라 위로의 말씀을 드려야 할지 모르겠습니다. 제가 할 수 있는 모든 위로의 방법을 찾아보겠습니다." 그들은 이미 마음의 준비가 되어 있는 듯했다. 환자의 동생이 높지 않은 톤으로 푸념하듯 말했다. "의사가 수술을 하다 보면 실수로 대장에 구멍을 낼 수도 있다 이거야. 하지만 그 후에 몇 번 살릴 수도 있었잖아. 에이, 이런 사람을 믿은 우리가 바보지."

의사의 실수로 환자가 죽으면 의사는 무슨 책임을 질 수 있는가? 죽은 환자를 살릴 수 없으니 당장에는 사과와 위로와 변명의 말을 늘어놓는 것 말고 할 수 있는 것이 아무것도 없다. 이 가족에게는 변명은 못하고 사과와 위로밖에 할 수 없었다. 환자가 생명을 잃은 것에 대해 법적으로 따져 배상하라면 그렇게 할 수밖에 없고, 형사상의 책임을 묻는다면 그에 상응하는 벌 또한 달게 받을 수밖에 없다.

나는 "어떤 방법으로든 책임지라고 하시면 책임을 지겠습니다. 삼가 심심한 위로의 말씀을 드립니다."라고 다시 한 번 위로의 말을 했다. 그때 전공의 P 선생이 커튼을 밀치고 들어왔다. 마취된 환자가 수술실에서 나를 기다리고 있다고 했다. 내게는 푸념과 침묵과 한숨과 방향 잃은 시선이 번갈아 가슴을 조여오는 그 칸막이 방에서 빠져나갈 구실이 생긴 꼴이 되었다. 그래도 나는 나 때문에 생명이 꺼져가는 환자와 그 슬픈 가족을 두고 다시 다른 생명을 구하러 가야 했다.

환자의 동생이 "가보세요. 일단 신경 쓰지 말고 수술하세요. 절대 실수하지 마세요."라고 부드럽게 이야기했다. 나는 자리를 떠나 수술실로 갔다. 수술 중에 전공의 P 선생에게서 전갈이 왔다. 환자가 심장이 멎어 사망했다고.

외과의사의 명백한 실수를 인정해 병원 당국이 적합한 절차를 거쳐 장례를 치러주고 유가족에게 보험금과 위로금을 전달한 후 일이 마무리되었다. 하지만 유가족의 마음 한구석에는 나와 병원을 향한 원망과 비난이 언제까지나 남아 있으리라.

외과의사의 실수로 환자가 죽고 난 후에 실수를 명백하게 설명할 수 있는 경우도 있지만 아무리 되짚어보아도 설명할 수 없는 경우가 있다. 그렇기에 외과의사는 어떤 환자에게든 항상 신중하게 최선을 다하고 겸손한 자세로 결과를 지켜봐야 한다.

17세기 독일의 철학자이자 과학자인 고트프리트 라이프니츠

(Gottfried Wilhelm von Leibniz)는 "위대한 의사가 위대한 장군보다 더 많은 사람을 죽인다."라고 말했다. 이것은 의술이 초보 단계이던 시대의 이야기로 암 정복을 눈앞에 둔 현대에는 어불성설일 수 있다. 하지만 불가피한 합병증과 사망에 대한 경고로서는 여전히 의미가 있다.

날마다 나는 마취되어 누워 있는 환자를 내려다보면서 피부를 절개하기 전에 기도를 한다. 부디 실수하지 않게 해달라고. 환자가 회복하여 영육 간의 건강한 삶을 이어가게 해달라고.

31장

외과는 즐거운 3D

고도 산업화의 과정을 거쳐 소득 수준이 늘어나면서 우리는 심신의 건강과 행복을 추구하는 웰빙(well-being)과, 건강하고 환경친화적인 삶을 추구하는 로하스(LOHAS)[3]의 시대를 살고 있다. 그런데 개인의 안녕과 행복을 중시하는 풍조에는 대가가 따랐다. 1980년대 후반 이후 사회를 골고루 발전시키고 지탱해주는 궂은일을 하는 사람들이 급격히 감소해왔다. 이제 힘들고(difficult) 위험하고(dangerous) 지저분한(dirty) 3D 직종에 대한 기피 현상은 심각한 수준에 이르러 외국인 노동자들이 빈자리를 메우고 있다.

의료계에서는 의료보험이 시작된 후 외과가 화이트칼라가 아닌 블루칼라의 3D 분야로 전락하여 의사들이 성형외과를 비롯한 일부 분과를 제외하고는 외과 분과 대부분을 기피해왔다. 힘들게 일한 만큼 대접을 받지 못하기 때문이다. 미국을 비롯한 선진국에서는 외과에 외국인 의사들이 들어와 날로 증가하고 있다.

그렇지만 아직도 이 땅에는 소신과 신념을 갖고 외과를 고집하는 의사들이 있다. 지난 해 3월 초에 외과의 신입 전공의들을 환영하는 연례행사가 시내의 음식점에서 있었다. 한 신입 전공의가 자신을 소개하면서 외과를 지원한 동기를 이렇게 말했다.

"제가 외과를 지원하게 된 것은 외과가 3D이기 때문입니다. 제가 말하는 3D란 Dynamic(역동적인), Dramatic(극적인), Dreaming(꿈이 있는)입니다. 열심히 공부하고 수련해서 저의 꿈을 이루어가도록 최선을 다하겠습니다."

우레와 같은 박수가 쏟아졌다. 그의 3D 선언은 외과에 몸담아온 선배 전공의들과 교수들에게도 큰 울림이 있었다. 돌아보니 내게도 그가 말한 3D에 해당하는 경험들이 많았다. 그리고 지난 여름에 가장 인상적이고 즐거운 3D를 경험했다.

case 7월 중순, 병원협회에서 주관하는 수련병원 실태 조사와 병원 신임 평가가 열렸다. 지난해에 이어 올해도 나는 학회의 수련 위원으로 이틀에 걸쳐 거기에 참석하기로 되어 있었다. 출장 이틀 중 첫날에는 서울 시내 대학병원을, 다음 날에는 종합병원을 방문해야 했다. 아울러 저녁 시간을 이용하는 개인 일정도 챙겼다. 첫날 저녁에 평소 전화와 이메일만으로 소식을 주고받은 출판사 편집자와 친구를 만나기로 했다. 그리고 늘 그랬듯이 이틀간의 출장을 위해 한 달 전에 외래 환자의 진료와 수술 일정을 미리 조정해 두었다.

요즘 서울 출장은 고속열차(KTX) 덕분에 많이 편해졌다. 아침 일찍 출발하면 여유 있게 학회나 회의에 참석하고 저녁 무렵에 돌아올 수 있어서 시간 낭비와 피로가 그다지 심하지 않다. 나는 첫날 아침 여섯시 반에 KTX에 올랐다. 날마다 바쁘게 살아가는 내게 열차를 타는 1시간 40분은 대단히 소중한 시간이다. 읽다가 만 책을 마저 읽거나 논문 한 편을 읽거나 잠시 눈을 붙이며 휴식을 취할 수 있는 시간이다. 또한 떠오르는 햇살이 푸른 숲과 논밭을 비추는 풍경을 차창 너머로 바라보며 조용한 아침 묵상에 젖을 수 있는 귀한 시간이기도 하다.

서울역에 거의 닿을 무렵 병원에서 전화가 왔다. 함께 일하는 젊은 K 교수의 약간 긴장된 목소리가 들렸다. "부산의 한 대학병원에서 뇌사자 가족이 장기 기증을 결정했습니다. 오전 아홉시에 그곳 뇌사판정위원회에서 최종 판정을 합니다. 국립장기이식관리센터(KONOS)에서 우리 병원의 여성 환자 A 씨에게 간을 배정했습니다. 오후 다섯시에 뇌사자 장기 적출 수술을 할 수 있다고 합니다. 출장 중이신데 수술이 가능하겠습니까?"

나는 내과로부터 의뢰받아 일주일 전에 A 씨를 병실에서 진찰했다. 그는 만성 B형 간염을 10년 넘게 앓아오다가 1년 전에 간경변증 판정을 받았다. 최근 몇 달간 황달이 서서히 진행되어 6개월 전에 서울의 큰 병원에 뇌사자 간이식 등록을 해두었다. 환자는 복수가 많이 생기고 얼굴에 누른빛이 짙어지자 스스로 심상치 않음을 알았다.

환자에게는 아들 하나와 며느리, 딸 셋과 사위들이 있었는데 모두들 안타까워했다. 세 딸은 하나같이 혈액형과 간 크기가 맞으면 자기 간을 떼어주고 싶다고 나섰으나 그들 모두 수직 감염[4] 된 간염 항원 보균자들이었다. 의학적으로 볼 때 몇 년 후에는 그들이 어머니와 같은 처지가 될 수도 있었다. 이틀 전에는 '마침내' 며느리와 사위 한 사람이 자기 간을 기증하겠다며 외래 진료실로 찾아와 기증자로 적합한지 알아보는 검사에 들어갔다. 그러나 사위는 본가의 완강한 반대 때문에 검사를 받지 못했고 며느리도 친정 식구들의 반대를 이기지 못해 포기하고 말았다.

K 교수는 말을 이었다. "그런데 환자가 어젯밤부터 하혈을 하고 있습니다. 자궁과 항문에서 동시에 출혈이 일어나고 있습니다. 산부인과에서 응급으로 초음파 검사를 한 결과 자궁에서 종양이 발견되었습니다. 혹시 악성일지 몰라 일단 조직 검사를 할 예정이고 항문 출혈이 상당히 심해 대장 내시경검사를 계획하고 있습니다. 수혈도 할 예정입니다. 그리고 환자의 의식이 약간 혼미합니다. 그대로 두면 하루나 이틀이 고비일 것 같습니다." 나는 "검사는 검사대로 하면서 그때그때 환자 가족에게 상황을 설명하고 수술은 가능하면 저녁 시간에 시작할 수 있도록 진행하세요."라고 한 뒤 전화를 끊었다.

나는 서울역에 도착해 평가가 예정된 병원으로 갔다. 병원협회에서 시행하는 이 평가는 각기 다른 병원에서 근무하는 위원들이 한 조가 되어 한다. 지방 병원에 근무하는 위원들은 서울 소재의 병원을, 서울의 병원에 근무하는 위원들은 지방의 병원을 평가한다. 평가 중에서 학회 수련 위원이 실시하는 각 과별 전공의 수련 실태 조사가 평가받는 병원한테는 매우 중요하다. 평가 결과에 따라 전공의 책정에서 제외되거나 불리할 수 있기 때문이다. 한편 경험 많은 평가반이 행정과 수련, 간호 등 전반적인 병원 경영에 대해 지적해주는 사항들은 평가받는 병원에 컨설팅만큼이나 유익하다. 원래 바둑이든 장기든 옆에서 훈수 두는 사람에게 수가 더 많이 보이는 법이다.

또 반대로 생각하면 이러한 평가는 평가받는 쪽뿐 아니라 평가하는 쪽에도 득이 된다. 평가자 자신이 몸담고 있는 병원보다나은 점은 배워서 개선 방안을 모색하고, 못한 점은 반면교사(反面教師)로 삼을 수 있다. 사실 자신이 근무하는 병원이 평가받으면 준비해야 할 서류와 절차가 귀찮고 부담스러울 수 있다. 평가자들은 수련병원의 전공의 인원과 수련 계획이 적절한지, 수술 건수가 수련에 적합한 정도인지, 집담회는 적절히 이루어지는지, 논문 지도는 적절히 이루어지는지 등을 점검한다. 수련병원의 각 과별 과장과 전공의 대표 한 사람은 자료를 제출하고 평가자에게 설명을 해야 한다.

평가 중에 몇 번이나 K 교수로부터 전화가 왔다. "산부인과에서 실시한 조직 검사에서 환자의 종양이 악성이 아니라는 결과가 나왔습니다. 대장 내시경 검사에서는 대장 위쪽 어디에서 출혈이 있는 것으로 나타났는데 정확한 출혈 부위는 찾지 못했습니다. 상부 위장관 내시경 검사도 동시에 진행했는데 말입니다." 나는 환자의 혈액 응고 인자에 대한 검사 결과를 물었다. "엄청 나쁩니다. PT(프로트롬빈 시간)[5]와 aPTT(활성 부분 트롬보플라스틴 시간)[6]가 측정할 수 없을 정도로 늘어나 있습니다(간 기능이 떨어져 혈액 응고 인자 합성이 거의 안 되고 있음)."

환자의 상태가 매우 좋지 않은 듯했다. 나는 "간이 나빠서 출혈이 심해졌군요. 그렇다면 간을 교체하면 모든 문제가 한꺼번에 해결되겠네요. 가족에게 수술과 최악의 상황에 대해 설명하고 수술에 동의하면 그대로 진행합시다."라고 하며 이식 수술의 필요성을 재차 확인했다.

평가와 강평을 마치고 나니 오후 네시가 넘었다. 나는 저녁에 만나기로 한 두 사람에게 전화를 걸어 상황을 설명하고 약속을 취소했다. 편집자와 만나 원고에 대해 논의하고 오랫동안 못 본 친구와 회포를 풀며 간만에휴식할 수 있을 거라는 기대가 사라졌다. 대신 밤새 수술을 하고 나서 다음날 새벽 기차로 다시 서울에 와야 했다. 만약 수술이 늦어지면 다음 날 평가에 참석하지 못할 수 있어서 평가반장에게 미리 양해를 구했다. 나는 곧장 서울역으로 가서 오후 여섯시발(發) 대구행 KTX에 올랐다. 한 시간 전인 오후 다섯시에는 이미 K 교수 일행이 구급차를 타고 대구를 출발해, 뇌사자가 있는 부산의 대학병원에 간을 적출하러 갔다.

오후 여덟시를 갓 넘긴 시간에 병원 중환자실로 올라갔다. 환자는 얼굴에 누른빛이 짙었고 피부는 핏기가 없어 푸석푸석했다. 생각보다 출혈이 많지는 않은 듯했고 수혈은 계속되고 있었다. 간의 CT 영상을 보았다. 심한 간경변증으로 간이 오그라들어 있었고 배 안에는 복수가 가득했다.

대기하고 있는 가족에게 다가갔다. 딸들과 사위들 그리고 며느리도 있었다. 나는 앞뒤 설명은 하지 않고 한마디만 했다. "지금 상태에서 간 이식 수술은 마지막 선택입니다. 동의하신다면 곧바로 진행하겠습니다." 딸들 중 하나가 절망보다는 희망의 표정을 보이며 "네, 알겠습니다, 교수님. 서울 출장 중이신 걸로 들었는데 내려와주셔서 감사합니다. 최선을 다해주십시오. 열심히 기도하겠습니다."라고 했다.

나는 어머니에게 죽음의 그림자가 드리워진 것을 느낀 가족들이 필사적으로 간 이식을 원한다는 것을 두 차례 면담에서 알 수 있었다. 오랫동안 서울의 병원에 뇌사자 간 이식 등록을 해두었지만 차례가 돌아오지 않아 며칠 전에 본원의 장기 이식 사무실로 대기 병원을 옮겼다. 간 이식 대기 병원을 옮기고 나서 환자의 가족들은 뇌사자가 기증하는 간이 어머니에게 분배되기를 더욱 간절히 기도했다. 그런데 겨우 3일 만에 간 이식을 배정받게 되리라고는 가족도, 의료진도 예상하지 못했다. 더구나 환자가 어디선가 계속되는 출혈 때문에 생명의 기운이 다해가고 있는 상황이었다.

나는 전공의 S 선생에게 수술 준비를 지시하고 연구실로 갔다. 수술 전에 조용히 수술 계획을 점검하고 아틀라스(도해서)를 보며 수술 장면을 머릿속으로 그려보는 것이 습관이 되어 있었다. 나는 미국 베일러 의과대학의 간 이식 전문 외과의사 고란 클린트말름 (Goran B. Klintmalm) 교수 등이 쓴 『간 이식 아틀라스』를 다시 들춰보았다. 한 시간이 되지 않아 환자가 수술실로 들어간다는 연락이 왔다.

간 이식은 수술 시간도 오래 걸리지만 간 절제와 이식 중에 한 시간가량 간 주위 혈류를 차단해야 하고 때로는 걷잡을 수 없는 대량 출혈이 생길 수 있기 때문에 수술 시작 전에 마취과에서 준비해야 할 것들이 많다. 그렇다 보니 수술을 시작한 시간은 밤 열한시가 지나서였다. 때마침 부산에 갔던 K 교수 일행이 간을 냉장 상자에 담아 돌아왔다.

환자의 배는 만삭의 산모처럼 불러 있었다. 나는 "저 속에 들어 있는 것이 복수일까, 가스일까, 출혈일까? 아니면 그것들의 복합물일까?"라고 S 선생과 나 스스로에게 물었다. 답을 기대한 것은 아니었다. S 선생은 답은 하지 않고 난감한 듯 배시시 웃기만 했다.

복부를 절개하니 복수가 엄청나게 많이 쏟아졌다. 유리병에 흡인해낸 것만도 3,000밀리리터가 넘었다. CT 영상에서 본 대로 간의 표면은 거칠었고 주먹만 하게 오그라들어 있었다. 병든 간을 떼어내는 데는 별 어려움이 없어서 두 시간 만에 분리해냈다. 하지만 경화된 간을 떼어낼 때 혈관을 잘못 건드리면 피가 멎지 않을 수 있다. 혈액 응고 기능이 거의 상실된 데다 장에서 간으로 흘러들어가는 혈관이 거의 막혀 간문맥 혈압이 높기 때문이다.

새벽 두시에 K 교수와 혈관 수술에 능숙한 G 교수가 들어와 함께 간의 혈관을 접합하는 수술을 시작했다. 혈관 수술은 언제나 시간의 압박을 받는다. 특히 이식 수술에서는 이식할 장기를 냉장 상자에서 꺼낸 후 혈관 연결 시작부터 혈액 재관류까지의 시간이 짧을수록 수술 결과가 좋기 때문이다. 일정 시간 안에 혈액을 재관류시키지 못하면 간세포의 일부분이 손상되어 일차 기능 부전의 가장 흔한 원인이 된다.

그래서 이때 지침기를 잡고 있는 외과의사의 손은 떨리게 되어 있다. 나는 간 이식을 하는 국내외 유명 외과의사들의 수술을 직접 지켜보았는데 이때 조금이라도 손을 떨지 않는 외과의사를 본 적이 없다. 그런데 G 교수는 신장 이식 수술을 줄곧 해와서인지 손이 거의 떨리지 않았다.

정맥은 접합 수술을 한 자리의 이음매가 매끈하지 않으면 혈전이 생길 수 있다. 정맥 혈액은 동맥 혈액과 달리 심장 박동의 압력을 받아 흐르는 것이 아니라 심장 박동 후의 음압에 의해 빨려 들어가기 때문이다. 따라서 혈관이 안으로 말려 들어가지 않게 단면을 바깥으로 뒤집어 꿰매는 것이 중요하다. 그러나 이렇게 바느질을 하면 성가시고 시간이 많이 걸릴뿐더러 간 이식같이 봉합해야 할 부위가 깊숙이 있으면 쉽지 않을 수 있다.

그래도 G 교수는 단면이 바깥을 향하게 뒤집어 봉합하는 방법을 꾸준히 지켜왔다. 그도 수술 시간이 짧을수록 수술 결과도 좋다는 것을 알고 있었으나 장기적으로 발생할 수 있는 합병증을 예방하는 데에도 세심하게 주의했다. 그는 간 상부와 하부의 대정맥 연결을 끝내고 간문맥 혈관 연결도 마무리했다. 한순간도 거침이 없는 탁월한 솜씨였다. 혈관 수술 중에 간 아래위의 대정맥 혈액을 차단하기 위해 튼튼한 혈관 겸자(clamp)를 집어두었는데, 드디어 그것을 풀어 혈액을 재관류시킬 때가 임박했다.

미국 연수 시절 나는 혈액이 재관류된 후에 새로 옮겨 심은 장기에 발생하는 손상 기전과 손상 방지 방법에 관한 동물실험과 임상시험에 많은 시간을 바쳤다. 약 5개월 동안의 동물실험에서 생쥐 300여 마리가 희생되었다. 그렇게 해서 얻은 결론은 어쩌면 당연한 것이었다. "피가 흐르지 않는 시간이 짧을수록 손상이 적다. 차갑게 보존되어 있는 용기에서 꺼내 환자의 몸 안으로 가져온 시점부터 혈관 연결이 끝나고 혈액이 재관류되기까지 걸린 시간이 짧을수록 결과가 좋다." 주관적으로 당연하다고 생각되는 것을 객관적으로 분명한 사실로 확인하는 것도 과학자인 의사의 역할 중 하나이다. 그리고 허혈/재관류 처치 후의 미세한 세포 변화까지 손끝으로 느꼈는데 이 경험은 안전한 수술에 큰 밑천이 되었다.

대개 간정맥과 간문맥 접합 수술에 40~60분쯤 걸리는데 이날은 50분 정도 걸렸다. 마취과에서 복부에서 심장으로 혈액이 갑자기 과다하게 흘러들어갈 것에 대비해야 하기에 나는 "혈액 재관류 1분 전입니다."라고 일러주었다. 혈관 겸자 3개를 차례로 풀고 혈류를 개통했다. 창백하던 간이 갑자기 불그스레하게 변하면서 약간씩 부풀어올랐다. 새벽 세시를 넘어갈 때였다. 혈압과 맥박이 요동치는 순간도 있었지만 마취과 과장이 안정된 음성으로 "심장에 아무런 문제가 없습니다. 계속하세요."라고 했다.

곧바로 간동맥 연결을 시작했다. 간에 혈액이 재관류되고 나면 지름 3~5밀리미터인 간동맥을 연결하는 작업은 좀 느긋하게 할 수 있다. 이때는 미세 현미경 수술을 하면 더욱 정확하게 연결할 수 있다. 하지만 한밤중에 성형외과의 도움을 받는 것이 부담스러웠고 시간도 더 걸리기 때문에 G 교수가 평소처럼 능숙한 솜씨로 15분 만에 간동맥 연결 수술을 마치고 간동맥 혈액을 재관류시켰다. 그제야 G 교수는 자신의 역할이 끝나 수술 장갑을 벗고 수술실에서 나갔다.

이제 담도만 연결하면 끝이었다. 이때는 초음파 기구로 간문맥과 간동맥 혈액이 간 안쪽까지 잘 흘러가는지 보기 위해 혈류 속도까지 측정해야 한다. 새벽 세시 반에 초음파실 직원과 영상의학과 K 교수를 불러내기가 민망했지만 결국 어쩔 수 없이 그들의 단잠을 깨웠다. 그들을 기다리는 동안 담도를 연결했다. 간 기증자의 담관이 정상보다 두 배나 굵었고 환자의 담도도 늘어나 있어서 연결하기가 어렵지 않았다.

이윽고 영상의학과 K 교수와 숙련된 초음파실 기사인 L 선생이 최신형 초음파 기구를 끌고 들어와 검사를 시작했다. 간정맥, 간문맥 혈류는 도랑물처럼 콸콸 흘렀고 간동맥의 혈류 속도도 충분했다. 모두들 서로 쳐다보며 웃었다. 어느덧 새벽 다섯시였다.

수술 마무리와 뒷정리는 K 교수와 전공의들에게 맡기고 수술실을 나왔다. 수술실 밖에서 초조하게 기도하며 밤을 샌 가족에게 절반쯤은 성공한 것 같다고 설명했다. 하지만 그들도 지쳐서인지, 아니면 이미 예상한 결과여서인지 별 감흥이 없어 보였다.

휴게실에 가니 따뜻한 콩나물죽과 충무김밥이 준비되어 있었다. 아침 여섯시 반 열차로 서울에 가야 한다고 수술 전에 미리 얘기해놓았더니 간호사가 아침밥까지 챙겨주었다. 부담을 준 듯해 미안하면서도 너무나 고마웠다.

샤워를 하고 연구실로 돌아오니 여섯시가 넘어 날이 환했다. 서둘러 택시를 타고 역으로 가 열차에 올랐다. 곧바로 잠을 청했으나 잠이 오지 않았다. 피곤하기보다는 산뜻한 기분이었다. 나 자신이 생경했다. 한숨도 자지 않고 밤을 가로질렀는데 어떻게 피곤하지 않을 수 있을까? 집중하여 의미 있는 일을 하면 뇌에서 도파민과 엔도르핀이 더 많이 분비되어 몸을 들뜬 상태로 만드는지 모른다.

서울역에 도착하여 그날 평가가 예정된 병원으로 향했다. 회의에 10분이나 늦었지만 모두들 밤샘 수술을 한 나를 너그럽게 이해해주었다. 그 병원은 규모는 작았지만 입구부터 내부까지 조경과 정비가 잘 되어 있었고 무척 깨끗했다. 그곳에서 일하는 사람들도 조용하고 품위가 있어 보였다.

나는 전날처럼 외과 전공의 수련 관련 서류부터 꼼꼼히 살펴보기 시작했다. 그런데 오후 한시까지 10여 개 과의 서류를 보는 동안에도 나는 의식이 너무 맑아 다시 한 번 놀랐다. 간혹 잠을 서너 시간밖에 자지 못하면 다음 날 오전에 피곤해서 수술실이나 외래 진료실에서 졸리거나 하체가 풀어지는 느낌을 받는데 그날은 달랐다. 오후 점심시간이 지나도록 하품 한 번 나지 않았다. 인체의 신비가 놀라울 따름이었다.

평가단은 오후 두시가 되어서야 강평을 마친 뒤, 북한산 자락의 레스토랑으로 식사를 하러 갔다. 그곳에서 평가 위원들은 병원의 문제점과 개선 방안에 대해 좀 더 솔직하고 세밀한 대화를 나누었다. 이 평가를 통해 나는 평가하는 입장과 평가받는 입장에서 많은 것을 배웠고 장차 그것을 하나씩 구현해보기로 했다.

나는 피곤하기도 하고 어제 지키지 못한 약속을 다시 지키기 위해 네시쯤 레스토랑을 나왔다. 지하철을 타고 서울역으로 갔다. 서울역에 도착해 병원 중환자실로 전화를 걸었다. "S 선생 수고 많이 했어요. 좀 쉬었어요? 환자 상태는 어때요?" "혈압과 맥박은 정상이고 인공호흡기를 달고 있습니다. 간동맥 혈액의 산소압은 매우 좋습니다. 출혈은 거의 없고 소변은 조금씩 나옵니다. 혈액 검사에서 빈혈은 없고 PT, aPTT가 어제보다 좋아졌습니다."

이어서 나는 환자의 의식이 어떠한지 물었다. S 선생은 "인공호흡기를 달고 있지만 고개를 끄덕이거나 저으면서 의사 표현을 조금 할 수는 있습니다."라고 답했다. 다행이었다. "그래, 수고 많았어요. 여섯시 차로 내려갈 예정이니까 무슨 일 있으면 연락주세요."

서울역 광장에 남미 음악이 흐르고 있었다. 에콰도르에서 온 젊은 악사들이 자기네 전통 음악과 가요를 신나게 연주하고 있었다. 왠지 그들의 음악에 맞춰 흥얼거리고 싶었다. 그들이 파는 CD 두 장을 사서 출판사 편집자와 만나기로 한 약속 장소에 갔다. 전날 갑자기 약속을 취소한 것이 미안해 그에게 CD 한 장을 건넸다. 잠시 대화한 후에 열차에 오르니 그제야 피로가 밀려오기 시작했다. 집으로 돌아와 나는 깊은 잠에 빠져들었다.

환자는 수술 후 한 달 동안 입원해 있다가 퇴원했다. 그 후 처음 외래 진료실에 왔을 때는 여전히 휠체어를 타고 있었다. 수술 전의 상태가 워낙 나빴기에 말이나 행동도 느릿느릿했다. 환자는 "저, 저, 저, 간 이식, 수술 전, 아기 예수, 봤어요."라고 하며 엷게 웃었다. 나도 환하게 웃으며 "수술 후 잘 회복하셔서 축하합니다."라고 하며 두 손으로 환자의 손을 꼭 잡아주었다.

32장

누가 명의인가?

사람은 누구나 아프면 빨리 완벽하게 낫기를 원한다. 그래서 명의를 찾아다닌다. 시골 의사보다는 도시 의사, 이왕이면 중소도시 의사보다는 대도시 의사, 개인병원 의사보다는 대학병원이나 종합병원 의사, 알음알음으로 소개받은 의사보다는 언론에서 소개한 의사를 선호한다. 그렇지만 과연 이것이 명의를 찾는 올바른 기준인가? 명의란 어떤 의사인가?

명의라고 하면 일반적으로 『동의보감(東醫寶鑑)』을 지은 허준(許浚), 죽은 자도 살린 편작(扁鵲), 관우를 치료한 화타(華陀), 『본초강목(本草綱目)』을 지은 이시진(李時珍), 서양 의학의 아버지라 불리는 히포크라테스처럼 전설이나 위대한 업적으로 유명한 의사들을 먼저 떠올린다.

그런데 이들은 의료 행위를 전문으로 하는 현대의 과학적인 일반

의사와는 거리가 멀다. 우리가 의원이나 병원에서 만날 수 있는 의사들은 직업인이다. 그 많은 보통의 직업인 의사 중에서 명의를 찾는다는 것은 쉽지 않은 일임에 틀림없다. 미국의학협회(AMA)에서 10여 년간 의학교육분과 부위원장을 지낸 카를로스 마르티니(Carlos J. M. Martini) 박사는《미국의학협회저널》사설에서 어떤 의사가 명의이고 어떤 수술에 적임자인가에 대한 판단은 의료 전문인을 교육하는 데 중요한 문제지만 이 일만큼 어려운 일도 없을 것이라고 했다.[7]

의료 서비스는 의사에게는 일차적으로 수익 사업이지만 환자와 국가에는 전기나 통신 등의 공공재와 같다. 그렇다고 만약 국가가 영리(營利)보다 공리(公利)를 강조하여 의사에게 희생을 요구한다면 인간 본성에 따라 의료 서비스의 품질이 떨어질 수밖에 없을 것이다. 자본주의 사회에서 의료 서비스는 수요 공급의 법칙을 따르므로 어쩌면 철저히 경제 원리에 따라 평가되어야 할지 모른다. 하지만 환자의 목숨과 건강을 다루는 의사는 환자와 의사 모두에게 직업인 이전에 인간으로 인식될 수밖에 없다. 이러한 딜레마 속에서 우리는 과연 어떻게 명의를 찾을 수 있는가?

사람은 저마다 타고난 재능이 있다. 의사 중에도 이론에 강한 사람, 진단을 잘하는 사람, 약 처방을 잘하는 사람, 수술을 잘하는 사람, 환자 다루는 솜씨가 뛰어난 사람, 병원 경영을 잘하는 사람 등을 비롯하여 수백 가지 전문 영역 중 어느 하나에 재능이 탁월한 사람이 있다. 비록 그러하지만 우리는 의사 양성을 위한 과학적인 제도를 가지고 있기에 최소한 모든 의사를 환자를 치료할 수 있는 의술을 지닌 사람으로 인정할 수 있다. 만약 우리가 일부 언론처럼 이른바 명의만 선별하여 신뢰할 만한 의사로 인정한다면 그것은 일종의 자기부정 행위나 다름없다.

나는 이 어려운 명의 문제에 대해 다 같이 생각해보고자 한다. 이것은 의사에게는 자화상, 환자에게는 의사의 초상화를 세밀하게 관찰하는 기회가 될지 모른다. 나는 명의를 한두 마디로 정의하기보다 이상적인 의사의 실질적 조건들을 살펴보고자 한다.

유명한 의사는 모두 실력이 뛰어난가?

명의란 병을 잘 고쳐서 유명한 의사를 가리킨다. 하지만 입소문, 언론의 보도나 의료 프로그램, 광고를 통해 알려진 유명한 의사가 모두 실력이 뛰어나고 자기 전문 분야에 해당하는 모든 환자를 잘 치료할 수 있다고 말할 수는 없다. 의사의 입장에서 볼 때도 자신만의 특별한 비법을 가지고 일발필살(一發必殺), 백발백중(百發百中)으로 치료할 수 있는 의사는 없다.

입소문으로 유명한 의사는 효험을 본 환자들만의 과장으로 실력이 부풀려진 것일 수 있고, 환자나 질병의 특성에 따라 효험이 없을 수도 있다. 언론의 보도나 의료 프로그램에 자주 등장하여 유명한 의사는 언론의 의도에 맞는 장점만 부각된 경우일 수 있으므로 이면에 대한 정보를 수집해봐야 한다. 광고로 유명한 의사는 입소문이나 언론 노출로 유명한 의사보다 주의해서 선택해야 한다. 요즘은 병원들이 마케팅에 적극적이고 병원 간의 경쟁이 치열하다 보니 의료진 이력과 병원 규모 등에 대한 허위 또는 과장 광고까지 간혹 등장하고 있다. 특히 유사 의료 행위 업자나 무허가 의료 업자의 허위·과장 광고는 자주 볼 수 있다. 이런 소문이나 광고에 현혹되지 말고 환자는 자신을 잘 돌봐줄 수 있는 단골 병원과 주치의를 집 가까이에 두는 편이 훨씬 이득이다.

의사의 실력은 졸업한 의과대학이 좌우하는가?

의과대학을 졸업하고 의사국가고시에 합격해 의사면허증을 받은 사람이라면 누구나 의사임은 틀림없다. 하지만 의과대학에서의 실험과 실습, 의사국가고시의 이론적 검증을 거친 것만으로는 온전한 의사라고 할 수 없다. 의과대학 시절의 성적과 졸업 후 의사로서 성공하는 정도는 비례하지 않는 경우가 많다. 머리로 공부하는 때와 고통을 호소하는 환자를 대할 때 발휘되는 능력은 분명히 다르다. 의사로서 환자를 상대로 독립적인 의료 행위를 할 수 있으려면 반드시 최소 4~5년의 임상 수련 과정을 거쳐야 한다. 또한 동서양을 막론하고 예부터 의사는 엄격한 도제(徒弟) 시스템을 통해 양성해왔다. 그렇기 때문에 의사에게는 졸업한 의과대학보다 수련병원 선택이 중요할 수 있다.

수련 과정 중에 의사는 스승이나 선배로부터 의료 기술뿐 아니라 의료 철학도 전수받는다. 그래서 이 기간에는 비인부전(非人不傳)이 통한다. 비인부전이란 중국의 서성(書聖) 왕희지(王羲之)가 제자들에게 한 말로, 스승이 판단하여 적합한 인물이 아니면 가르침을 주지 않는다는 뜻이다. 세상에 완벽한 스승은 없지만 훌륭한 스승은 있고,

그 스승은 훌륭한 제자를 길러내기 마련이다.

하지만 어느 병원에서든 3년 이상 수련 과정을 거치면 누구나 기본적인 수술은 비교적 안정되게 진행할 수 있다. 이런 측면에서 보면 수련병원이 의사의 능력을 판가름하는 잣대라고 볼 수 없다. 의사들의 좀 더 분명한 실력 차이는 전문의 과정 후에 어떤 연수 과정을 거쳤느냐가 좌우한다고 볼 수 있다. 말하자면 다들 기본 실력은 비슷하므로 난이도가 높은 수술에 대한 더욱 전문적인 의술 등에서 차이가 날 수 있다.

다른 의사들도 그렇겠지만 뛰어난 외과의사가 되려면 무엇보다 경험이 중요하다. 외과의사는 수술 술기가 일정 수준에 오르기 전까지는 미숙하여 환자에게 합병증을 발생시킬 가능성이 높다. 또한 몇 밀리미터 손동작 실수에 환자의 생명이 오갈 수도 있다. 그러므로 각각의 경험을 바탕으로 환자 치료에 최선을 다하면서 최대한 많이 배우려는 자세가 필요하다.

작가 이은성의 『소설 동의보감』에서 안광익은 허준의 면상에 손가락질하며 이렇게 호통쳤다. "가소로운 소리! 의원 쳐놓고 병자의 생목숨 한둘 안 잡은 놈이 어디 있다더냐. 네가 하늘처럼 아는 유의태 또한 병을 잘못 짚어 애매한 생목숨 한둘쯤 안 잡았을 것 같으냐. 그런 실패를 딛지 않고서야 어찌 오늘날 저만 한 의원이 됐을까 보냐." 현재 아무리 이름난 외과의사라도 뼈아픈 실수를 경험하지 않은 사람은 없을 것이다.

의사들 간에는 능력 차이가 없는가?

컴퓨터가 고장 나서 본체를 서비스 센터에 들고 가면 먼저 안내 데스크에서 고객이 말하는 고장 증상을 접수한다. 다음에는 고장 증상에 대해 검사하여 정확한 진단을 내고, 고객에게 수리에 드는 시간이나 비용을 설명하여 수리 여부를 결정한다. 수리가 결정되면 진단 결과에 따라 하드디스크, 메인보드, 그래픽 카드, 전원 장치, 소프트웨어 등 각 분야별 전문가가 수리를 한다.

수리를 직업으로 하는 전문가라면 흔한 고장에 대해서는 기본 수리 실력이 비슷할 것이다. 하지만 드물거나 예외적인 고장에 대해서는 분석력과 수리 능력이 같다고 할 수 없다. 개인적 경력이나 특성에 따라 전문가 중에는 잘 알 수 없는 고장을 애써 분석하여 수리하지 않고 부품을 교체해버리려는 사람도 있을 수 있고, 자기한테 익숙한 방식으로 수리해보다가 더 고장 내는 사람도 있을 수 있다. 만약 이런 것으로 분야별 수리 전문가 모두를 종합 평가한다면 분명히 1등부터 꼴찌까지 순위를 매길 수 있을 것이다. 물론 이 순위는 경쟁을 통해 전문가들의 실력을 향상하는 데 긍정적인 영향을 주어 기업의 이익에 도움이 될 수는 있다.

하지만 이 순위가 오인되면 고객이 순위에서 상위를 차지한 소수 전문가들이 있는 서비스 센터로 집중되는 부작용이 생길 수 있다. 흔한 고장조차 그러한 서비스 센터로 몰리게 되면 전체 서비스의 품질이 자연적으로 떨어져 결국 피해는 고객과 다수의 전문가들에게 돌아간다. 세상의 어느 분야에나 탁월한 소수정예가 있다. 하지만 그들이 만능은 아니며 그들이 진정으로 필요한 상황은 따로 있다. 또한 그들은 자신과 분야의 발전을 위해 남들보다 월등히 더 많이 노력하기에 항상 시간과 휴식이 부족하다. 잘못하면 사회가 그들을 폐쇄적이고 왜곡된 우월의식을 지닌 존재로 만들 수도 있다. 따라서 전문가를 견지하는 데 간과해서는 안 될 중요한 사실은 비교에 따른 실력 차이 때문에 모든 전문가들이 지닌 평균적인 전문성을 무시해서는 안 된다는 점이다.

외과는 일반외과, 흉부외과, 정형외과, 신경외과로 나뉘고, 일반외과는 다시 대장항문외과, 간담도외과, 유방외과, 이식외과, 혈관외과, 소아외과 등으로 나뉜다. 요즘은 대부분의 환자들이 예약을 통해 지정 진료를 받기 때문에 질병 분야별 전문의를 만날 수 있다. 비록 예외적인 질병과 증상에 대해서는 전문의들 간에 이견이 있을 수 있지만 거의 대부분의 경우에는 오랜 공부와 수련을 거친 전문의의 진단과 치료가 옳다고 보아야 한다. 이것은 환자와 의사 간의 신뢰도를 높여 궁극적으로는 치료 결과에도 영향을 끼친다.

하지만 서양 의술이 가진 한계도 있다. 컴퓨터가 고장 나면 이상 부품을 찾아 고치거나 원인을 알 수 없더라도 교체하면 그만이다. 하지만 인체는 기계와 달라서 며칠 동안 온갖 검사와 진찰을 받아도 원인을 알 수 없는 질환이 허다하다. 환자는 극심한 고통을 호소하는데 의사가 대증요법밖에 사용하지 못하는 한계 상황은 늘 있을 수 있다.

여성 외과의사가 남성 외과의사보다 뛰어난가?

1세기경 로마의 위대한 의학 저술가 켈수스(Aulus Cornelius Celsus)는 저서『의학』에서 "외과의사는 젊어야 하고, 절대로 떨지 않는 튼튼하고 침착한 손을 가져야 하고, 왼손을 오른손만큼 능숙하게 사용해야 하고, 예리하고 맑은 시력을 지녀야 하며, 담대한 기개를 지녀야 하고, 연민에 가득 차 환자를 간절히 치료하고 싶어해야 하며, 그렇다고 환자가 고통을 호소하는 데 흔들려 건성으로 수술하거나 덜 잘라내서는 안 되고, 고통 호소에 흔들리지 않는 한 필요한 모든 수술을 해야 한다."라고 했다. 그리고 16세기 영국의 외과의사 존 핼리(John Halle)는 외과의사가 갖추어야 할 세 가지 조건으로 "독수리의 눈, 사자의 심장, 여성의 손"[8]을 제시했다.

켈수스와 존 핼리가 거론한 외과의사의 조건들을 자세히 살펴보면 남성보다 여성이 외과의사에 더 적합할 수 있다는 생각을 하게 된다. 남성에 유리한 조건으로 볼 수 있는 것은 "튼튼한 손, 담대한 기개, 사자의 심장"뿐인 듯하다. 그런데 런던 유니버시티 대학의 심리학 교수 크리스 맥마누스(Chris McManus)가 의학교육연구협회(ASME)에 보고한 바에 따르면, 남성이 여성보다 외향적이고 인간적 고뇌에 덜 빠지기 때문에 외과의사에 더 적합한 것으로 나타났다. 실제로 의과대학 입학 때는 수술에 대한 남녀 선호도 비율이 비슷하다가 수련 과정으로 넘어가면서 여성의 선호도가 남성의 절반 수준으로 떨어지는 경향을 보였다.[9]

근년 들어 우리나라도 의과대학 입학생의 절반가량이 여성이다.

3부. 외과의사가 들려주는 수술의 진실

그렇다 보니 대학병원에서 여성 외과 수련의를 흔히 볼 수 있다. 만약 크리스 맥마누스의 보고대로 여성이 수술에 적합하지 않아 외과 전공을 외면한다면 우리나라는 장기적으로 심각한 외과의사 부족 현상을 겪을 수 있다. 이를 막으려면 외과 영역 안에서 성별 재배치가 이루어져야 하는데, 그러려면 남성에게 적절한 수술과 여성에게 적합한 수술에 대한 비교 연구가 선행되어야 할 것이다.

외과의사에게 정년은 없는가?

진찰과 처방을 주로 하는 내과의사는 노년이 돼서도 많은 환자를 진료하기도 한다. 그렇다면 외과의사의 정년은 과연 몇 살일까. 65세? 70세? 아니면 각자 기력이 다하는 나이? 외과의사의 노년에 대해서는 18세기 프랑스 문필가 보브나르그(Marquis de Vauvenargues)의 "노인의 조언은 겨울 햇살과 같아 밝기는 하나 뜨겁지가 않다."라는 표현이 적절해 보인다. 나이 든 외과의사는 오랫동안 쌓아온 지식과 경험을 바탕으로 의술, 병원 경영, 환자 대하는 법, 그리고 인생에 대해 후배 의사와 일반인에게 많은 교훈을 줄 수 있다. 하지만 수술 술기를 비롯한 임상 능력의 정점은 이미 지났다고 봐야 한다. 일반적으로 사람의 정신 운동(psychomotor)과 공간 지각 능력은 언어 능력보다 빨리 쇠퇴한다고 알려져 있다.[10]

그럼에도 외과의사 중에는 자신이 나이를 먹어 수술 능력도 줄었다고 생각하는 이는 없는 듯하다. 오히려 수술하다가 세상을 떠나고 싶다고 공공연히 말하곤 한다. 이 정도면 수술에 취해 있다고 해도 될 것이다. 그래서 어떤 이들은 나이 든 외과의사를 수술 테이블에서 떼어놓아야 한다고도 한다. 그렇지 않으면 환자나 나이 든 외과의사 중 누군가 불의의 화를 입을 수 있기 때문이다. 물론 산전수전 다 겪은 노련한 외과의사는 환자를 한 번 훑어만 보아도 진단할 수 있거나 손으로 만져만 봐도 절제 가능 여부를 판단할 수 있다. 하지만 수술 자체는 과거와 같지 않을 수 있다.

수술 분야에 따라 다르지만 외과의사는 대개 육십대 중반에 은퇴한다. 미세혈관 수술 같은 새로운 수술이나 섬세함을 요하는 수술은 60세만 되어도 무리일 수 있다. 2007년에 「미국의 외과의사의 나이와 수술 사망률」이라는 논문이 발표되었다.[11] 논문에서는 40~50세를 외과의사로서 가장 왕성한 활동 시기로, 60세 이상을 쇠퇴기로 보고 고도의 집중력과 많은 경험을 요하는 관상동맥 우회로 수술, 심장 판막 치환 수술, 복부 동맥류 수술, 폐암 수술, 식도암 수술, 방광암 수술, 췌장 절제 수술에서의 수술 사망률을 비교, 분석했다.

그런데 놀랍게도 관상동맥 우회로 수술이나 심장 판막 치환 수술, 식도암 수술 등에서는 차이가 없었으나 췌장 절제 수술에서는 60세 이상인 외과의사의 수술 사망률이 1.7배나 높았다. 물론 췌장 절제 수술에서도 나이를 불문하고 연간 수술 건수가 많은 외과의사의 수술 사망률이 낮았다. 자기계발이나 학습에서 오는 개인차가 있으므로 60세 이상인 외과의사들의 수술 능력을 무조건 저평가해서는 안 된다. 내가 근무하는 병원에도 새로 배우기 어려운 복강경 수술을 뒤늦게 배워 대장암 복강경 수술을 젊은 외과의사들보다 더 잘

해내는 육십이 넘은 외과의사가 있다.

16세기 프랑스의 인문학자이자 유명한 출판업자인 앙리 에티엔(Henri Estienne)은 "젊어서 알았더라면, 늙어서도 할 수 있다면"이라는 경구를 남겼다. 아마 모든 나이 든 외과의사들의 심정이 이와 같을 것이다.

모든 의사는 새로운 의료 지식을 습득하려고 노력하는가?

의사 입장에서 거시적으로 보면 현대에 인간은 점점 오래 살게 되었지만 물질, 정신 환경의 빠른 변화에 적응하지 못해 많은 문제에 부닥치고 있다. 뉴질랜드의 오클랜드 대학교 의료보건학부 교수인 피터 글루크먼(Peter Gluckman)과 마크 핸슨(Mark Hanson)은 공저 『문명이 낯선 인간』에서 세상이 더 이상 인간의 몸에 맞지 않는다고 주장한다. 인간이 주도하는 문명의 변화 속도가 생물학적인 인간의 진화 속도를 훨씬 앞질러 부조화가 야기됨으로써 인간에게 발생하는 질병의 양상도 변하고 있다. 물질대사 부조화로 당뇨병이나 심혈관계 질환이 급증하고 내분비계 부조화로 신체적 성숙이 정신적 성숙보다 너무 빨라 기존과 다른 유형의 발달장애가 늘고 있다.

미시적으로 보면 의학과 의료 산업의 발달로 적응에 대한 부담이 커졌다. 새로 등장한 치료 방법이나 약물 또는 의료 기기가 익숙해져 안정될 만하면 다시 새로운 것을 갖추고 거기에 적응해야 한다. 또한 의료 서비스 수요자의 요구도 다양해져 유행까지 나타나고 있다. 의사가 이런 변화무쌍한 의료 환경에서 유효한 진료를 계속하려면 끊임없이 새로운 의료 지식을 습득해야 한다.

하지만 모든 의사가 강박적으로 신지식을 공부하지는 않는다. 신지식에 대한 부담감은 1차 진료 기관보다 2차 진료 기관, 2차 진료 기관보다 3차 진료 기관에서 일하는 의사일수록 크다. 물론 같은 급의 진료 기관일지라도 진료 분야의 특성이나 의사의 성향에 따라 신지식의 수준이 다를 수 있다. 대개 신지식을 습득하려고 많이 노력하는 의사일수록 더 나은 진료를 할 가능성이 있지만 반드시 그렇지는 않다. 수십 년간 또는 드물게 수백 년간 검증된 기초 진료만 충실히 해도 낫는 질병이 많을뿐더러 신지식 중에는 실험적인 것들도 많다. 장차 수년 내지 수십 년간 검증을 거쳐야 치료 효과나 안전성이 밝혀질 것들도 있다.

의사들 대부분은 일상적인 진료를 하면서 필요에 따라 자기 전문 분야의 신지식을 찾아 익히거나, 학회와 세미나 등을 통해 공유한다. 그런데 1차 진료 기관에서 일하는 나이 든 의사들에게는 신지식을 시시때때 받아들이는 것이 귀찮을 수도 있고 치료 효율로 따져볼 때 불필요할 수도 있다. 구관이 명관일 수 있는 법이다.

어느 의사든 환자를 치료할 때 당장 손에 든 무기부터 먼저 사용하려 할 것이다. 재래식 무기에 익숙한 의사는 재래식 무기로, 첨단 무기에 익숙한 의사는 첨단 무기로 치료할 것이다. 그런데 뜻밖에도 첨단 무기를 갖춰놓고도 재래식 무기를 고집하는 의사들이 적지 않다. 반면에 의사 중에도 새로운 것을 유난히 좋아하는 얼리 어댑터(early adapter)가 간혹 있어서 주의가 요망된다. 특히 진단을 위한 신

3부. 외과의사가 들려주는 수술의 진실

지식보다 약이나 수술 같은 치료를 위한 신지식인 경우에는 신중해야 한다.

의사의 인격 vs 능력 vs 병원의 서비스, 그중의 제일은?

이 문제는 학생이 공부만 잘하면 전부인가와 다르지 않다. 인성이 올바르지 못하면 인성부터 바로잡든가 '비인부전'해야 옳을 것이다. 하지만 우리는 결과 중심으로 평가하다 보니 기업체나 공무원 사회에서 능력이 좋아 핵심 부서로 간 인재들이 부정을 저지르는 예를 종종 본다. 물론 사회가 필요로 하는 능력에는 실무 능력, 관리 능력, 사교 능력 등 여러 가지가 있다.

의사도 인간이기에 개성과 인격이 천차만별이고 진료 중에 발휘하는 능력도 다양하다. 그러므로 당연히 의료계에도 이따금 옳지 않은 의료 행위가 나타날 수 있다. 대개 환자들은 체계적이고 과학적인 진료보다 환자의 심리를 잘 이용하거나 당장 효과가 있어 보이는 대증요법을 앞세우는 의사를 좋은 의사로 보기 쉽다. 그렇다 보니 장기복용 시 해가 될 수 있는 약을 의사가 명의로 보이기 위해 단기적으로 처방하는 예도 간혹 있다. 또 당장 필요하지 않은 고가의 검사나약, 치료 기기나 수술 등을 우선 제시하여 명의처럼 보이고 수입도 늘리려는 의사도 있고, 환자로부터 확실하게 알지 못하는 것에 대한질문을 받았을 때 모르니 알아보겠다고 솔직하게 말하지 못하는 의사도 있다.

한편 전공의처럼 심신을 추스를 여유가 없는 의사가 환자의 원성을 듣는 사례도 적지 않다. 병원에 입원한 환자는 진단과 치료를 주관하는 과장급 이상의 전문의보다 실무를 진행하며 사소한 치료를 하는 전공의와 접하는 시간이 절대적으로 많다. 환자의 치료 결과는 어쩌면 전공의의 손에 달렸다고 해도 과언이 아니다. 그런데 전공의는 아직 임상 경험이 적고 환자와의 관계에서 인격적으로도 미숙한 데다 수많은 일에 치여 일과를 마칠 때쯤이면 거의 그로기 상태에 이른다. 응당 전공의는 늘 신경이 예민하고, 모든 것을 일 자체로만 대할 가능성이 높다. 그러다 보면 나이 많은 환자나 보호자에게 간혹 고압적이거나 불손하거나 불친절하게 보이기 십상이다.

대개 의사들은 의과대학에서 인술(仁術)과 의술을 함께 배우다가 학년이 올라갈수록 의술에 집중한다. 이후 수련 과정에 들어가서는 의술이 직업으로 정착된다. 그러는 가운데 의사는 조금씩 환자에 대한 연민이나 인간적 고뇌 같은 감정을 억누르고 이성적, 과학적 사고와 행동에 익숙해지는 훈련을 받게 된다. 특히 외과의사들은 중상을 입은 환자나 죽은 사람의 상처도 스스럼없이 만질 수 있고 힘겹고 긴 수술 중에 기분 전환을 위해 농담도 할 수 있다. 의사가 일반인보다 감정적으로 건조해 보이는 것은 당연한 일인지 모른다.

환자들 중에는 의사에 대한 불만이나 부정적인 인상을 호소하는 이들이 많다. 의사가 자신에게 무성의했다거나 자신을 무시했다거나 혼자 잘난 척했다거나 예의가 없었다거나 하는 등의 불만은 병원 안이나 밖이나 어디서든 들린다. 병원 근처 식당에서 어떤 중늙은이 환자 가족은 소주잔을 기울이며 "그 으사(의사) 짜슥(자식), 저거(자기)

아버지뻘인 내(나)한테 말을 탁탁 까고 말이지. 어떤 때는 종일 기다려도 코빼기도 볼 수 없고!"라는 뒷말도 한다. 이런 경우에 욕을 얻어먹는 의사의 인격이나 진료 스타일에 정말 문제가 있을 수도 있고, 의사가 환자의 보호자를 면담할 시간이 극히 짧을 수밖에 없는 병원 시스템에도 문제가 있을 수 있다. 또한 환자가 무조건 '선생님'이라고 부르는 의사에게 의술뿐 아니라 인격적인 면에서도 선생님다운 면모를 많이 기대하기 때문일 수 있다.

의사라면 당연히 아픈 사람을 고치는 기술이 뛰어난 것이 최고의 미덕이자 경쟁력이다. 비록 좀 덜 친절하고 덜 현대적이고 덜 가깝더라도 병만 잘 고치면 환자는 구름처럼 모여들게 마련이다. 음식점도 맛집이라고 소문이 나면 교통이 불편하더라도, 주인이 몹시 불친절하더라도, 덜 위생적이더라도, 좀 비싸더라도, 화장실이 지저분하더라도 손님이 줄을 선다.

그런데 앞으로는 다른 의사나 병원에 비해 어떤 병을 탁월하게 잘 고친다는 명성을 유지하기가 점점 어려워질 것이다. 어느 병원이든 자본만 있으면 첨단 의료 기기를 얼마든지 들여올 수 있고, 양질의 의료 인력도 일반 기업의 인재들처럼 스카우트할 수 있기 때문이다. 의료계에 대기업을 비롯한 외부의 자본이 유입되면서 이러한 변화는 가속화할 것이다. 그러면 우수한 의료진과 첨단 의료 기기에 특급 호텔 수준의 건물과 서비스까지 갖춘 꿈의 병원이 몇 년이 멀다 하고 속속 생겨나 뜨거운 경쟁을 벌일 것이다.

현재 우리나라의 제법 오래된 중대형 병원들은 국립이든 사립이든 이런 병원 판도의 변화에 자극을 받아 투자할 수 있는 재원을 조달하는 데 한계가 있다. 현행 의료보험 제도 하에서는 아무리 열심히 환자를 진료해도 재투자할 만큼 수익이 나기 어렵다. 급기야 100년 넘은 역사와 문화를 간직한 병원을 팔아 대기업의 병원에 버금가기 위해 발버둥 쳐야 하는 현상도 벌어지고 있다.

사실 지금의 의사와 병원에 가장 필요한 요소는 서비스 정신이라 할 수 있다. 고품질의 서비스는 의사의 진료 실력에 버금가는 환자 유인책이다. 모든 의사가 인상도 좋고 인격이 훌륭해서 모든 환자에게 품위 있고 친근하게 다가갈 수 있다면 좋겠지만 그것은 불가능하다. 그것을 바라는 것 자체가 의사와 환자 모두에게 피곤한 일이기도 하다. 그렇다면 차라리 서비스업답게, 인격이 훌륭해 보이는 것이 의사에게 의료 상품으로서 가치가 있다면 그렇게 하는 것이 합리적일지 모른다. 만약 그래서 환자가 마음이 더 편하고 의사를 더 신뢰할 수 있다면 서비스가 위약 효과를 낼 수도 있을 것이다.

모든 환자는 의사나 병원으로부터 똑같이 대우받기를 원할까? 절대로 아니다. 모든 환자는 각자가 특별한 대우를 받고 싶어한다. 환자는 자신의 건강이나 생명을 건 문제이기에, 다시 말해 자신의 존재 자체를 돌보는 일이기 때문에 본능적으로 특별한 대우를 원한다. 그래서 의사나 그 주변인들에게 전화해 부탁도 하고 선물도 준비한다. 오죽하면 의사의 관심을 받고 싶어하는 뮌히하우젠 증후군이나, 의사가 환자의 특별한 부탁에 시달리는 VIP 증후군이 있겠는가.

그렇다면 더욱더 의사와 병원은 통제 불능인 인격 문제에 시달리지 말고 시스템화할 수 있는 서비스를 개선하여 모든 환자 하나하나가 자신이 특별한 대우를 받는다고 느끼도록 하는 편이 나을 것이다. 간혹 상품으로서 행해지는 서비스에는 인격은 없고 물질적 관계만 있는 것으로 오인하는 이가 있다. 하지만 친절하고 편안한 서비스를 제공하기 위해 오랫동안 노력하다 보면 인격 수양도 함께 되게 마련이다.

몇 년 전부터 전자의무기록(EMR)이 보급되어 진료할 때 컴퓨터 모니터를 보아야 환자 상태를 파악할 수 있게 되었다. 그래서 환자에게는 눈 돌릴 시간이 줄어들고 있다. 컴퓨터가 의사와 환자 사이의 가리개가 되어버린 것이다. 이런 환경 변화 때문에 의사는 환자에 대한 인간미를 점점 더 잃어버릴지 모른다. 멀지 않은 미래에 환자도 정부나 공신력 있는 기관이 발표하는 상세한 '전국 의사 및 병원 평가 자료'만 컴퓨터로 검색해 기계적으로 의료 상품을 구매할지 모른다. 무엇이 의사와 환자 간의 관계에 최선인지는 늘 고민할 수밖에 없다.

한 환자가 여러 의사한테 진단받으러 다니는 것은 위험한가?

의사가 수술 진단을 내리더라도 수술은 의사의 주권이 아니다. 의사는 진단 내용과 수술 과정뿐 아니라 예측 가능한 효과와 부작용에 관한 정보를 충분히 제공한 후 최종 결정을 환자에게 맡긴다. 환자의 삶과 건강에 대한 최고의 판단이 의료 윤리의 기초이다. 이 판단은 의사에서 환자로 가는 단방향성이 아니라 의사와 환자 상호간의 양방향성을 띠어야 한다. 환자는 의사가 말하는 것에 대해 어려워서 모르겠다고 방임하듯 내맡겨서는 안 된다. 환자는 자신의 건강과 목숨이 달린 문제를 결정하는 데 적극적으로 동참하여 결정권을 행사하고 일정 부분 책임을 져야 한다. 물론 현재도 제도적으로나 형식적으로는 그렇게 보이지만 사실상 의사에게 모든 걸 내맡기고 모든 책임을 묻고 있다. 이런 상황에서는 의사나 환자 모두 감내해야 할 대가가 너무 크다.

그런 의미에서 환자는 결정을 내리기 어려울 경우 다른 의사나 관련 전문가에게 제2, 제3의 의견을 청취할 필요가 있다. 이런 말이 나오면 늘 가장 먼저 나오는 질문이 있다. "A 의사에게 진찰받고 의심쩍어 B 의사나 C 의사에게 다시 진찰받으면 A 의사가 싫어하거나 치료에 소극적이지 않겠는가?" 전혀 그렇지 않다고 할 수는 없지만 그것이 두려워 잘못된 판단을 하는 것과는 비교 자체가 안 되는 문제이다. 환자가 추가 의견을 들어보면 수술에 대해 확신을 가질 수도 있고 수술을 피할 수도 있을 것이다. 또한 추가 의견이 수술하는 의사에게는 더욱 공정한 심리와 긴장감을 가져와 '파수꾼' 역할을 할 것이다.

제2, 제3의 의견을 수집하는 방법에는 먼저 다른 의사의 의견을 물어보는 방법이 있다. 그렇다고 해서 서로 의견이 다를 경우에 제1의 의견보다 제2, 제3의 의견이 꼭 옳다는 보장은 절대 없다. 1차 진료 기관부터 3차 진료 기관까지 어느 의사의 의견을 물어보아도 그것이 항상 정답인 것은 아니다. 그 이유는 첫째, 최신 또는 최상의 의학 지식일지라도 늘 불완전하기 때문이다. 어떤 의사도 가장 정확한 답을 알지는 못한다. 둘째, 각각의 의사는 수집할 수 있는 모든 증거를 바탕으로 가장 객관적인 진단을 내리기보다 오랫동안 익혀온 개인적 지식과 경험에 의존할 가능성이 더 높기 때문이다. 환자가 민간요법이나 사이비 비방(秘方)에 의존하는 경향이 있듯 의사도 독특한 아집에 가까운 진단과 치료로 환자를 이끌 수도 있다. 그럼에도 현실적으로는 3차 진료 기관에 근무하는 전문의의 의견을 우리가 접할 수 있는 최선의 의견으로 받아들이는 것이 바람직하다.

추가 의견을 수집하는 다른 방법에는 책이나 잡지를 찾아보거나 인터넷 검색을 하는 방법 등이 있다. 그런데 책이나 잡지를 찾아보는 데에는 한계가 있다. 대중용 건강서나 잡지는 그 깊이에 한계가 있어서 의사의 진단에 미치기 어렵고 의학 교재나 논문은 비의료인이 찾기도 어려울뿐더러 읽고 이해하는 것은 더 힘든 일이다. 인터넷도 마찬가지이다. 이른바 포털 사이트에서 검색할 수 있는 의학 지식은 출처가 불확실하거나 검증이 안 된 것이 많고 하나의 문제에 대해 너무 다양한 해답들이 널려 있어서 비의료인으로서는 경중을 가늠하기 어렵다. 그나마 다행인 것은 전문 또는 대형 의료 기관에서 비의료인을 위한 의학 지식을 홈페이지에 많이 게재하고 문답도 주고받는다는 점이다. 그리고 인터넷 카페나 동호회가 활성화하면서 같은 질병을 앓고 있거나 앓은 환자들끼리 알곡 같은 정보를 공유하고 있는 것도 실질적 도움이 될 것이다.

여기서 환자에게 제안할 중요한 사항이 한 가지 있다. 환자도 자신의 의료 기록을 체계적으로 관리하여 의사와 더욱 원활하게 의사소통할 수 있는 근거를 마련해야 한다. 어디가 아프다고 무턱대고 의사에게 찾아가 긴장하여 얼버무리거나 두서없이 증상을 호소하기보다 며칠, 몇 주, 몇 개월, 몇 년에 걸친 병력이나 증상을 정리했다가 주된 증상부터 조리 있게 말하거나 기록을 보여주면 환자의 고통뿐 아니라 불필요한 시간, 돈, 인력의 낭비를 최소화할 수 있다.

서구의 많은 나라들에서는 환자가 자신의 진료 자료를 직접 관리할뿐더러 병원에 갈 때마다 필요한 것을 가지고 가서 제출한다. 우리나라도 제도적으로는 그런 방향으로 가고 있으나 환자들 대부분은 진료 자료가 당연히 병원에 있어야 한다고 생각한다. 집안 살림을 관리하기 위해 가계부를 쓰고, 자동차를 관리하기 차계부를 쓰듯 환자는 자신의 건강관리를 위해 건강기록부를 쓸 필요가 있다. 아직 표준이 되었거나 권장할 만한 양식은 없지만 진료 기록부(chart)를 응용하여 날짜, 증상, 병원 및 진료과, 환자 등록 번호, 담당 의사, 검사 및 진단, 처치 및 처방, 의료비 등의 항목만 간략히 기재해도 좋을 듯하다. 추가 의견을 수집하여 결정을 내리는 데에도 환자의 건강기록부는 큰 힘을 발휘할 것이다.

그리하여 만약 환자가 추가 의견을 들어서 수술을 결정했다면 수술을 할 의사를 전적으로 신뢰하는 것이 중요하다. 행여 좀 석연치 않은 구석이 있더라도 그것을 감추는 것이 더 나은 결과를 가져올 가능성이 많다. 수술 결정 과정이 때로는 과학적이지 못할 수도 있고 심지어 정확한 진단이 나오지 않은 상태에서 수술에 들어갈 수도 있

3부. 외과의사가 들려주는 수술의 진실

다. 하지만 이것을 극복할 수 있는 동력 중 하나는 바로 환자와 의사 간의 굳은 신뢰이다.

아울러 의사도 혼자 진단과 치료 방향을 결정하기 어려울 경우 같은 분야의 다른 전문의와 협의하거나 다른 분야의 전문의에게 자문을 반드시 구해야 한다. 예전과 달리 요즘은 검사과와 진료과가 모두 전문화, 세분화해 있어서 최상의 진료를 하려면 서로간의 긴밀한 협의가 필요하다. 그러므로 환자의 치료 결과가 좋을 때 주치의나 어느 한 의사를 명의라고 하기보다 그들이 속한 병원 전체를 명의 또는 명원(名院)이라 부르는 편이 옳을 것이다.

하지만 치료 결과만 좋다고 명의나 명원이 되는 것은 아니다. '명의'라고 부르는 주체는 의사나 병원이 아니라 환자이다. 따라서 접수부터 퇴원까지 환자의 입장을 최대한 고려하여 환자 중심의 진료를 실시하는 의사나 병원이라야 명의, 명원의 범주에 든다고 할 수 있다. 진정한 명의는 환자의 육체나 정신의 질환만 잘 치료하는 것이 아니라 인간적인 진료의 전 과정을 통해 영혼까지 어루만져준다.

33장

수술도 임상시험을 하는가?

의과대학을 졸업하면서 가슴에 새기는 히포크라테스 선서에는
무슨 내용이 담겨 있을까. 의사가 아닌 사람들은 대부분 '히포크라테
스 선서'라는 제목만 들어보았을 것 같아 아래에 전문을 실어본다.

이제 의업에 종사할 허락을 받음에

나의 생애를 인류 봉사에 바칠 것을 엄숙히 서약하노라.

나의 은사에게 대하여 존경과 감사를 드리겠노라.

나는 양심과 품위를 가지고 의술을 베풀겠노라.

나는 환자의 건강과 생명을 첫째로 생각하겠노라.

나는 환자가 나에게 알려준 모든 것에 대하여 비밀을 지키겠노라.

나는 의업의 고귀한 전통과 명예를 유지하겠노라.

나는 동업자를 형제처럼 여기겠노라.

나는 인종, 종교, 국적, 정파 또는 사회적 지위 여하를 초월하여 오직 환자에 대한 나의 의무를 지키겠노라.

나는 인간의 생명을 그 수태된 때로부터 더없이 존중하겠노라.

나는 비록 위협을 당할지라도 나의 지식을 인도에 어긋나게 쓰지 않겠노라.

나는 자유의사로서 나의 명예를 걸고 위의 서약을 하노라.

그런데 위의 선서는 2,400년 전 의성(醫聖) 히포크라테스가 말한 것과 많이 다르다. 이것은 1948년 스위스 제네바에서 열린 세계의학협회 총회에서 채택된 「제네바 선언」을 1968년 시드니에서 열린 제22차 세계의학협회에서 현대에 맞게 최종 수정한 후 완성한 내용이다. 히포크라테스가 말한 원래의 선서 중에는 내가 이 글에서 말하고자 하는 아래의 내용이 들어 있다.

나는 누구에게도, 설령 나에게 요청하더라도, 치사 약물을 주지 않을 것이며 그렇게 하도록 권하지도 않겠노라.

오늘날 임상시험을 실시하는 일부 의료인은 히포크라테스 선서와 의료 윤리를 어기는 우(愚)를 범하기도 한다. 그럴듯한 결과를 위해 또는 이차적으로 얻을 수 있는 이익에 눈이 멀어서다. 과거에 유명 암 연구자들이 무지한 노인 환자들에게 살아 있는 암 세포를 주입했다가 구속되었는가 하면, 몇몇 의사들이 수십 년간 질병의 진행

과정을 관찰하기 위해 매독에 걸린 흑인 환자들을 치료하지 않기도 했다.[12]

그렇다고 임상시험 자체를 금지해야 하는가? 그것은 불가능하다. 임상시험 없이는 의학이 진보할 수 없기 때문이다. 새로운 치료약이나 치료법이 확립되자면 항상 시험 대상이 필요하다. 하지만 목숨을 담보로 하는 위험이 따르기 때문에 누구도 임상시험에 선뜻 응하지 않는다. 소수의 의료인이나 과학자가 자신을 시험 대상으로 삼기도 했지만[13] 치료 효과를 과학적이고 통계적인 데이터로 확인하려면 무작위 전향적 임상시험이 필수이다.

그래서 우리는 윤리적 딜레마에 빠져 있다. 이러한 상황을 예견이라도 했는지 히포크라테스는 원래의 선서문을 이렇게 마무리했다.

> 내가 이 선서를 지킨다면 만인의 존경을 받으며 언제나 삶과 의술을 즐길 수 있겠지만, 이를 어기고 거짓 맹세를 한다면 그와 반대되는 모든 일이 나에게 일어나리라.

그럼에도 의사가 임상시험에 협력하는 연구자로서 과학적 결과를 얻는 데만 몰두하여 부정이나 오류를 범하는 경우도 간혹 있다. 1994년 미국에서는 유방 보존 수술과 기존의 표준 유방 절제 수술을 비교하는 다기관 무작위 전향적 비교 임상시험을 하던 중에 문제가 발생했다. 미국의 유방암 및 대장암 연구 프로젝트인 NSABP[14]에서 기획한 이 연구는 유방암 치료 방법에 관한 중요한 임상시험이었

3부. 외과의사가 들려주는 수술의 진실

다. 그런데 여기에 참가한 한 기관의 의사가 유방 보존 수술에 배정된 환자 중 일부에게 기존의 표준 절제 수술을 실시하고 이것을 유방 보존 수술 결과로 보고했다. 하지만 데이터가 거의 다 수집되어갈 무렵 그는 양심의 가책을 느껴 자신의 보고에 오류가 있다는 양심선언을 해버렸다.

이것이 언론에 보도되자 NSABP와 연구의 책임자인 피츠버그 대학교 버나드 피셔(Bernard Fisher) 교수는 신뢰에 큰 타격을 입었다.[15] 물론 한 기관의 데이터가 제외되어도 결과에는 별다른 영향이 없었지만 이것은 임상시험이 안고 있는 문제점을 드러낸 대표적인 사건이다.

옥스퍼드 대학교 근거중심의학연구소의 초대 소장을 지낸 데이비드 새킷(David L. Sackett) 교수는 《뉴잉글랜드 의학 저널》에 환자를 위한 임상시험은 다음 세 가지 목표를 만족해야 한다고 발표했다. "첫째는 임상시험의 결과가 사실이어야 하는 타당성(validity)이고, 둘째는 임상시험의 결과가 널리 적용될 수 있어야 하는 일반성(generalizability)이며, 셋째는 임상시험이 용이해야 하고 환자 치료와 다른 보건 연구에 이용할 수 있어야 하는 효율성(efficiency)이다."

임상시험은 어떻게 이루어지나?

2차 대전 직후인 1948년에 보고된 폐결핵 치료제 스트렙토마이신의 첫 번째 무작위 임상시험은 스트렙토마이신이 폐결핵을 치유할 수 있음을 증명한 사건이었다. 그때부터 대부분의 전향적 임상시험은 수술이 아니라 약으로 실시해왔다.

지금의 통제된 임상시험은 여기서 비롯했다. 즉 환자를 무작위로 시험 그룹과 대조 그룹으로 나누어서, 한 그룹에는 시험용 약을 투여하고 다른 그룹에는 설탕 알약이나 식염수 주사 같은 위약을 투여한다. 환자나 의사 모두 누구에게 시험용 약이나 위약을 투여했는지 모른다. 이것을 이중맹검법(二重盲檢法, double blind test)이라 한다. 마지막에는 시험을 평가하는 사람들이 평가의 정당성을 증명한다. 만약 시험이 유효하다고 인정되면 시험용 약이 위약보다 확실히 더 낫고 과거의 치료제보다 낫다는 게 판명난다. 그러면 이 결론에 따라 과거의 약을 대신하여 신약이 필수 의약품의 지위를 차지하게 된다.

우리나라에서도 임상시험이 급격하게 늘어나고 있다. 새로운 약이 개발되면 실험실에서 배양한 세포에 끼치는 영향을 1차로 평가한 후 약효가 인정되면 동물실험에 들어간다. 동물실험에서도 약효가 인정되면 독성 실험을 거치고, 안정성이 입증되면 임상시험에 들어간다. 만약 임상시험에 합격하면 적응증을 가진 모든 환자에게 사용할 수 있게 된다. 그래서 임상시험은 신약의 실질적인 효능과 안전성을 검증하는 가장 중요한 최종 단계이다.

임상시험은 다시 1상, 2상, 3상, 4상의 4단계로 나뉘는데, 각 상에는 고유한 목적이 있다. 1상은 임상시험 전단계의 실험을 거친 신약을 인체에 처음 적용하는 과정이다. 비교적 제한된 수의 대상자(20~80명)에게 적용되는데, 대개 건강한 성인을 대상으로 한다. 1상에서는 안전성을 검토하여 안전 용량의 범위를 확인하고, 가능한 경우 약효가 있는지도 검토한다. 또한 혈액 검사나 소변 검사를 통해 신약이 체내에서 어떻게 흡수, 분포, 대사, 배설되는지에 대한 자료도 수집한다. 이 외에 특수 환자군에 대한 연구나, 다른 약물 또는 음식물과의 상호작용 연구가 진행되기도 한다.

2상에서는 신약의 약효와 안전성을 평가하기 위해 제한된 수의 환자(100~200명)를 대상으로 약효를 확인하고 적정 용량의 범위와 용법을 평가한다. 3상은 신약이 어느 정도 효과가 있는 것으로 확인된 후에 여러 의료기관에서 다수의 환자를 대상으로 약효를 최종 점검하는 과정이다. 흔히 수백 명 이상의 환자를 대상으로 한다. 이 과정에서는 적응증에 대한 효능 자료를 수집하고 통계적 검증을 거쳐 약효를 판정한다.

4상은 3상까지 거친 신약에 대해 시판 허가 후에 시행하는 연구로서, 장기 투여 때 나타나는 부작용이나 희귀한 부작용을 확인하여 안전성을 재확립하는 단계이다. 구체적으로는 부작용 빈도와 약리 기전에 대한 추가 정보, 약물 사용에 따른 이환율과 사망률 감소 효과 등을 확인하기 위한 장기간 대규모 추적 연구가 실시된다.

임상시험은 각 연구 기관, 즉 주로 대학병원 단위에 조직되어 있는 임상연구심의위원회(Institutional Review Board, IRB)의 동의를 거쳐 진행된다. 임상연구심의위원회는 임상시험이 과학적이고 통계학적으로 타당한지, 윤리적으로 시험 대상 환자에게 피해를 주지 않는지, 만약의 사고에 대비한 피해 보상 규정이 마련되어 있는지 등을 심사하여 최종 승인을 해준다. 물론 적절한 시험 대상 환자의 자발적인 참여 의사를 확인하고 서면으로 동의를 받아야 임상시험을 할 수 있다.

나는 미국에서 연수 과정을 밟는 동안 전향적 무작위 임상시험에 참여한 적이 있다. 간 절제 수술을 할 때 출혈을 줄이기 위해 간으로 들어가는 혈류를 일시적으로 차단하는 방법에 관한 임상시험이었다. 나의 역할은 수술 전에 환자에게 임상시험에 관해 설명한 후 동의서를 받고 혈액 검사로 간의 건강도를 측정하는 것이었다.

그때 내 설명을 꼼꼼하게 들은 환자의 90퍼센트 정도가 "나를 대상으로 임상시험을 해서 좋은 결과가 나오면 다음 환자들에게 혜택을 줄 수 있으니 기꺼이 참여하겠습니다."라며 동의서에 서명해주었다. 장기 기증과 개인 재산의 사회 환원이 활발한 그들의 사회가 이해되었다.

우리나라에서도 약물에 대한 임상시험은 보편화했지만 수술에 대한 임상시험은 비교적 최근에 시작되었다. 보건복지부 주관으로 몇 가지 수술에 대한 임상시험이 진행되고 있다. 대표적인 것은 조기 위암에 대한 복강경 위 절제 수술과 개복 위 절제 수술의 전향적 무작위 비교 임상시험과, 췌장암에 대한 표준 절제 수술과 확대 절제 수술의 전향적 무작위 비교 임상시험이다. 우리나라 환자들도 의식과 경제 수준이 높아져 충분히 설명을 듣고 나서는 비교적 쉽게 동의해주고 있다.

그런데 위와 같은 임상시험 기준이 마련되기 전인 1953년 독일에서는 탈리도마이드(Thalidomide)라는 신약이 개발되었다. 이 약은 임산부의 입덧을 없애는 진경제로 특효가 있다는 연구 논문 몇 편을 바탕으로 1957년에 시판되어 곧바로 전 세계에 유통되었다. 하지만 2~3년도 지나지 않아 많은 기형아가 출산되었다. 그래서 태아 때 팔다리가 자라지 않아 머리와 몸통만 있는 비극적인 기형아가 세계적으로 1만 명이 넘게 태어났다. 독일에서 7,000여 명이 태어났는데, 그중에는 세계적인 성악가 토마스 크바스토프(Thomas Quasthoff)도 있었다. 이후로는 이처럼 큰 비극은 더 이상 발생하지 않았다. 동물 실험과 임상 4상 시험까지 거치면서 약효가 더 정확하게 입증되었고 부작용도 사전에 걸러졌기 때문이다.

현대 의학은 한계도 많았지만, 질병을 치료하고 수명을 연장시키는 데도 많이 기여해왔다. 현재의 놀라운 현대 의학은 의사, 연구자들의 노력과 환자들의 자발적 참여를 바탕으로 한 임상시험이 없었다면 불가능했을 것이다. 지금 사용되고 있는 수만 가지 약은 거의 다 임상시험을 거쳤고 수십 년 이상 사용되어왔다. 그렇지만 간혹 수십 년 후에 심각한 부작용이나 무효능이 드러나 판매가 금지되는 예도 있으므로 의료인들은 경계를 늦추어서는 안 된다.

위약 효과와 민간 요법

앞에서도 몇 번 언급한 위약은 약도 아니고 독도 아닌 포도당, 증류수, 생리 식염수 등 약리적 효과가 없는 물질을 의미한다. 위약을 환자에게 투여해 약효가 있으면 '위약 효과' 또는 '플라세보 효과'가 나타났다고 한다. 이때 환자는 단순한 심리적 치료 효과가 아니라 실질적인 증상 호전을 보인다. 그래서 위약 효과는 약의 치료 효과를 비교 연구, 평가하는 데 주로 이용된다. 반대로 적절한 약을 투여하거나 처치를 해도 환자가 의심하거나 불신하여 치료 효과가 나타나지 않는 현상을 '역위약 효과' 또는 '노시보 효과(nocebo effect)'라고 한다.

알베르트 슈바이처 박사는 어떤 환자가 주술 치료를 받은 후 그 치료 덕분에 나았는지를 어떻게 판단할 수 있느냐는 질문에 이렇게 답했다. "주술사는 의사와 같은 방식으로 환자를 치료한다. 즉 환자는 각자 자기 안에 치유의 힘을 갖고 있다."[16] 이것은 아마 위약 효과를 두고 한 말일 것이다. 약리적 효과보다 심리적 효과에 주목한 것이다.

예를 들어 속이 쓰릴 때 위산을 중화하는 약을 먹어 괜찮아지면 약리적 효과이고, 설탕으로 만든 알약을 위장약으로 알고 먹고도 속이 쓰리지 않게 되면 심리적 효과, 즉 위약 효과이다. 그러나 의사가 설탕 알약을 주지는 않는다. 대신 심리적 효과를 가져오는 진경제인 바륨(Varium) 같은 약으로 위약 효과를 낸다. 어떤 약이든 위약 효과를 보일 수 있다. 신경생리학자들이 연구한 바에 따르면, 위약은 진통제를 포함한 거의 모든 약의 약효를 55~60퍼센트가량 나타낸다. 특히 진통제로 사용되는 위약의 효과는 모르핀 같은 마취제의 약효를 차단하는 날록손(Naloxone)에 의해 차단된다. 이것은 위약을 투여하면 뇌에서 엔도르핀이 분비되어 진통 효과가 나타난다고 한 기존 주장이 틀렸음을 의미한다. 위약에는 설명하기 어려운 오묘한 효과가 있다.

그렇다면 주술과는 조금 다른 민간요법은 어떤 효과가 있을까? 어떤 암이든 암 수술을 받은 환자는 누구나 퇴원 후에 자발적으로 또는 주위의 권유로 민간요법을 이용한다.

case 담낭암 3기 진단 후에 수술을 받은 72세의 A 씨가 1년 반이 지난 뒤에도 재발 없이 비교적 건강한 모습으로 정기 검진을 받으러 왔다. 나는 반가운 마음에 "할아버지, 수술 전에 병이 깊었는데도 지금은 참 좋으십니다."라고 했다. 그러자 환자는 "어떻게 생각하실지 모르겠지만 제가 사용하는 민간요법이 효과가 있는 것 같습니다."라고 대답했다. 나는 다시 "그 민간요법이 뭐죠?"라고 물었다. 환자는 다음 주에 책을 가져오겠다고 했다. 한 주가 지난 뒤 환자는 불치병을 고친다는 생채식 체험기를 비롯해 생식 요법 관련 책을 몇 권 가져와 선물로 건넸다.

나는 민간요법의 실체를 알기 위해 그 책들을 비롯한 여러 책을 읽어 보았다. 하지만 빠져들어서 읽기가 쉽지 않았다. 대부분이 환자가 자기 입장에서만 적은 체험담이었다. 생채식 덕분에 효능을 보았다는 증거가 없다는 게 공통점이었다. 그저 생채식에 대한 믿음만 가득했다. 만약 같은 병기의 같은 암을 앓았다가 같은 수술을 받은 환자들을 무작위로 생채식 그룹과 비생채식 그룹으로 나눠 일정 기간 관찰한 후 생채식 그룹의 재발률 감소와 생존율 향상을 증명하면 그것은 과학적 치료법이 된다. 그러나 단지 몇 사람의 체험만 듣고 따라한 생채식 덕분에 암이 재발하지 않고 잘 나았다고 주장하는 것은 생채식에 대한 믿음의 결과로 봐야 한다. 즉 약효가 증명되기 전까지는 위약 효과에 가깝다.

그렇다 보니 의사가 환자에게 무안을 줘가며 민간요법을 멀리하도록 충고하기도 한다. 하지만 나는 환자의 심정과 민간요법이 지닌 나름의 효능을 존중하는 편이 낫다고 본다. 별다른 해가 없어 보이는 민간요법에 대해 질문하는 환자에게 절대로 하지 말라고 하지는 않는다. "네, 비용도 많이 들지 않고 그것이 효과가 있다고 믿으시면 그 방법을 써보세요."라고 대답한다. 어차피 실질적인 효과가 있는지 없는지 모르므로 그러한 믿음이 환자에게 긍정적인 효과를 가져올 수 있다면 다행스러운 일이다. 의학은 과학이고, 과학은 논리와 통계를 바탕으로 산출된 결과의 가능성을 다루는 학문이다. 그런 의미에서 증거(근거)의 통계적 결과를 보여주지 못하는 비방 또한 과학이 아니라 믿음이라 해야 할 것이다.

34장

복강경 수술과 로봇 수술의 시대

내시경이 개발되면서 인체를 절개하지 않고도 체내 특정 부위를 관찰하고 검사할 수 있게 되었다. 내시경과 함께 가느다란 와이어 (wire)나 간단한 도구를 투입하여 조직 검사나 지혈도 할 수 있다. 이 것은 건강검진에 필수적인 위 내시경과 대장 내시경에 이용되어 정착함으로써 암 조기 발견에 지대한 공헌을 해왔다.

우리나라에서는 산부인과 영역에 복강경 수술이 가장 먼저 도입되었다. 국가적으로 산아 제한 정책을 펴던 1970년대에 나팔관 결찰 수술이 많이 시술되어 복강경 수술이 일찍부터 발달했다. 그래서 로 봇 수술도 산부인과 영역에서 많이 이용되고 있다. 하지만 일반 복강경 수술로도 거의 비슷한 결과를 얻을 수 있는데 굳이 로봇 수술을 할 필요가 있는가라고 반문하는 산부인과 의사도 많다.

외과 영역에서의 복강경 수술은 1987년 독일과 프랑스에서 처음 실시되었으며 우리나라에는 1990년에 도입되었다. 복강경 수술은 개복 수술에 비하여 환자에게 엄청난 혜택을 안겨왔다. 담낭 절제 수술, 충수 절제 수술, 난소 및 자궁 절제 수술뿐 아니라 안전성을 담보하기 어려운 위암, 대장암, 간암, 췌장암의 개복 수술 등에서도 15센티미터 이상 절개하던 기존 수술과 달리 내시경 덕분에 1센티미터 이하의 구멍 몇 개를 뚫어 큼직한 장기를 절제하는 수술을 자유자재로 할 수 있게 된 것은 가히 외과 수술의 혁명이라 할 수 있다. 최근에는 간암을 치료하는 간 절제 수술, 생체 간 이식에서의 공여자 간 절제 수술, 특히 개복하면 합병증 발생 가능성이 높고 종양학적 안전성이 담보되지 않는 어려운 췌장암 수술도 복강경으로 시도되어 점차 안정화되고 있다.

이렇듯 외과 수술은 기존의 개복 수술에서 벗어나, 작게 절개해 내시경으로 수술하는 복강경 수술로 옮겨갔고, 이제 로봇 수술로 옮겨가고 있다. 첨단 컴퓨터와 기계공학의 발전 덕분에 각 분야에서 로봇의 역할이 확대되어 이제 의료에서도 중요한 역할을 하는 시대가 되었다. 로봇을 의학에 응용하는 연구는 사실 1990년대에 들어 매우 활발하게 이루어졌다. 2000년대에 들어서는 로봇 수술이 대중화되면서 인튜이티브서지컬(Intuitive Surgical) 사의 '다빈치 로봇 수술기'를 이용하는 다빈치 수술이 활성화되었다. 수술자는 수술 테이블에서 떨어진 콘솔에 앉아 화면의 입체 영상을 보면서 양손에 쥔 리모컨으로 로봇팔을 인형극 놀이하듯 조종한다. 그래서 로봇 수술은 환자뿐 아니라 외과의사에게도 적지 않은 이점이 있다. 보통 췌장 절제

3부. 외과의사가 들려주는 수술의 진실

수술 같은 개복 수술은 장시간 서서 진행하는데, 로봇 수술을 실시할 경우 수술자가 모니터 앞에 앉아서 양손에 조작 기구를 낀 채 양발로 추가적인 작동을 하면서 시술하므로 수술자의 피로도가 훨씬 낮다. 대신 모니터를 오랫동안 봐야 하기에 눈의 피로도는 더 높다.

최근에는 배꼽 부위에 구멍 하나만 뚫어 수술하는 단일공(Single-Site) 다빈치 로봇 수술이 주목받고 있는데 이는 현재 가장 진보된 수술법이라고 볼 수 있다. 배꼽 부분에 2.5센티미터 미만의 구멍을 내서 수술하기 때문에 흉터가 작다. 수술 공간 및 시야 확보가 용이하며 미세하고 정교한 수술이 가능하다는 장점도 있다. 통증과 출혈과 감염 위험이 적고 회복이 빨라 환자의 만족도도 높은 편이다.

현재의 로봇 수술은 복강경 수술의 일종이라고 할 수 있다. 일반 복강경 수술에도 3차원 입체 영상 장비가 이용되긴 하지만, 편광 필터 안경을 착용해야 하며 10배까지 확대된 3차원 입체 영상을 보며 수술한다. 그러하기에 특히 림프절같이 매우 미세한 조직이나 구조물을 손상 없이 정교하게 수술할 수 있다는 장점이 있다. 손목 관절 기능이 있는 로봇 팔은 상하좌우 움직임과 회전도 가능해 사람 손이 도달하기 어려운 곳까지 수술할 수 있어서 수술 완성도를 높인다.

그렇다면 실제 수술에서 로봇 수술은 복강경 수술에 비해 어떤 장점이 있을까? 대표적 수술로 전립샘암에 대한 근치적 전립샘 절제수술을 들 수 있다. 전립샘은 외과의사의 수술 조작이 비교적 어려운 좁은 골반강 내에 깊이 위치하고 있으며, 호두알 내지 자두 정도의 작은 크기여서 기본적으로 수술이 어렵다. 그래서 전립샘암 수술이 성공적으로 이뤄진다 하더라도 연관 조직의 부분 손상으로 인한 수술 중 다량의 출혈, 수술 후 요실금, 성기능 장애 등의 발생은 어느 정도 불가피한 것으로 여겨져왔다. 그러나 복강경이나 로봇을 이용하는 전립샘 절제 수술의 경우 배에 가스를 넣어 기복을 형성하므로 가스의 압력만으로도 지혈 효과가 있어 개복 수술에 비해 출혈이 훨씬 적다는 장점이 있다. 3차원 영상과 로봇 팔의 섬세한 움직임을 통해 전립샘 표면의 신경과 혈관을 잘 구분함으로써 전립샘 분리 시이들을 잘 보존할 수 있고 요도의 길이도 충분히 확보할 수 있다. 특히 복강경 기구를 꺾어서 들어가야 하는 전립샘 절제 수술에서 전립샘 절제 후 요관을 연결할 때 로봇 수술이 훨씬 수월하다. 복강경 수술과 마찬가지로 배꼽 부분을 중심으로 지름 8~12밀리미터인 구멍을 3~4개 뚫은 다음 로봇 팔 끝에 수술 기구를 달아 수술 조작을 하는데, 복강경 수술에서 불가능한 손목 관절 운동 덕분에 다양한 각도로 움직일 수 있다는 것이 큰 장점이라 할 수 있다. 조직을 봉합할 때 결찰을 자유자재로 할 수 있다. 그래서 췌장 두부, 담관, 위장, 직장 같은 장기나 조직을 절제, 분리, 박리할 때는 일반 복강경 수술을 시행하고, 수술 중 장기를 이어붙이는 접합을 해야 할 경우에는 바느질이 훨씬 용이한 로봇 수술로 바꾸어 하는 하이브리드(hybrid) 수술이 다양하게 이용되고 있다.

　미국에서는 흉부외과에서 폐 절제 수술이나 심장 수술, 특히 심장 판막증 수술에 다빈치 로봇이 많이 이용되고 있다. 심장 수술로 유명한 클리블랜드 클리닉에서는 1,000건 넘게 시술하여 0.1퍼센트

의 수술 사망률과 1.4퍼센트 이하의 수술 합병증이라는 경이적인 결과를 보여주었다.[17]

로봇 수술의 단점은 무엇일까? 가장 큰 단점은 무엇보다 높은 비용이다. 현재까지 로봇 수술 장비로는 다빈치 로봇 수술기가 독점적으로 수십억 원에 공급되어 왔으며, 수백만 원이나 하는 로봇 팔이 10회 이용 후에 더 이상 작동하지 않게 설정되어 있다. 로봇 팔을 새로 구입해서 설치해야 한다. 자본주의 정신이 투철한 미국적인 방식이다.

그리고 숙련 정도에 따라 차이가 있지만 로봇 수술은 준비 시간이 길어서 긴급한 수술은 하기가 어렵다. 로봇 조작만 하고 장기를 손으로 만질 수 없기 때문에 장기나 종양의 종류를 정교하게 판별하기도 어렵다. 기계가 얼마만큼의 힘을 가하는지 알 수 없어 힘 조절을 위한 숙련도 필요하다.

우리나라에서는 로봇 수술에 의료보험을 적용하지 않고 있다. 개인적으로 실비보험을 든 사람들이 이용할 수 있을 정도다. 일본에서는 국가가 어느 정도 통제를 하고 있지만, 우리나라에서는 법적인 통제 장치가 없어 일본이나 다른 선진국에 비해 남용될 소지도 있다.

근래 10여 년간 있었던 수천 증례의 로봇 전립샘 절제 수술과 개복 수술을 비교한 연구들에 따르면, 분명 로봇 수술에 장점이 있지만 절대적으로 유리하다고 할 수는 없다.[18] 로봇 수술은 개복 수술에 비해 측면 교감신경 손상이 적어 성기능 장애가 적다는 장점을 내세우며 비뇨기과 환자들에게 매우 적극적으로 다가갔다. 그럼에도 불구하고 우라나라에서 가장 많은 경험을 가진 비뇨기과 로봇 수술팀이 유명 탤런트의 신장 절제 수술을 진행하다가 십이지장 천공을 일으켜 수술 후 한 달 만에 사망케 하는 사고도 있었다. 하지만 로봇 수술은 합병증이 매우 드물고 장점이 더 많기 때문에 그다지 위축되지는 않았다.

요즘에는 로봇 수술 시스템의 영역이 점차 확대되어 대장암과 위암, 갑상샘 수술에도 활발하게 이용되고 있으며, 비뇨기과의 부분 신장 절제 수술, 신우 및 요관 재건 수술, 방광 절제 수술, 부인과의 자궁 절제 수술, 자궁근종 절제 수술 등에도 적용되고 있다.

간 절제 수술은 접합 없이 절제만으로 수술이 끝나기 때문에 로봇 수술이 복강경 수술에 비해 유리하다고 할 수 없다. 췌장 절제 수술도 췌장 체부와 미부를 잘라내고 장과 연결할 필요가 없으므로 복강경 수술이 유리하다. 췌장 두부를 절제하는 췌십이지장 절제 수술, 즉 휘플씨 수술의 경우 췌-공장, 담관-공장, 십이지장-공장 문합 수술을 시행하므로 로봇 수술을 겸하는 하이브리드 수술이 유리하다. 어느 수술법을 이용하든 외과의사가 기구와 방법에 적응하여 익숙해지면 기구의 단점을 어느 정도 극복하며 잘할 수 있다.

3부. 외과의사가 들려주는 수술의 진실

35장

의료보험이 홀대하는 수술

case 미국에서 세탁업을 하는 재미 동포 A 씨가 복통이 있어 병원에 갔더니 담석증이었다. 통증은 차츰 줄어들었지만 수술을 받는 게 좋겠다는 권유를 받았다. 하지만 의료보험에 가입되어 있지 않아 수술을 차일피일 미루다가 한국으로 와서 수술을 받고 돌아갔다. 왕복 비행기 요금을 내고도 경비가 훨씬 절약되었기 때문이다.

미국은 전국민 건강보험 제도가 시행되고 있지 않은 데다 민간 의료보험 중심의 보장 체계 탓에 많은 국민들이 엄청난 의료비 부담을 피해 해외로 나가고 있다. 미국 내 외국인은 의료 서비스를 제공받기가 더 어렵다. 외국인이 미국에서 개인 건강보험에 가입하려면 합법적 거주 기간이 3개월 혹은 6개월이 경과했음을 증명해야 한다.

이를 증명하자면 미국 내에서 3개월 이상의 '고용 증명서, 신청자 명의로 된 아파트 임대 또는 매매 계약서, 전화·전기·가스·수도 요금 영수증, 진료 받은 의료 기록, 유효한 I-94 비자' 등이 필요하다. 그래서 미국에서 단기 체류하는 외국인이 의료 서비스를 받기란 '하늘의 별 따기'인 셈이다. 미국에서 유학 중인 우리나라 유학생이나 재미 동포의 경우 고액의 진료비가 부담돼 치료 목적으로 귀국하는 경우가 다반사다. 미국에서 진료 받을 비용이면 우리나라에서의 진료비는 물론이고 항공 요금과 체류비를 쓰고도 남기 때문이다.

case   오스트레일리아에서 엔지니어로 일하는 45세 H씨는 만성 B형 간염 보균자여서 현지 의료 기관에서 비리어드(Viread)라는 항바이러스제를 지속적으로 처방받았으며 6개월마다 초음파 검사를 비롯한 정기 검진을 받았다. 오스트레일리아는 영국식 국가 의료 보장 제도를 채택해서 의료비가 무료이다. 그런데 오스트레일리아에 거주한 지 7년이 되던 해에, 만성 간염 환자에게서 흔히 발생하는 간암이 발견되었다. 수술이 필요했지만 3개월이나 기다려야 했다. 그래서 그는 치료를 한국에서 받기로 했고 나의 진료실을 찾아왔다. 어떻게 적용받을 수 있게 됐는지 구체적으로 물어보진 않았지만 우리나라 의료보험의 혜택을 볼 수 있다고 했다.

그는 오른쪽 간의 절반쯤을 절제하는 수술을 받고 돌아갔다. 그리 부담스럽지 않은 의료비에 신속하게 수술 받은 후 기분 좋게 직장에 복귀했다. 2년 후 여름 휴가차 한국에 와서 다시 나의 진

3부. 외과의사가 들려주는 수술의 진실

료실에 들렀다. 암 재발 여부를 확인하는 검사를 받고 나서는 수술 상처 흉터가 비후되어 흉하고 불편감이 있다고 했다. 우선 스테로이드 국소 투여를 제안해서 튀어나온 상처 흉터에 가는 주삿바늘로 스테로이드와 국소마취제를 섞어 주입했다. 경험상 70퍼센트에서는, 튀어나온 흉터가 가라앉고 가렵거나 따가운 증세가 줄어들기 때문이다. 1년 뒤인 2018년에 그는 다시 나의 진료실을 찾아왔다. 그 상처 흉터는 그대로였고 증상도 좋아지지 않았다고 했다. 비후된 상처 흉터를 제거하는 일종의 성형수술을 해달라고 간청했다. 오스트레일리아의 병원에서는 이런 수술을 해주지 않는다고 했다. 나는 고민 끝에 의료보험을 적용해 수술을 해주기로 했다. 그래서 3주간의 휴가 기간에 수술을 잘 받아 상처가 깨끗하게 나은 후 오스트레일리아로 돌아갔다.

미국에서는 의료 비용이 너무 높아서, 오스트레일리아에서는 원하는 때에 마음대로 치료를 받을 수 없어서 재외 동포들이 고국의 의료 기관을 찾는다. 우리나라에 거주하는 외국인도 수급권 기준을 충족하면 누구나 쉽게 의료보험 적용과 양질의 의료 혜택을 받을 수 있다. 전 세계에서 저렴한 의료비를 내고 고품질의 의료 혜택을 받을 수 있는 모델이 한국의 의료 시스템이라고 그들은 이구동성으로 이야기한다.

'우리나라 건강보험 제도의 문제점과 해결 방안'에 관하여 (의과대학 보건산업학과) 보건사회연구원에서 주관해 발표한 「학생들이 진단해본 의료 현안」이란 보고서에 그 실상과 문제점이 비교적 잘 요약되어 있어 여기에 소개한다.

(……) 국민건강보험이 출범한 1977년 당시 우리나라의 1인당 GDP는 약 1,000달러(2015년 28,000달러)로 '저부담-저보장-저수가' 구조를 기반으로 의료보험 제도를 시작하였는데 GDP 대비 의료보험료나 의료수가 자체가 그만큼 상승하지 않았기에 3저(底) 구조에 머물 수밖에 없었다. 의료 환경이 변함에 따라 국민의 특성과 의료 서비스에 대한 요구 수준이 달라졌을 뿐 아니라, 의료 기술의 발달과 더불어 전반적인 의료 서비스의 수준 역시 과거에 비해 높아졌음에도 불구하고 3저 구조는 여전히 지속되고 있다.

3저 구조 중 저부담과 관련하여, 국민 입장에서는 비교적 낮은 건강보험료를 부담하면서 양질의 의료 서비스를 이용할 수 있어 단기적 이점이 있지만, 건강보험 재정의 안정화 측면에서는 장기적으로 문제가 생길 수 있다. (……) 특히 건강보험 재정의 80퍼센트 이상을 보험료 수입에 의존하고 있는데도 불구하고 보험료 인상은 국민이 원하지 않는다. 게다가 보험료 이외 수입을 국고 지원과 국민건강증진기금으로 충당하고 있지만, 정부는 이조차도 축소하는 방향으로 정책을 추진하고 있다. (……)

저부담 구조라 하더라도 우리나라는 의료비 중 본인 부담률이 높은 편에 속한다. 2015년 OECD 의료 관련 데이터에 의하면, 회원국의 경상의료비 중 공공 재원의 비율이 72.7퍼센트인데 반해 우리나라는 55.9퍼센트였다. 즉 의료비에 대한 본인 부담률에 비해 정부 재원에 의한 보장 수준은 OECD 회원국의 평균에 비해 낮다. (⋯⋯) 국민은 건강보험 제도의 불충분한 보장을 보충하기 위해 국민건강보험료보다 돈을 더 많이 내는 민간보험에 가입하지만 오히려 가계에 더 부담이 되고 제대로 된 보장을 받지 못하는 상황이다.

한편, 전국민 건강보험 시행 당시 정부는 의료 기관 당연지정제로 단일 체계의 저수가 구조에 기반하여 재정을 운영해 왔다. 낮은 의료 수가는 국민이 의료 서비스를 이용하는 데 있어 한편으로 장점이 될 수 있겠지만 저수가로 인해 의료 시장이 부정적으로 변질됨에 따라 궁극적으로 심각한 문제를 초래해왔다. 의료 서비스 공급자 입장에서는 환자를 진료할 때 드는 비용에 비해 국민건강보험공단에서 받는 보상이 적다 보니 적자가 발생하고 있으며, 수가를 통한 획일적인 보상은 특정 지역이나 기관의 상황이 반영되지 않아 적정한 보상이 되지 못하고 있다. 결국 저수가 의료 환경에서는 의사들이 생존하기 위해 박리다매식으로, 일주일에 한 번 보면 될 것을 거의 매일 병원에 오게 하여 최대한 많은 환자를 보거나, 비급여 의료 행위를 더 많이 하게 되는 문제점을 낳았다. 이 같은 저수가로 인해 변질된 의료 행위는, 환자 개개인에 대한 보살핌이 부족해지고, 환자들은 의료 서비스의 질에 대한 불만이 증가하고, 오진과 의료 사고의 가능성이 높아질 수 있고, 더 많은 의료비 지출을 유발할 수 있는 문제를 야기했다.

우리나라 건강보험 제도의 문제점을 해결하기 위해선 '적정 부담-적정 보장-적정 수가'로의 탈바꿈이 필요하다. 이를 위해 건강보험 제도 당사자들 간의 상호이해와 신뢰를 바탕으로 문제를 해결해야 한다. 건강보험 제도의 문제점을 해결하기 위해 가장 많이 제시되는 방법은 바로 건강보험료 인상이다. 국민은 최대한 보장성을 확대하기를 원하지만 보험료 인상에는 예민하다. 또한 국민은 건강보험료를 더 내더라도 제대로 된 보장을 받지 못할 것이란 우려를 한다. 따라서 형평성 있는 보험료 부과 체계와 더불어, 보험료를 더 납부하는 만큼 실질적인 보장 강화 방안을 법적으로 마련해야 합의를 이룰 수 있을 것이다.[19] (……)

그간 정부 당국은 의료계와 저수가에 대한 공감대를 어느 정도 형성해 왔지만, 의료 서비스 공급자보다는 절대 다수인 의료 수요자, 즉 국민의 눈치를 봐야 해서 거의 30년 넘게 공급자의 요구나 의견은 무시하고 수요자 중심으로 정책을 펼쳐 왔다고 해도 과언이 아니다. 특히 외과계의 수가 구조는 원가의 70퍼센트 이하에 머물러 있다. 외과 영역에는 빈도 높은 간단한 수술도 많지만 5시간 내지 10시간 이상까지 걸리는 중증 수술과, 흉부외과 수술 같은 저빈도 고난도 수술도 있는데 이에 대한 의료보험 수가는 턱없이 낮다. 이로 인해 외과와 흉부외과를 지원하는 외과의사 지망생이 턱없이 부족한 현실은 어제, 오늘의 일이 아니다. 의료 당국도 이를 잘 알고 있지만 정책을 통해 시정하려는 노력은 극히 미미하다.

바쁜 일상 속에서 며칠에 한 번씩 잠을 아끼거나 출장 중에 이동하면서 글을 쓰다 보니 시간이 많이 걸렸다. 책 한 권 분량의 원고를 마련하는 데 약 3년이 걸렸고 그 글들을 다시 읽고 고치는 데 1년이 더 걸렸다. 의사로서 일반인이 경험할 수 없는 상황들을 나름대로 담아내고자 하는 생각이 앞섰지만 글로 표현하는 능력의 한계를 자주 느꼈다. 또한 전문 작가처럼 단숨에 쓴 글이 아니라서 글의 흐름과 분량 그리고 수준이 일정하지 않았고 더러 글 속의 등장인물이나 동료 의사, 독자들의 시선이 의식되어 표현에 제약도 많았다. 더구나 내 전공 분야는 아니지만 흔한 질환에 대한 정보를 담으려다 보니 질환별 전문가의 조언을 구하는 일도 쉽지 않았다.

마지막 교정 작업을 하던 중에 내 몸속에서 수술받아야 할 병을 우연히 발견했다. 이 책 속에 나오는 질환으로 내가 늘 하는 간·담·

췌장 수술에 비하면 가벼운 수술로 치료가 가능해 보였다. 그러나 처음에는 당황하여 며칠간 명의로 알려진 분들을 찾아다녔다. 적절한 진단 및 수술 방법의 선택 면에서 의사들 간에 약간의 견해 차이가 있었다. 하지만 내가 가진 의학 지식을 바탕으로 담당 의사와 충분히 교감하며 최선의 방법을 찾았다. 수술을 결정하고 외과의사를 선택한 다음에는 그분께 모든 걸 위임했다. 그러고 나니 마음이 편해졌다. 그때부터는 관련 논문을 읽는 것도 그만두었다. 얼마 후, 수술 테이블 위에 누운 환자를 날마다 수술하던 내가 같은 테이블 위에 누워 수술을 받게 되었다. 이 책에서 다룬 테마를 책 출간 전에 마지막으로 직접 경험한 셈이다.

수술 전후에 내가 가진 병에 대한 원고를 환자 입장에서 읽어보니 미흡한 부분이 많았다. 환자 입장에서는 질환에 대한 개략적인 소개보다 진단과 치료에 관한 더욱 깊이 있는 안내서가 필요할 것 같았다. 하지만 지금 이 책에 실려 있는 내용도 아주 쉽지는 않다고 말한 사람들이 있어서 더 전문적인 내용은 무리일 것이라 생각된다. 또 이 책에는 어느 정도의 오류가 있을지 모른다. 의학은, 특히 수술은 「프롤로그」에서 언급한 것처럼 '불완전 기술'이고 발전 속도가 빨라서 책 내용 중 일부는 이미 낡아서 곧 새로운 지식으로 대체되어야 할 것이다.

따라서 책 속의 여러 질환과 수술에 대한 설명과 증례를 참고하되 개인별 구체적 의문 사항에 관해서는 반드시 전문의의 자문을 구해야 할 것이다. 나는 이 책이 환자나 보호자가 각 질환과 수술을 이해하는 데 일차적인 도움이 되기를 바란다. 아울러 건강한 사람들에게는 예방 차원에서 도움이 되고 의료계를 현실적, 포괄적으로 이해하는 데 작은 지침이 되었으면 한다.

다시스로 향하던 요나를 니느웨로 이끌었듯, 세상 욕심을 꿈꾸던 나를 외과의사의 길로 이끌어 절망에 빠진 환자들과 나눈 희로애락을 중심으로 이 책을 낼 수 있도록 인도하신 하나님께 감사드린다.

주(註)

머리말 · 프롤로그

1. *So Your Doctor Recommended Surgery* (Henry Holt and Company, 1990)

2. Coronary artery. 심장의 심방과 심실을 관(冠) 모양으로 둘러싸고 있는 좌우 2개의 동맥. 심장 근육에 산소와 영양을 공급한다.

3. *Lives of a Cell* (Viking, 1974)

4. 중재시술은 의료용 영상 기기로 몸속 환부를 관찰하면서 미세한 의료 기구를 삽입하여 내과 시술과 외과 시술을 함께 할 수 있는 치료법이다. 이 시술의 가장 큰 장점은 환자의 고통을 최소화하면서 진단과 치료를 할 수 있다는 것이다. 영상 기기를 다루는 영상의학과에서 시작되어 '중재적 영상의학과 시술'이 대표적이며, 의료 산업의 급속한 발전 덕분에 중재시술은 의학 전반으로 확산하고 있다. 따라서 앞으로 외과의사의 역할이 줄어들 가능성이 높다. 중재시술에 이용되는 대표적인 기구로는 스텐트(stent), 가이드 와이어(guide wire), 카테터 (catheter), 풍선 카테터(balloon catheter) 등이 있다.

1부. 환자가 궁금해하는 수술의 상식

1. Compensated disease. 기능에 별다른 이상이 없고 합병증도 발생하지 않은 상태의 질병.

2. Lewis, John, *So Your Doctor Recommended Surgery* (Henry Holt and Company, 1990), pp. 143~144

3. 조강희, 「요추간판 질환의 물리 치료와 약물치료」, 《대한의사협회지》(2004), 47:827~843

4. 대퇴골두로 가는 혈액이 차단되어 대퇴골두가 썩는 질환.

5. 2와 같은 책, p. 150

6. 2와 같은 책, p. 153

7. Consensus Conferences 'Total hip' (1982)

8. 2와 같은 책, pp. 153~154

9. 2와 같은 책, pp. 153~154

10. 완전히 기능을 상실하여 약물이나 물리 치료, 기타 수술로 통증을 치료할 수 없는 중증 환자의 관절 전체를 인공 관절로 치환하는 수술.

11. McKusick VA, Harris WS, "The Buerger syndrome in the Orient," *Bulletin of the Johns Hopkins Hospital* (1961), 241~289

12. Doppler Ultrasonography. 혈류량과 혈류 속도의 파형 분석이 가능한 초음파.

13. 독일 외과의사인 프리드리히 트렌델부르크(Friedrich Trendelenburg)가 다리 정맥의 판막 이상을 검사하기 위해 고안한 방법. 누운 자세에서 다리를 심장보다 높게 올렸다가 심장보다 낮은 위치로 빨리 내리는 동작이다.

14. 조광조, 「하지정맥류의 최신지견」, 《대한의사협회지》(2006), 49:70~77

15. Hubson RW, Wilson SE, Veith FJ, 3rd ed. *Vascular Surgery: Principles and Practice* (New York: Marcel Dekker, 2004), pp. 949~962

16. Cerebrovascular Accident, CVA. 뇌 혈액 순환 장애로 인한 급격한 의식 장애와 운동 마비가 나타나는 병증.

17. 노재규, 「뇌졸중, 총론 및 분류」, 《대한의사협회지》(2002), 45:1404~1414

18. 외-내 뇌동맥 우회로술(extracranial-intracranial arterial bypass, EC-IC bypass)

19. 관류 CT(perfusion weighted CT)를 이용하면 뇌경색 환자의 진단에 있어 뇌혈용적, 뇌혈류량, 평균 조영제 통과 시간, 조영제 최고 도달 시간 지도 등을 조기에 획득할 수 있다. 이광호, 「뇌졸중, 진단」, 《대한의사협회지》(2002), 45:1432~1439

20. 채성철, 「관상동맥질환의 위험인자 및 1, 2차 예방」, 《대한의사협회지》(2004), 47:704~713

21. 「허혈성 심장질환 관련 진료적정성평가 결과」, (건강보험심사평가원, 2005)

22. 정명호, 「관상동맥질환의 중재적 치료」, 《대한의사협회지》(2004), 47:736~757

23. 유경종, 「관상동맥질환의 수술적 치료」, 《대한의사협회지》(2004), 47:758~766

24. 개, 고양이 등 일부 동물에서 치핵이나 제대 탈장과 회음부 탈장을 관찰할 수도 있다.

25. Thomson WHF, "The nature of hemorrhoids," *British Journal of Surgery* (1975), 62:542~552

26. 혈관이 잘 발달되어 있고 부드럽고 질긴 점막 조직으로서, 변이 나올 때 항문 내벽의 손상을 줄여준다. 치핵은 정상 항문 쿠션의 혈관이 확장되고 점막이 늘어나 밖으로 불거진 비정상적 쿠션 상태를 가리킨다.

27. 종합병원의 환자 집중 현상을 막기 위해 병·의원을 거친 다음 종합병원으로 가도록 하는 제도. 우리나라에서는 1989년 7월 1일 전국민 의료보험과 함께 실시됐다.

28. Thompson JPS, "Hemorrhoidectomy. How I do it," *Diseases of the Colon and Rectum* (1977), 20:173

29. Barron J, "Office ligation of internal hemorrhoids," *American Journal of Surgery* (1963), 105:563

30. 강구정, 박광민, 임태기, 「고무밴드결찰술에 의한 치핵치료의 효과」, 《대한외과학회지》

(1991), 40:782~789

31. 2와 같은 책, p. 127

32. Lichtenstein IL, Shulman AG, Amid PK, Montllor MM, "The tension-free hernioplasty," *American Journal of Surgery* (1989), 157:188~193

33. Amid PK, Shulman AG, Lichtenstein IL, "The Lichtenstein open "tension free" mesh repair of inguinal hernias," *Surgery Today* (1995), 25:619~625

34. 강구정 외, 「성인 서혜부탈장에 대한 무긴장 탈장교정술의 임상경험」,《대한외과학회지》(1999), 57:889~895

35. 기능성(機能性, functional)에 반대되는 말로서, 구조적이고 이차적인 원인을 가리킨다.

36. 담즙 색소를 이루는 적갈색 또는 등황색 물질로서 죽은 적혈구에서 헤모글로빈이 분해될 때 생긴다. 혈중 빌리루빈 농도가 증가하면 황달이 생긴다.

37. 주로 침샘, 젖샘, 위샘 등 분비 작용이 왕성한 조직의 선상피(腺上皮) 세포가 증식하여 결절(結節)이나 유두(乳頭) 모양을 이룬 종양으로, 대개 양성이며 절제해내면 근치가 가능하다.

38. 많은 간세포가 갑자기 괴사해 심한 간 기능 부전과 혼수가 일어나는 간염. 사망률이 80퍼센트가 넘을 만큼 예후가 나쁘지만 치료가 성공적이면 건강을 정상으로 회복할 수 있다. 최근에는 간 이식 덕분에 생존율이 높아지고 있다.

39. Mazzaferro V, Regalia E, Doci R, et al., "Liver transplantation for the treatment of small hepatocellular carcinoma in patients with cirrhosis," *New England Journal of Medicine* (1996), 334:693~699

40. 박용현, 이건욱, 김선회, 서경석, 「간세포암의 치료성적 및 선택」,『간담췌외과학』제2판 (2006), pp. 396~407

41. Yao FY, Ferrel L, Bass NM, et al., "Liver transplantation for hepatocellular carcinoma: expansion of the tumor size does not adversely impact survival," *Hepatology* (2001), 33:1394~1403

42. Hwang S, Lee SK, Joh JW, Suh KS, Kim DG, "Liver transplantation for adult patients with hepatocellular carcinoma in Korea: Comparison between cadaveric donor and living donor liver transplantations," *Liver Transplantation* (2005), 11:1265~1272

43. Starzl, Thomas E, *The Puzzle People: Memoirs of a Transplant Surgeon* (University of Pittsburgh Press, 1993; reprinted edition 2003). 번역판은 김영훈 옮김,『퍼즐 인간』(동아대학교 출판부, 1993)

44. 박용현, 이건욱, 김선회, 서경석, 「우리나라의 간이식현황」, 17과 같은 책, p. 559

45. Lee SG, Hwang S, Park KM, Lee YJ, et al., "An adult-to-adult living donor liver

transplant using dual left lobe grafts," *Surgery* (2001), 129:647~650

46. 미국 프레드 허치슨 암 연구 센터의 도널 토머스(E. Donnall Thomas)와 공동 수상.

47. Sandoz. 1996년 치바가이기(CIBA-GEIGY AG)와 합병해 노바티스(Novartis)가 됨.

48. 2001년 山之內藥品商會와 합병되어 Astelas가 됨.

49. Fujimycin, FK 506, 상품명 Prograf

50. 김현철, 조원현,「신이식후 재발성 사구체 신염」,『신장이식』(군자출판사, 2000), p. 213

51. Williams GR, "A history of appendicitis," *Annals of Surgery* (1983), 197:495~506

52. Preston FW, Fritz AF, "The vermiform appendix," Harry S. Goldsmith, *Practice of Surgery* (Philadelphia: Harper & Row, 1983), Vol. 2, Chapter 8

53. Condon RE, "Appendicitis," David Sabiston Jr., *Textbook of Surgery* (Philadelphia: WB Saunders, 1986), pp. 967~982

54. Hale DA, Molloy M, Pearl RH, Schutt DC, Jaques DP, "Appendectomy: a contemporary appraisal," *Annals of Surgery* (1997), 225:252~261

55. Wangensteen OH, *The Role of Surgery* (Minniapolis: University of Minnesota Press, 1978)

56. 2와 같은 책, pp. 116~117

57. Kang KJ, Lim TJ, Kim YS, "Laparoscoic appendectomy is feasible for the complicated appendicitis," *Surgical Laparoscopy, Endoscopy & Percutaneous Techniques* (2001), 10:364~367

58. 53과 같은 곳

59. Wangensteen OH, et al., *The Rise of Surgery* (Minneapolis: University of Minnesota Press, 1978)

60. 2와 같은 책, p. 73

61. 59와 같은 책

62. 박일수,「제왕절개수술의 증가원인」,《대한 산부인과학회지》(1986), 29:451~468

63. 周産期. 태아가 분만을 경계로 하여 외계의 생활로 이행하는 시기로서, 구체적으로 신생아 분만의 전후인 임신 29주에서 생후 1주까지의 기간을 말한다.

64. 박준철 등,「제왕절개술의 적응증 및 빈도의 분석」,《대한 주산회지》(2003), 14(2):183~189

65. Sandberg SI, et al., *Elective hysterectomy: Benefits, risks and costs* (Medical Care, 1985), 23:1067~1085

66. 65와 같은 곳

67. Parker WH, "Laparoscopic myomectomy and abdominal myomectomy," *Clinical OB/GYN*

68. 2와 같은 책, pp. 87~88

69. 장성구,「전립샘 비대증의 약물요법」,《대한의사협회지》(2004), 47:163~170

70. 2와 같은 책, p. 60

71. 69와 같은 곳

72. 최락규,「전립샘 비대증 치료의 변천」,《대한의사협회지》(1993), 36:487~491

73. 김세철,「전립샘암: 한국인 유병율 증가추세와 원인」,《대한의사협회지》(2004), 47:394~402

74. 73과 같은 곳

75. 73과 같은 곳

76. 홍성준,「근치적 전립샘 적출술」,《대한의사협회지》(2004), 47:417~423

77. 76과 같은 곳

78. 2와 같은 책, p. 63

79. 72와 같은 곳

80. Paradise & Bluestone, et al., "Efficacy of tonsillectomy for recurrent throat infection in severely affected children. Results of parallel randomized and non-randomized clinical trials," *New England Journal of Medicine* (1984), 310:674~683

81. Birgit K van Staaji, Akker van den, et al., "Effectiveness of adenotonsilectomy in children with mild symptoms of throat infections or adenotonsilar hypertrophy: open, randomized controlled trial," *Clinical Otolaryngology* (2005), 30:60~63

82. Robert P. Bolande, "Ritualistic surgery-circumcision and tonsilectomy," *New England Journal of Medicine* (1969), 280:51~96

2부. 암을 치유하는 수술의 빛과 어둠

1. 로버트 와인버그,『세포의 반란』, 조혜성, 안성민 옮김(사이언스북스, 2005)

2. Maugh T, "Chemical carcinogens: The scientific basis for regulation," *Science* (1978), 201:1200~1205

3. 고형종양. sarcoma 또는 solid tumor. 백혈병 등의 혈액 암처럼 액체 상태인 암과 대조적으로 단단한 덩어리로 구성된 악성 종양. 표피조직에서 기원한 종양을 말하며, 대부분의 종양이 여기에 해당한다. 뇌종양, 비호지킨, 유잉육종(ewing sarcoma), 림프종, 생식세포종양, 난소암, 소세포폐암, 신경아세포종, 고환암 등.

4. Hoffmann D/Hoffmann I, et al., "The less harmful cigarette: a controversial

issue," *Chemical Research in Toxicology* (2001), 14: 767~790

5. 한국갤럽의 2003년 자료에서는 흡연자가 10퍼센트가량 줄어들었다.

6. 황보빈, 「간접흡연과 폐암」, 《대한의사협회지》(2003), 46:12~20

7. 서홍관, 「암의 조기진단을 위한 검진 I」, 《대한의사협회지》(2006), 49:439~446

8. Jermal A, Tiwari RC, Murray T, et al., "Cancer Statistics, 2004," CA: *A Cancer Journal for Clinicians* (2004), 54:8~29

9. 서홍관, 「암의 조기진단을 위한 검진 II」, 《대한의사협회지》(2006), 49:515~530

10. 함시영, 성숙환, 김주현, 「원발성 폐암 수술의 장기성적」, 《대한흉부외과학회지》(1987), 730~744

11. 腫塊. 염증, 외상, 암 등의 원인으로 인해 생기는 종기로서 암인 경우가 많다.

12. 總膽管. common bile duct, 총수담관(總輸膽管). 간에서 분비되는 담즙이 나르는 총간관과 담낭의 담관이 만나서 합쳐진 담관으로서 나중에 췌관과 만나 십이지장으로 개구한다.

13. Ann Surg. 2016 Jan;263(1):28-35. doi: 10.1097/SLA.0000000000001346.

14. 廓淸術. 암의 전이를 막기 위해 겨드랑이 속 림프샘까지 충분히 제거하는 수술. 곽청(廓淸)은 현재의 확청(廓淸)의 원말로서 '더러운 것이나 폐단을 말끔히 없애 깨끗하게 함'을 의미한다.

15. 노성훈, 「위암의 외과적 치료」, 《대한의사협회지》(2002), 45:139~147

16. 복강경은 복벽(腹壁)을 뚫어 복강 안을 관찰하는 내시경(內視鏡)의 일종이다. 그런데 좁은 의미에서 내시경이라고 하면 일부러 특정 부위에 상처를 내지 않고 입이나 항문 등을 통해 기구를 집어넣어 몸속을 관찰하는 것을 말한다.

17. 長尾宜子 & 岩本宣明, 《Sunday每日》(1997. 3. 30). 三年間に七度の手術を乗り越えて(建築家長尾宜子), がんとたたかう - 心の處方箋(1998, 光進社)

18. 이효석, 「간세포암의 진단과 치료」, 『간담췌외과학』 제2판(의학문화사, 2006)

19. 엑스레이를 한 번 조사(照査)하여 64개의 단면을 촬영할 수 있는 CT.

20. Mazzaferro V, Regalia E, Doci R, et al., "Liver transplantation for the treatment of small hepatocellular carcinomas in patients with cirrhosis," *New England Journal of Medicine* (1996), 334:693~699

21. 간은 해부학적으로 크게 우엽, 좌엽이 있다. 미상엽(尾狀葉)은 좌우엽 중간의 뒤편에 대정맥을 싸고 있는 꼬리 모양의 간을 의미한다.

22. Pygmalion effect. 다른 사람의 기대나 관심에 따라 행위의 결과가 좋아지는 현상. 예를 들어 교사가 학생에게 성적 향상을 기대하고 관심을 보이면 실제로 학생의 성적이 향상된다.

23. 췌장 안의 섬[島] 모양 세포 집단으로 췌도(膵島)라고도 불리는 인슐린 분비 조직이다. 1869

주(註)

년 독일의 병리학자 파울 랑게르한스(Paul Langerhans)가 발견하였다.

24. Cooperman AM, "Pancreaticoduodenal resection: pearls, perils, and pitfalls," *Surgical Clinics of North America* (2001), 81:579~593

25. 가위 모양의 외과 수술용 기구 중 하나로서 가위와 달리 날이 없다.

26. 손태중/권혁련, 『노벨의학·생리학상 수상자의 업적과 삶』(나눔문화, 1996), pp. 119~121

27. 박정수, 「갑상샘 수술의 최근 경향」, 《대한의사협회지》(2004), 47:1152~1161

28. Timothy S Harrison, "Hyperthyroidism," David Sabiston Jr., *Textbook of Surgery* (Philadelphia: WB Saunders, 1986)

29. 이가희, 「갑상샘 수술 후 보조요법과 추적」, 《대한의사협회지》(2004), 47:1183~1196

30. 유근영, 노동영, 이은숙, 「국내 5대 호발암의 조기발견을 위한 검진 지침— 유방암의 조기발견」, 《대한의사협회지》(2002), 45:992~1004

31. Veronesi U, et al., "Conservative treatment of brease cancer; a trial in progress at the cancer institute of Milan," *Cancer* (1977), 39:2822~2826

32. Fisher B, et al., "Twenty-year follow-up of a randomized trial comparing total mastectomy, lumpectomy, and lumpectomy plus irradiation for the treatment of invasive breast cancer," *New England Journal of Medicine* (2002), 347:1233~1241

33. Fisher B, et al., "Five year results of a randomized clinical trial comparing total mastectomy and segmental mastectomy with or without radiation in the treatment of breast cancer," *New England Journal of Medicine* (1985), 312:665~673

34. Veronesi U, et al., "Twenty-year follow-up of a randomized study comparing breast-conserving surgery with radical mastectomy for early breast cancer," *New England Journal of Medicine* (2002), 347:1227~1232

3부. 외과의사가 들려주는 수술의 비밀

1. Peginterferon, Pegasys, Peg-intron. 기존 인터페론에 불활성인 다당체 PEG (polyethylene glycol) 고분자를 결합시켜 신장을 통한 제거율은 줄이고 반감기는 늘린 개량형 인터페론. C형 간염 치료를 위해서는 일주일에 한 번씩 피하 주사해야 한다.

2. C형 간염 치료제로 쓰이는 항바이러스제.

3. Life Of Health And Sustainability

4. 垂直 感染. 세균이나 바이러스가 태아나 신생아에게 태반, 산도, 모유로 감염되는 것. 사람에게는 산도 감염이 흔하다.

5. Prothrombin Time. 혈액 응고 시간을 직접 측정하는 검사.

6. activated Partial Thromboplastin Time. 트롬보플라스틴 형성에 관계되는 혈액 응고 인자의 결핍 정도를 알아보는 검사.

7. Martini CJM, "Evaluating the competence of health professionals," *Journal of the American Medical Association* (1988), 260:1057~1058

8. 이 말은 영국의 해부학자이자 외과의사인 애스틀리 패스턴 쿠퍼(Astley Paston Cooper)가 19세기 초에 처음 말했다는 설과 이탈리아 격언이라는 설 등 여러 가지가 있으나 존 핼리가 처음 했다는 주장이 가장 유력하다.

9. McManus, Chris, "Career Advice: from school to retirement" (University College London, ASME meeting, 2004. 5. 11)

10. Picklemam J, Scheuneman AL, "The use and abuse of neuropsychological tests to predict operative performance," *Bulletin of the American College of Surgeons* (1987), 72:7~11

11. Waljee JF, Greenfield LJ, Dimick JB, Birkmeyer JD, "Surgeon age and operative mortality in the United States," *Annals of Surgery* (2006), 244; 3:353~362

12. Barber, "The Ethics of experimentation with human subjects," *Scientific American* (1976), 234:25~28

13. 기원전 28세기경 중국을 농경사회로 만드는 데 중요한 역할을 한 전설 속의 인물인 염제 신농씨는 한약의 재료인 약초를 알아내는 데도 크게 기여했다고 알려져 있다. 신농씨는 신기한 막대로 약초를 때려보면 약초에 독성이 있는지 약효가 있는지 알 수 있었다. 그는 백성을 치료하기 위한 약으로 사용하기 전에 자신이 직접 약초를 먹어 임상시험을 해보았으며 1만 가지 약초를 맛볼 때마다 죽었다가 살아나 백사백생(百死百生)했다. 하지만 결국에는 극독이 있는 단장초(斷腸草)를 먹고 중독되어 죽고 말았다.

14. National Surgical Adjuvant Breast and Bowel Project

15. Mueller CB, "The lumpectomy fraud. Poisson, the National Surgical Adjuvant Breast Project, and a crisis of ethics," *Archives of Surgery* (1994), 129(10):1001~1003

16. Norman Cousins (1977)

17. Gillinov AM et al. Early results of robotically assisted mitral valve surgery: Analysis of the first 1000 cases. *Journal of Thoracic and Cardiovascular Surgery* (2018), 155:82~91

18. Svetlana Avulova, Joseph Smith Jr, Is Comparison of Robotic to Open Radical Prostatectomy still Relevant? *European Urology* (2018), 73:672~673

19. 최주영(차의과대학 보건산업학과 4학년), 의료정책포럼(2016), 14:1